全生命周期健康管理丛书

总 主 编 樊金荣
副总主编 赵绵松 梁建涛

生命早期 1000 天

主编

赵承珍　刘晓莉

科学技术文献出版社
SCIENTIFIC AND TECHNICAL DOCUMENTATION PRESS

·北京·

图书在版编目（CIP）数据

生命早期1000天 / 赵承珍，刘晓莉主编. —北京：科学技术文献出版社，2024.1
（全生命周期健康管理丛书 / 樊金荣总主编）
ISBN 978-7-5235-0887-9

Ⅰ.①生…　Ⅱ.①赵…　②刘…　Ⅲ.①婴幼儿—保健—研究　Ⅳ.① R174

中国国家版本馆 CIP 数据核字（2023）第 208230 号

生命早期1000天

策划编辑：王黛君　　责任编辑：吕海茹　　责任校对：张永霞　　责任出版：张志平

出　版　者	科学技术文献出版社
地　　　址	北京市复兴路15号　邮编100038
编　务　部	（010）58882938，58882087（传真）
发　行　部	（010）58882905，58882870
邮　购　部	（010）58882873
官 方 网 址	www.stdp.com.cn
发　行　者	科学技术文献出版社发行　全国各地新华书店经销
印　刷　者	北京地大彩印有限公司
版　　　次	2024 年 1 月第 1 版　2024 年 1 月第 1 次印刷
开　　　本	710×1000　1/16
字　　　数	385千
印　　　张	23.75
书　　　号	ISBN 978-7-5235-0887-9
定　　　价	55.80元

丛书编委会

总 主 编　樊金荣

副总主编　赵绵松　梁建涛

本书编委会

主　　编　赵承珍　刘晓莉

副 主 编　梁丰秀　武玲梅　吴宝铮　郝爱珍　赵丽莉

编　　委（按姓氏拼音排序）

陈润萍　郭蕊丽　韩朝霞　郝丽婷　郝元仙

冀煌龙　孔玲俊　李　莉　李春花　梁　娟

刘爱英　刘秋莲　师雅杰　师永丽　宋秀芸

孙　帅　王　颍　王桂花　王慧英　韦锦蕾

吴常青　薛丽琴　闫春萍　张小燕　朱　玲

前　言

　　"十三五"期间国家提出了《"健康中国 2030"规划纲要》以及健康中国战略，旨在推进健康中国建设，提高人民健康水平。习近平总书记说"人民的幸福生活，一个最重要的指标就是健康。健康是 1，其他的都是后边的 0，1 没有了什么都没有了"。当下，我们比以往任何时代都更加渴望而且更有机会追求全身心的健康，可是，我们却在忙碌的生活中常常忽略了它，总认为健康是明天的事。

　　人的生命就像奔腾不息的黄河，如果我们不加保护，破坏了上游、中游的生态，大量的泥沙都沉积在下游，形成地上悬河，就会威胁健康，甚至威胁生命安全。目前，我国居民的健康管理意识亟待加强。生命的"上游"——儿童青少年，某些健康问题已不容乐观，初中阶段青少年近视率高达 71%，6 ~ 17 岁的儿童青少年超重肥胖接近 20%、精神障碍总患病率约 17.5%。而生命的"中游""下游"也凸显出一些健康危机。随着生活水平的快速提升以及生活方式的不节制，心脑血管病、糖尿病越来越年轻化。2008 年，我国住院率为 8.7%。到了 2021 年，我国居民年住院率已高达 17.5%。我国高血压患者 2.45 亿，糖尿病患者 1.41 亿，每年新增恶性肿瘤患者 450 万左右，我国慢性病发病率是亚洲某发达国家的 75 倍。2021 年，我国人均医疗费用已达 5348 元。

　　2019 年，国家卫生健康委在全国 800 个县（区、市）启动了县域紧密型医共体试点工作，县域作为国家治理的基本单元，各种医疗卫生要素齐全，但医疗资源分散，竞争激烈，医防难以全面形成合力。所以，推进县、乡、村医疗卫生一体化管理，建立医防协同新机制，实现医防融合，践行"以人民健康为中心"的目标，成为县域紧密型医共体的核心价值。介休市作为县域紧密型医共体试点之一，通过整合医疗资源、推进分级诊疗、用信息化为乡村医疗赋能等措施，连续 3 年实现县域本土内住院率 90% 以上（百姓看病不用跨县、跨省），基本解决了百姓看病难、看病贵的难题。同时，"不治已病治未病"，我们转身把精力投向了基本公共卫生，尤其是疾病预防和健康教育，努力让人民少得病、不得病。

2021 年，介休市被国家卫生健康委遴选为全国基层卫生健康综合试验区，如何打造一个适合中国国情的健康管理模式，成为我们创新的目标。我们把县级医院的医生、乡村医生都动员起来，组建家庭医生库签约团队；把护士培训成健康管理师，发挥管理员的作用，共同为基层老百姓的健康保驾护航，成为每个家庭全生命周期的守护者。我们组织医护人员，定期到乡村为百姓义诊，乡村小路蜿蜒，一位同行的出版社老师形容我们"已将健康管理下沉到无路可走"。

普及健康知识，参与健康行动，提供健康保障，延长健康寿命，是每一位医务工作者的使命。为了提高百姓的健康素养，让县级医院医生的专业特点和乡村医生基础薄弱的现实生动融合，更好地发挥全科医生的水平，早期及时识别各年龄段不同的疾病，我们萌生了出版"全生命周期健康管理丛书"的想法并积极付诸实践。

本丛书以健康中国战略为出发点，以"2030 人人健康"为目标，关注人的全生命周期，关爱生命个体从孕育到从容老去的各个阶段。本丛书分为四册，分别是《生命早期 1000 天》《快乐成长》《健康相伴》《从容变老》，涵盖了生命的全过程，由介休市医疗集团组织市、省、国家级专家编写。本丛书旨在为基层医者提供医疗信息和技术支持，为普通百姓提供疾病防治的医学知识。

我们从开始编写到出版经历了一年多的时间，多次开展线下、线上研讨会，结合当地门诊、住院患者的疾病谱，了解收集民众的健康需求，最终以一问一答的形式呈现给读者。本丛书得以顺利出版，感谢出版社编辑的建言献策和认真细致的工作。本丛书在反复修改和审校的过程中，还得到了樊代明院士的悉心指导和推介，在此深表感谢。

樊金荣

推荐序

樊金荣院长邀我作序，有三方面原因。一是我和他有两面之缘：第一次是在介休市的"西京消化病医院介休整合医学中心"的授牌仪式上，我在上面讲，他在下面听；第二次是在天津，他在上面汇报，我在下面点评，我对介休市紧密型医共体的建设成效印象深刻。二是全生命周期健康管理的理念，是我所倡导的整合医学要义的一部分。三是这套丛书以一问一答的形式，针对生命不同阶段需要关注的疾病和健康问题进行解答，通俗易懂，其专业性可以作为一般医生普及全科医学知识的读物，其科普性适宜普通民众。

全生命周期包括了人类胚胎、儿童、青少年、成年、老年等人生的各个阶段，由于生命不同阶段生理机能的不同，疾病谱和健康管理的重点自然也有所不同。生命过程犹如一个接一个的齿轮在传动，相互联系、互为因果，也恰似飞机从起飞到降落，中间不能停顿，只有做好了前一个生命阶段的健康管理，才能为下一个阶段的健康发展提供良好保障。

全生命周期健康管理是从时间的维度，用整合医学的思维进行健康管理，构建更全面、更系统、更合理、更符合自然规律、更适合人体健康维护、更有利于疾病防控的新的医学体系。作为国内首套医院牵头策划、统筹、组稿的聚焦全生命周期健康管理的科普丛书，我愿意推荐给基层医务工作者、民众和其他读者。

是为序。

樊代明

中国工程院院士

世界整合医学会名誉主席

美国医学科学院外籍院士

法国医学科学院外籍院士

自 序

　　儿童的健康成长是国家可持续发展的宝贵资源和不竭动力，是实现中华民族伟大复兴中国梦的必然要求。《中国儿童发展纲要（2021—2030 年）》明确指出：儿童是国家的未来，民族的希望。

　　社会各界应积极优化儿童发展环境，保障儿童生存、发展、受保护和参与权力，最大限度地满足儿童的发展需要，促进儿童潜能发挥，为儿童一生的发展奠定重要基础。

　　生命早期 1000 天是指从怀孕开始到婴幼儿 2 岁的这一段时间，世界卫生组织将这 1000 天定义为一个人生长发育的"机遇窗口期"，是奠定生命质量的关键时期。此阶段是个体体格发育和大脑发育快速时期，具有很强的可塑性，也会对成年后的健康状况和生活质量产生长远影响。

　　巴克尔在权威医学杂志《柳叶刀》曾发表其研究结果：生命早期的某些现象为孩子的终身打上了烙印。相关成果形成了之后著名的"多哈理论"，即"健康与疾病的发育起源"学说。多哈理论认为，生命最初的 1000 天是生命最重要的阶段，如果受到一些不良因素的影响和刺激，可以永久地改变机体的生理和代谢功能，从而就会导致很多成年疾病的发生。胎儿起源学说提到，宫内的环境会影响胎儿生理结构和功能，孕期问题会影响到子代。我们要持续关注孕前、妊娠期、分娩期、新生儿期及婴儿期，需要在生命早期多维度、多方位呵护宝宝健康成长。家长科学备孕，科学进行孕产期保健，掌握运用科学育儿方法，为孩子提供科学营养与喂养、回应性照护、健康保健、早期学习和探索世界的机会、安全良好的养育照护环境，是儿童近期及远期身心健康的重要保障。

　　围绕生命早期 1000 天这个时间轴，本书从科学备孕、孕早期须知、产前检查、孕期营养保健、分娩知识、产科异常问题应对、科学坐月子、母乳喂养、新生儿疾病筛查、新生儿常见病识别与处理、婴幼儿营养与喂养、婴幼儿生活养育照护、婴幼儿体格发育与心理行为发育、婴幼儿常见的发育问题、婴幼儿伤害防范、婴幼儿五官保健等多方位、多角度进行医学知识的普及和技术指导，以期帮助父母、相关人员树立科学育儿的观念，从生命的源头开始预防和控制新生儿成年后慢性疾病的发生，积极促进儿童体格、认知、行为、情绪、精神、社会适应性、学习潜力、个人潜能得到充分的发展。

把握生命早期 1000 天，开启孩子健康人生。我们愿帮助每一个孩子健康、快乐地成长！

刘晓莉

目 录
Contents

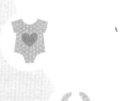
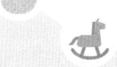

▶▶▶ 第一章

科学备孕

第一节　有备而"孕"

Q: 怀孕前需要做哪些准备？

1. 备孕前夫妻双方都需要做孕前检查，检查项目有血常规、尿常规、肝肾功能、血糖、甲状腺功能、艾梅乙（艾滋病、梅毒、乙型病毒性肝炎）传染病检查、心电图、盆腔超声（了解子宫和附件的形态学特征）、妇科检查、阴道分泌物以及 TORCH 筛查。TORCH 一词是由多种引起宫内感染的微生物和病毒英文名称的第一个字母组成的。

2. 准备怀孕的夫妻双方，应尽量避免接触有毒、有害物质，如 X 射线、铅、杀虫剂等。

3. 夫妻双方的生活习惯都要做出改变，饮食要荤素合理搭配，参考中国人健康饮食金字塔，争取在 3 ~ 6 个月将体重调整到合理的范围之内，体质指数（BMI）达标。要戒烟戒酒，吸烟和饮酒会影响男性的生殖功能；而孕妇吸烟和饮酒的危害更大，会造成胎儿畸形，增加流产、死胎、早产的可能性。孕妇还要减少咖啡的摄入，过量的咖啡因也会增加胎儿流产的可能。

4. 增强体育锻炼，减少熬夜。经常熬夜会影响男性的精子质量，也会对女性的排卵造成影响。

5. 孕前 3 个月至孕后 3 个月小剂量叶酸（0.4 ~ 0.8 mg）的补充，可以有效预防神经管畸形的发生。此外，高危人群（既往生育过神经管畸形胎儿的人群）应加大补充叶酸的剂量。

6. 谨慎服药，特别是月经的后半期有妊娠的可能时。如果停经后服药必须在医生指导下进行。

Q: 女性有最佳生育年龄吗？

女性在 20 岁结婚后到 35 岁之前怀孕都算适龄，综合生理、心理、幼儿教育等多种因素考虑，在 20 ~ 34 岁生育，母儿风险均较低。

过早怀孕（20 岁之前），由于女性生理和心理的发育尚不成熟，她们不了解正确的避孕措施，怀孕往往是意外妊娠，心理和生理会受到双重折磨，无论是流产还是分娩都可能造成严重的损害。

女性一旦大于 35 岁怀孕，就算高龄妊娠，也是我们需要重点关注的人群。首先，高龄妊娠会增加胎儿染色体异常、单基因疾病和表观遗传事件（如自闭症）的发生率，还会增加先天性畸形的风险。

大家都知道，生命的开始是一个受精卵，女性的卵子需要与男性的精子结合。精子的发育成熟是比较快的，只需要几个月的时间就可以了。而女性的卵子呢，它的发育要经过漫长的时间，当女性还在胚胎时期时，她的卵细胞就已经进入分裂时期了，而在受孕的那一刻才能完全成熟，所以，妇女怀孕的年龄越大，卵子发育成熟需要等待的时间就越长。如果说这个妇女在她 20 岁的时候怀孕，那么这个卵子就等待了 20 年，如果她在 40 岁的时候怀孕，这个卵子就等待了 40 年。在这么漫长的岁月当中，我们人类要经历很多的外界环境变化的考验，在这个过程中，卵细胞受到有毒有害物质的干扰更多，胎儿出现异常的概率更高。

另外，高龄女性怀孕发生妊娠糖尿病、妊娠期高血压、子痫、前置胎盘、剖宫产等的风险均明显增加。所以妊娠过早和过晚都不好，< 18 岁和 ≥ 35 岁都属于高危妊娠。女性还是存在最佳生育年龄段的！

Q: 人类是如何受孕的？

人生第一关是很惊心动魄的。每个宝宝为了能够来到这个世界成为你们的孩子，都必须天赋过人才能成为那颗幸运的受精卵！

具体过程是这样的：女性一生中能够发育成熟并排出用来受精的卵子只有 400 ~ 500 个，正常情况下每个月经周期只会排一个卵子，偶尔会排两个卵子。排出的这个卵子被输卵管伞拾取，停留在输卵管壶腹部等待受精。女性的卵子不仅数量珍贵，生命也只有 1 ~ 2 天，如果在排卵期有性生活，卵在最开始的 15 ~ 18 小时与精子结合的概率是最大的，这之后他们相遇相爱的概率会越来越小。男性每一次性生活排泄的精子数量很多，高达上亿个。精子在尾巴的摆动下向前游动，经过阴道、宫颈、宫腔及输卵管后，大部分在女性生殖道中失去活力而死亡。最终少部分的精子来到卵子周围。精子们齐心协力，其中最幸运的那颗精子穿透卵子外面的透明带成功受精，形成受精卵，此时透明带迅速硬化，其他精子再没有机会。受精卵一旦形成，便从输卵管的壶腹部向宫腔内游走，约受精后的第 4 天到达宫腔、第 6 ~ 7 天选择适宜的子宫内膜着床发育。子宫内膜接受胚胎，为其提供场地及持续成长的能力。把胚胎比作种子，子宫内膜就好比能让种子发芽的土壤。肥沃的土壤，是胚胎种植并持续发育的保证。

在生殖能力方面，男性和女性是不平等的。对于女性来讲，绝经以后就不会再发生排卵了，其实在绝经的前几年，排卵的机会也很少了。而男性的精子数量、活动力和质量虽然会随着年龄的增加而下降，使生殖能力下降，但是只要男性的性能力还在，精液里还有精子，即使是 80 岁以上，仍然可以让有排卵的女性受孕。

Q: 生男生女真有秘方吗？

各种所谓的生男生女的秘籍其实是没有科学依据的。上一篇咱们已经说了，人类生命的开始是一个受精卵，生男孩或者女孩，是在精子和卵子结合的一瞬间就决定的事情。从遗传学角度，女性的卵子提供孩子的 X 染色体；而男性的精子从理论上来说产生 X 染色体和 Y 染色体的概率均为 50%，提供 X 染色体就生女儿，提供 Y 染色体就生儿子。这个过程是瞬间完成的，它受到各种因素的影响，到底是含 Y 染色体的精子跑到了卵子里面，还是含 X 染色体的精子赢得了卵子的芳心，这个是不好掌握的。但是医学上对于存在一些性连锁相关疾病的人群，我们需要通过现代的科学技术手段做到让其生男生女，这就是第三代试管婴儿，可以在胚胎移植以前就确认其性别，然后再进行胚胎移植。但是这种技术在中国的应用是有前提的，是需要有医学指征的。

另外，预测宫内宝宝性别的方法"酸儿辣女"可靠吗？孕妇出现食欲下降、对气味敏感、嗜酸或嗜辣，甚至想吃些平时并不喜吃的食物，均属于正常的妊娠生理反应，原因是孕后内分泌活动改变，影响了食欲与消化功能，与胎儿性别无关。

Q: 备孕多久不成功算不孕？

医学上的定义为：女性一年未采取任何避孕措施，性生活正常而没有成功妊娠为不孕症，对男性则称为不育症。所以，不孕不育必备 3 个条件：首先就是备孕时间是一年；其次是性生活要正常；再就是没有采取任何的避孕措施。夫妇长期两地生活，是不能按 1 年这个时间段来界定的。

受孕是一个概率事件，一对身心健康的夫妻，如果有规律正常的性生活，每个月自然怀孕的概率大概在 20% 上下。而随着时间的增加，累计受孕的概率会持续上升，6 个月能达到 60%，12 个月能达到 80% ~ 90%。对于多数人来讲，如果一切正常，大概率会在一年内自然怀孕。

对于处于备孕状态的夫妻来讲，如果决定备孕，首先要调整自己的身心状态，让自己尽量处在身体健康、体力充沛、心态放松的状态下，至少口服 2 ~ 3 个月的叶酸或含叶酸的多种维生素，然后正式进入备孕的状态，不要着急。对于不同年龄的女性来讲，自然怀孕的概率是不一样的，随着年龄的增加，受孕概率会逐渐下降，备孕等待的时间也就会不一样，20 多岁的女性和 40 多岁的女性对此应采取的做法是不同的。20 多岁女性的卵巢功能正常，有更多健康的卵细胞，因此更容易自然怀孕，她们每月怀孕的概率为 20% ~ 25%，备孕尝试的时间可以久一些，这个年龄段的女性如果在积极尝试怀孕 12 个月后仍不成功，则应该寻求医生查找不孕的原因。35 岁以上女性备孕的时间可以短一些，如果半年以上仍不成功，最好就积极寻求医生帮助。

导致不孕的原因有很多，有时经过各种检查仍不能明确病因，对于不明原因的不孕，年轻、卵巢功能良好的女性可以期待，但一般试孕不超过 3 年；而对于年龄超过 30 岁、卵巢储备开始减退的女性建议行 3 ~ 6 个月人工授精作为诊断性治疗，再不成功就要考虑试管婴儿了。

Q: 有没有最佳的受孕季节？

怀孕这件事最讲究"人和"，如果你有怀孕的想法，且法理允许、身心健康，就算万事俱备了，不必非得等待"天时"。但你若非要选中最佳的"天时"，一般认为，夏末秋初更有"天时之利"，对于受孕成功甚至对宝宝的健康成长都会更有利。

首先，是外部环境的影响。冬天许多地区空气污染相对重些，春天则容易感染流感病毒，这些外部因素都对早期胚胎的生长发育不太有利，夏季天气炎热，更可加重早孕不适。而夏末秋初天气转凉，气候较为宜人。

其次，是季节对孕妇饮食的影响。如果在夏末秋初怀上了，到秋末冬初，孕妇已经过了前三个月的妊娠反应期，一般食欲都会明显增加，而此时正是许多蔬果大丰收之际，对保证孕妇营养和胎儿大脑发育十分有利。临产期多在来年的 4 ~ 6 月份，正值春末夏初，此时食物供应也比冬天丰富，且气候宜人，更利于产妇身体的恢复；新生宝宝也可以很快到户外接受日光照射，以改善对钙的吸收，也能让宝宝更多地感受大自然，对宝宝的发育和认知都大有裨益。

Q: 如何提高受孕率?

　　如果生育年龄正常的女性月经周期正常，那么她每个月会排出一个成熟卵子，而且排卵期是有一定规律的，这个规律是可以计算和预测的。每个月具体的排卵日期通常是在下次月经来潮前的 14 天左右。卵子排出后进入输卵管内能生存 1 ~ 2 天，以等待受精。精子进入女性生殖道内以后会持续游向子宫腔和输卵管，获能以后可保持 2 ~ 3 天受精能力。我们通常可以用三种常用的方法来计算排卵期。

　　1. 按照月经周期计算排卵期。对于月经规律的女性来讲，预计下次月经来潮日期倒数 14 天就是排卵日期。如果月经周期是 28 天，从月经来潮那一天开始正数 14 天和下次来月经的日子倒数 14 天都是同一天，就是排卵日期。如果月经周期是 30 天，下次来月经的日子倒数 14 天是月经来潮那一天开始正数 16 天，就是排卵日期。

　　2. 用排卵试纸测定排卵期。排卵试纸是通过检测体内黄体生成激素的峰值水平来判断是否排卵的。女性排卵前 24 ~ 48 小时，尿液中的黄体生成激素会出现高峰值，用排卵试纸自测，结果就会显示为阳性。可以根据黄体生成素峰值的出现，来推测 24 ~ 48 小时以后会排卵。

　　3. 用基础体温测定排卵期。正常情况下，在排卵之前，女性的基础体温是保持不变的，不会有明显波动。排卵后，女性身体释放的孕激素会令体温升高 0.3 ~ 0.5 ℃，直到下个月经周期再恢复至基础体温。通过每天早上醒来测定基础体温，可以记录并画出自己的基础体温图，根据基础体温的双相变化来预测排卵。

　　排卵时受孕成功率最高，这个道理绝大多数人都懂，但做起来还是有一点困难的。理论上最佳的受孕时机是排卵后的 12 小时内，但无论用哪一种监测排卵的办法，都只能测定卵子大概会在哪几天排，很难知道卵泡在哪一天哪一刻破。而且，卵子只能存活 24 小时，在排卵后同房，精子进入体内还需经历一个复杂的游走过程，这个过程所需的时间也无法精确测算。因此，一般不能让卵子等精子，而建议在排卵前一周就开始同房，2 ~ 3 天一次，然后通过测基础体温或用排卵试纸等方法来预测排卵时间，在接近排卵时间同房，每 1 ~ 2 天一次，让精子先"起跑"去与卵子会合，这样受孕的成功率更大些。

Q: 防辐射服真的有用吗？

首先，我们要明白什么是辐射。辐射无处不在，任何物体都可产生辐射。这些辐射可分为以下两类。

一类是电离辐射。当电离辐射达到一定剂量时，可造成人体损伤，影响宫内宝宝，导致流产或畸形，如 X 射线等。但是电离辐射的有害性要考虑到剂量效应。

另一类是非电离辐射。如手机、电脑、电视机、微波炉等电器使用时都会产生电磁场，咱们生活的地球还是最大的电磁场呢。这些辐射对人体整体都是无害的。当然，还是要尽量避免长时间使用手机、电脑，长时间使用会造成头晕、疲惫，还会对我们的眼睛造成损害。综上所述：非电离辐射不用防护，要防的是电离辐射。而所谓的防辐射服其材质根本起不到防电离辐射的作用。

Q: 准备怀孕还能养宠物吗？

宠物泛指家庭圈养的受人喜爱的小动物，范围很广，这里主要是讲可爱的猫狗。养宠物这件事确实对备孕期间、已经怀孕后的女性有一定的潜在危害。

危害一：感染弓形虫。弓形虫是一种人畜共生的寄生虫。人类主要是通过食用未完全煮熟的肉感染弓形虫；其次就是接触患有弓形虫病的猫的粪便，造成粪口传播。母体感染弓形虫可以垂直传播给胎儿。孕早期感染弓形虫，可导致流产、死胎和胎儿畸形。孕中晚期感染弓形虫可以导致死胎、早产、胎儿神经系统疾病以及眼部疾病、学习障碍等。

危害二：被抓伤、咬伤导致意外伤害，并可能感染狂犬病毒。猫科、犬科是狂犬病易感动物，被携带狂犬病毒的猫狗抓伤后，病毒可以通过损伤的皮肤、黏膜导致人类感染。如果没有及时干预，可引起人类的狂犬病。

危害三：动物的皮毛可致敏，使过敏体质的人发生哮喘。

虽然养宠物有潜在的危害，但是如果无法分开，一定要做好以下防护措施。

做好宠物的检查工作，定期驱虫；勤换猫砂，一天一换；接触宠物及其粪便后要勤洗手，保持自身卫生；不要让猫狗舔破损的伤口；给宠物注射狂犬疫苗；不要给宠物喂生肉；怀孕前做 TORCH 筛查，确定感染状态。一旦被抓伤咬伤，立即用肥皂水冲洗，然后注射狂犬疫苗。

Q: 吃了紧急避孕药发生意外妊娠，孩子还能要吗？

目前市面上的紧急避孕药属于非处方药，方便易得。紧急避孕药并没有100% 的避孕效果，加之有些女性不正确服用，常常会出现避孕失败而致意外妊娠的情况。

拿最常见的紧急避孕药毓婷来讲，它的化学成分是左炔诺孕酮，是孕酮的类似物，通过抑制排卵和阻止孕卵着床，并提高宫颈黏液的黏稠度，阻止精子穿透，起到避孕的作用。在药物说明书上提到，该药明确对妊娠妇女禁用。这样看来，紧急避孕药似乎对妊娠影响很大？

然而，在口服紧急避孕药失败后保留下来的胎儿中，并没有发现畸形发生率增高。这是为什么呢？我们可以用另一种理论来解释：不仅仅是紧急避孕药，几乎所有的药物对停经前胚胎的影响均存在"全"或"无"定律。意思是说受精后两周内，即停经前为胚胎期，此时胚胎受到致畸因子的作用后，如果致畸作用强，胚胎会发生死亡；如果致畸作用弱，胚胎细胞可以代偿调节，使胚胎得以存活，基本不受影响。紧急避孕药是在预期月经前使用的，也就是在停经前服用的。如果发生意外妊娠，此时的用药是位于胚前期。根据"全"或"无"定律，如果受该药影响大，胚胎会发生自然流产，如果这个胚胎经超声检查是存活的，我们认为其没有受到药物的影响，是不需要因此而终止妊娠的，如果想要这个宝宝，做好孕期监测就好了！

Q: 备孕阶段以及怀孕的女性可以接种流感疫苗吗？

流感是由流感病毒引起的急性呼吸道传染病，呈季节性流行，多见于冬春季。流感主要通过打喷嚏和咳嗽等飞沫传播，也可经口腔、鼻腔、眼睛等黏膜直接或间接接触传播，接触被病毒污染的物品也可引起感染。人群普遍易感，孕产妇由于其特殊体质，一旦感染流感病毒，更容易发展为重症，病死率显著高于非妊娠期育龄妇女。所以，所有备孕女性及孕产妇均为流感重点预防对象，接种流感疫苗是非常必要的，接种流感疫苗，不会增加胎儿畸形的发生风险，也不会增加自然流产风险。接种流感疫苗可使流感发生率降低50%，即使接种后仍感染流感，也可以减轻症状。

另外，保持良好的个人卫生习惯是预防流感等呼吸道传染病的重要手段，主要措施包括均衡营养、多饮水、充足睡眠、适当保暖、避免着凉、增强体质和免疫力；勤洗手，保持环境清洁和通风；尽量不去人群密集的场所活动，避免接触呼吸道感染患者；保持良好的呼吸道卫生习惯，咳嗽或打喷嚏时用上臂或纸巾、毛巾等遮住口鼻，咳嗽或打喷嚏后洗手，尽量避免触摸眼睛、鼻或口；出现呼吸道感染症状时应居家休息，及早就医。

Q: 备孕期可以打 HPV 疫苗吗？

人乳头瘤病毒（HPV）疫苗接种是预防 HPV 感染的有效方法，是防控 HPV 感染相关疾病的一级预防措施。对于一般人群的 HPV 疫苗接种已有规范性指南，但对于高危、特殊人群如何接种 HPV 疫苗，尚存在争议。

妊娠期女性接种 HPV 疫苗的研究数据有限，不推荐妊娠期女性预防性接种 HPV 疫苗。近期计划妊娠者不推荐接种 HPV 疫苗，且在完成最后一剂接种 2 个月内应尽量避免受孕。若疫苗接种期间发现已怀孕，应将未完成接种剂次推迟至分娩后再行补充接种，无须因此终止妊娠。接种 HPV 疫苗前无须进行妊娠检测，若妊娠期间完成接种，也无须干预。

Q: 风疹疫苗接种后多久可以怀孕？

风疹是由风疹病毒引起的急性呼吸道传染病，儿童常见，成人也可以发生感染。风疹病毒可以通过胎盘导致胎儿感染，造成先天性风疹综合征，导致出生缺陷。风疹疫苗的免疫效果十分理想，大部分人在接种后 10 ~ 28 天产生抗体，并可获得持久的免疫作用。因此，育龄期的女性如果风疹的保护性抗体是阴性的，建议注射风疹疫苗或麻腮风疫苗。风疹疫苗属于减毒活疫苗，接种后多久可以怀孕呢？曾经的建议是接种风疹疫苗或者接种麻腮风疫苗后 3 个月方可妊娠。后来，美国的免疫接种咨询委员会回顾了各国的数据，发现在怀孕前 2 周到怀孕后 6 周接种风疹疫苗的女性，所生的婴儿没有出现先天性风疹综合征病例。现在推荐育龄期女性及时接种风疹疫苗或麻腮风疫苗，在接种风疹疫苗或麻腮风疫苗后 28 日内避免怀孕；妊娠期间禁止接种风疹或麻腮风疫苗。如果接种疫苗不满 28 日发生了怀孕，由于目前尚没有发现由疫苗接种导致的妊娠不良结局，因此不建议终止妊娠。

Q: 备孕妇女为什么要补充叶酸？

叶酸是一种水溶性维生素，为人体细胞生长和繁殖所必需，可用于治疗由叶酸缺乏引起的贫血，也是孕妇的营养素补充剂。

神经管缺陷是指胚胎发育过程中由神经管闭合失败而导致的中枢神经系统出生缺陷，如无脑儿、脊柱裂。胎儿发病率为 1‰ ~ 1%，其形成机制非常复杂，是遗传因素和环境因素共同作用的结果。超过 50% 的新生儿神经管缺陷病例与妊娠初期叶酸不足有关。孕期叶酸缺乏还增加流产、早产、死胎、巨幼细胞贫血、子痫前期等疾病的发生风险。

叶酸在人体内不能合成，仅能从食物中摄取，绿叶蔬菜、豆制品、动物肝脏、瘦肉、蛋类等是叶酸的良好食物来源。虽然天然食物中的叶酸相对安全，但由于其结构不稳定、生物利用率较低，即使对于一般人群，叶酸摄入量也较难满足需求。孕期由于母体生理性变化和胎儿生长发育，导致对叶酸的需要量增加。对于无高危因素的妇女，建议从孕前至少 3 个月开始，增补叶酸 0.4 mg/d 或 0.8 mg/d，最少直至妊娠满 3 个月。存在以下情况的妇女，可增加补充剂量或延长孕前增补时间：①居住在北方地区，尤其是北方农村地区；②新鲜蔬菜和水果食用量小；③血液叶酸水平低；④备孕时间短。

另外，妊娠中后期，随着胎儿的生长，营养需求随之增加。孕中、晚期妇女除要经常摄入富含叶酸的食物外，最好继续增补叶酸，孕中、晚期叶酸增补剂量建议为 0.4 mg/d。相较于正常成人，哺乳期女性更易缺乏叶酸，哺乳期叶酸增补剂量建议为 0.4 mg/d。

Q: 特殊人群备孕如何补充叶酸？

特殊人群在备孕和孕早期对叶酸的需求量不同于一般妇女。我们来看看，有哪些特殊人群？

1. 神经管缺陷生育史妇女，建议从可能妊娠或孕前至少 1 个月开始，增补叶酸 4 mg/d，直至妊娠满 3 个月；因国内剂型原因，没有每片 4 mg 的制剂，可增补叶酸 5 mg/d。

2. 夫妻一方患神经管缺陷或男方既往有神经管缺陷生育史，建议备孕妇女从可能妊娠或孕前至少 1 个月开始，增补叶酸 5 mg/d，直至妊娠满 3 个月。

3. 患先天性脑积水、先天性心脏病、唇腭裂、肢体缺陷、泌尿系统缺陷，或有上述缺陷家族史，或一级、二级直系亲属中有神经管缺陷生育史的妇女，建议从可能妊娠或孕前至少 3 个月开始，增补叶酸 0.8 ~ 1.0 mg/d，直至妊娠满 3 个月。

4. 患糖尿病、肥胖、癫痫、胃肠道吸收不良性疾病，或正在服用增加胎儿神经管缺陷发生风险药物的妇女，如卡马西平、丙戊酸、苯妥英钠、扑米酮、苯巴比妥、二甲双胍、甲氨蝶呤、柳氮磺吡啶、甲氧苄啶、氨苯蝶啶、考来烯胺等，建议从可能妊娠或孕前至少 3 个月开始，增补叶酸 0.8 ~ 1.0 mg/d，直至妊娠满 3 个月。

5. 高同型半胱氨酸血症妇女，建议增补叶酸至少 5 mg/d，且在血清同型半胱氨酸水平降至正常后再受孕，并持续增补叶酸 5 mg/d，直至妊娠满 3 个月。

Q: 备孕期需要额外补充碘吗？

根据《孕产期甲状腺疾病防治管理指南》，随着碘盐政策的推广，目前我国已经没有人群缺乏碘的地区，但仍有自然环境中缺乏碘的地区，如山区、内陆地区。由于个体饮食习惯和当地自然环境不同，碘营养状况仍存在个体差异，需要根据个人情况适当补碘。食用加碘盐是最有效的补碘方式。依据我国现行食盐加碘含量，每千克食盐加碘 25 ~ 30 mg，碘的烹调损失率为 20%，按每日摄入 5 g 食盐计算，每日可摄入碘 100 ~ 120 μg。如果不吃加碘盐，备孕期每天需要额外补碘 150 μg。补碘方式以碘化钾为宜（或者含相同剂量碘化钾的复合维生素）。开始补充碘的最佳时间是孕前至少 3 个月。无论是否食用加碘盐，备孕期妇女都应该适当摄入富含碘的海产品，如海带、紫菜、贻贝（淡菜）等，以增加碘的储备量。

第二节　特殊人群备孕

Q: 哪些人群在备孕期必须做甲状腺功能筛查？

根据我国国情，建议对所有备孕妇女均进行甲状腺疾病筛查。以下人群，是甲状腺疾病的高危人群，更应该在备孕期做好筛查，做到甲状腺疾病的早诊早治，将预防孕产期甲状腺疾病的关口前移至备孕期。

1.有甲状腺功能亢进（甲亢）、甲状腺功能减退（甲减）病史或目前有甲状腺功能异常的症状或体征。

2.有甲状腺手术史和（或）碘 –131 治疗史或头颈部放射治疗史。

3.有自身免疫性甲状腺病或甲状腺疾病家族史。

4.有甲状腺肿。

5.甲状腺自身抗体阳性。

6.有 1 型糖尿病或其他自身免疫病，包括白癜风、肾上腺功能减退症、甲状旁腺功能减退症、萎缩性胃炎、恶性贫血、系统性硬化症、系统性红斑狼疮、干燥综合征等。

7.有流产史、早产史、不孕史。

8.多次妊娠史（≥ 2 次）。

9.体质指数（BMI）> 40 kg/m^2。

10.年龄 > 30 岁。

11.服用胺碘酮或锂制剂或近期碘造影剂暴露。

12.有中、重度碘缺乏地区居住史。

Q: 女性甲减怀孕会对胎儿造成影响吗？

甲状腺疾病在育龄女性中是一种高发疾病，甲减可以让女性疲乏、怕冷、水肿，并发生代谢紊乱，也是导致女性不孕的常见内分泌原因。甲减女性怀孕后可能增加流产、死胎、早产、低出生体重的风险；可能影响胎儿的神经、智力及运动的发育。已确诊甲减的妇女备孕期和妊娠期甲减治疗首选左甲状腺素片，备孕期需调整左甲状腺素片剂量，将促甲状腺激素（TSH）控制在 2.5 mU/L 以内。服药时注意晨起空腹顿服，与豆制品、牛奶、钙剂、高纤维食物间隔 2 ～ 4 小时。

Q: 女性甲亢什么情况下可以怀孕？

没有良好控制的甲亢在妊娠后可能引发流产、早产、低出生体重，孕妇容易发生妊娠期高血压疾病、甲亢危象和充血性力衰竭；可能导致胎儿甲亢、新生儿一过性甲减。

对已确诊甲亢的妇女建议在甲状腺功能控制至正常并平稳后再怀孕。如果患者甲亢治疗疗程 1 年以上、抗甲状腺药物剂量小、促甲状腺激素受体抗体阴性，可以考虑停药备孕。对不能停药者，备孕期建议将甲巯咪唑替换为丙硫氧嘧啶，替换的比例为 1 :（10 ～ 20）。如果不能耐受丙硫氧嘧啶，甲巯咪唑也可以继续应用。如需碘 –131 治疗，治疗后需等待 6 个月后再怀孕。

Q: 有子宫肌瘤可以怀孕吗？

育龄女性子宫肌瘤的患病率可达 25%。随着国家生育政策的调整，有生育需求的子宫肌瘤患者会越来越多。子宫肌瘤和妊娠两者之间可以互为影响，子宫肌瘤对妊娠的影响有以下几点。

1. 可以使宫腔形态和内膜发生改变，可能导致不孕。

2. 妊娠后可能发生流产、早产。

3. 胎盘的位置发生异常，使前置胎盘的发生率增加。

4. 可能使胎位发生异常。

5. 在产程中易发生子宫收缩乏力，或阻碍胎儿的下降，导致难产，使剖宫产率增高。

6. 产后可能由于子宫收缩不协调，使产后出血的风险增加。

妊娠对子宫肌瘤的影响有以下几点。

1. 原有的肌瘤可能发生增大。

2. 妊娠期及产褥期肌瘤发生红色变性，导致急性腹痛。

3. 浆膜下肌瘤可能在孕期发生蒂扭转。

　　肌瘤对妊娠和分娩的影响与肌瘤的类型和大小有关：如果肌瘤小又无症状，可以怀孕，不需要特殊处理。不必要的肌瘤切除，反而会增加子宫肌层的创伤，使妊娠和分娩时子宫破裂的风险增加。但怀孕后需要定期监测肌瘤的大小。有的肌瘤位于黏膜下，虽然体积不大，但可能影响怀孕，或者有些女性曾经因为肌瘤发生过流产，这两种情况是需要孕前手术治疗的。还有的比较大的肌壁间肌瘤，体积较大，使宫腔形态失常，也可导致不孕和流产，也需要提前手术切除。另外还有一些带蒂的浆膜下肌瘤，可能在孕期发生蒂扭转，增加孕期手术的风险，也可以在孕前切除。这部分带蒂的肌瘤切除比较简单，不会增加子宫的明显创伤。

Q: 有子宫肌瘤的女性分娩时是否需要剖宫产？

　　有子宫肌瘤的女性在分娩时是否需要剖宫产，要根据肌瘤的大小、部位及其他产科情况来定。如果肌瘤的大小和生长部位不影响产程，同时又没有其他需要剖宫产的产科指征，是可以经阴道分娩的。如果肌瘤位于子宫下段或宫颈，影响胎儿入盆和下降，那就需要剖宫产啦。

　　有些女性因为自己有子宫肌瘤，要求足月后剖宫产，目的是希望同时切除子宫肌瘤。这种想法是不可取的。对于剖宫产时是否应该同时切除肌瘤，要根据肌瘤的大小、部位、孕妇手术时的情况、手术者技术的熟练程度以及医院的急救条件综合考虑。对于肌瘤偏向浆膜，体积中等大小以下，估计手术时对失血和术后子宫复旧的影响不大者，若孕妇的情况允许，可以同时切除。如果肌瘤部位特殊，切除时操作困难，可能导致严重的出血，或剖宫产时孕妇已经发生明显的产后出血，或孕妇存在其他的危重情况，都不宜在剖宫产时切除肌瘤。

Q: 女性患糖尿病可以怀孕吗？

　　糖尿病妇女非计划妊娠可增加胎儿畸形的风险。糖尿病妇女妊娠前应尽量控制血糖，糖化血红蛋白在 6.5% 以内者，胎儿先天性畸形的发生率明显降低。

　　1. 计划妊娠前需完善妊娠前血糖水平、甲状腺功能、肝肾功能、心电图和超声心动图等相关检查，以评估糖尿病视网膜病变、糖尿病肾病、神经病变和心血管疾病等。

　　2. 计划妊娠或明确妊娠时应进行一次眼科检查。增生性糖尿病视网膜病变采取激光治疗可减少糖尿病视网膜病变加重的风险。

3.较严重的肾功能不全妇女〔血清肌酐＞265 μmol/L 或肌酐清除率＜50 mL/（min · 1.73 m²）时〕，妊娠可对部分妇女的肾功能造成永久性损害。因此，不建议这部分妇女妊娠。

4.糖尿病妇女计划妊娠前可将口服降糖药物更换为胰岛素。应用二甲双胍的妇女如果仍愿意选择该药，可在医生指导下继续应用。

Q: 慢性高血压女性什么情况下可以怀孕？

在慢性高血压女性患者中，86% ~ 89% 为原发性高血压，其余为继发性高血压。孕前应做到以下几点。

1.如为继发性高血压，孕前要找产科医生咨询原发病是否影响妊娠，咨询目前血压控制情况是否适合妊娠，对于原发性高血压要做到良好控制。

2.改变不良生活方式，应戒烟戒酒、低盐饮食、减少咖啡因摄入，达到优化的备孕条件。

3.孕前将血管紧张素转换酶抑制剂及血管紧张素受体拮抗剂换成对妊娠安全的降压药。

Q: 备孕期需要接种乙肝疫苗吗？

女性在怀孕前应该筛查乙型肝炎（乙肝）病毒血清学指标，也就是乙肝两对半。配偶最好一并筛查。是否接种疫苗参考如下。

1.女性所有的乙肝血清学指标都是阴性：最好在怀孕前接种乙肝疫苗，如果在接种期间妊娠，无须特殊处理，可以完成全程接种，乙肝疫苗对孕妇和胎儿都是无害的。

2.女性乙肝血清学指标显示表面抗体阳性：乙肝表面抗体是一种保护性抗体，阳性说明您已经对乙肝病毒具有免疫力，无须接种疫苗。

3.女性所有的乙肝血清学指标都是阴性，配偶是乙肝病毒感染者：乙肝病毒可以通过性生活传播，最好完成全程乙肝疫苗接种并产生保护性抗体后再妊娠。

4.女性乙肝血清学指标显示表面抗原阳性：提示该女性是一名乙肝病毒感染者，不用再接种乙肝疫苗，但需妊娠前评估病情。

Q: 慢性乙肝病毒感染者能怀孕吗？

感染乙肝病毒的生育期女性，在怀孕前要进行肝功能、乙肝病毒定量检测和肝脏的超声检查，最好由传染科或肝病科进行评估。

1. 如果肝功能正常，乙肝病毒 DNA（HBV DNA）的载量低水平，肝脏超声无肝纤维化和肝硬化，可以妊娠。

2. 有乏力、厌食的临床表现或者肝功能异常，说明肝炎处于活动期。要暂时避孕，先采取休息治疗。待临床表现消失、肝功能正常且稳定 3 个月后再妊娠。若休息治疗 3 个月肝功能不能恢复正常，要采用抗病毒药物治疗。

3. 如果肝炎处于活动期，需要抗病毒治疗，又有生育需求，抗病毒药物首选替诺福韦酯，此药不增加出生缺陷风险，妊娠期间可以继续使用。运用干扰素治疗的妇女，禁忌怀孕，停药 6 个月后方可考虑妊娠。

Q: 乙肝病毒感染的女性怀孕后应该注意什么？

1. 慢性乙肝病毒（HBV）感染妇女妊娠后，须定期复查肝功能，尤其在妊娠早期和妊娠晚期。首次检测肝功能正常者，无肝炎症状时，每 2 ~ 3 个月复查 1 次。

2. 侵入性产前诊断和胎儿宫内手术是否增加母婴传播有待研究，如果确实有侵入性产前诊断或宫内治疗的适应证，需权衡利弊后再决定。

3. 妊娠晚期孕妇不需使用乙肝高效免疫球蛋白（HBIG），使用 HBIG 不能减少母婴传播。

4. 对 HBV DNA 水平 $> 2 \times 10^5$ IU/mL 或乙肝病毒 e 抗原（HBeAg）阳性孕妇妊娠晚期（妊娠 28 ~ 32 周）开始服用抗病毒药物，可以使孕妇分娩时病毒水平降低，降低母婴传播风险。

Q: 乙肝病毒母婴传播途径有哪些？

1. 宫内传播：乙肝病毒一般不通过胎盘传播，在子宫内发生的母婴传播非常罕见。

2. 产时母婴传播：是最重要的传播途径，在产程中（包括剖宫产术中），胎儿或新生儿暴露于母体的血液和其他体液中，病毒可进入新生儿体内。

3. 水平传播：新生儿出生后与母亲密切接触，也可发生传播。

4. 母婴传播的主要危险因素：孕妇高病毒水平，即 HBV DNA 水平 $> 2 \times 10^5$ IU/mL 或 HBeAg 阳性。

Q: 怎样做可以降低乙肝孕妇的母婴传播?

1. HBV DNA 水平 > 2×10^5 IU/mL 或 HBeAg 阳性的孕妇妊娠晚期（妊娠 28 ~ 32 周）开始服用抗病毒药物，可以使孕妇分娩时病毒水平降低，降低母婴传播风险。

2. 分娩后立即将新生儿撤离分娩台，清理新生儿身体表面的羊水和产妇血液。

3. 出生后必须尽快注射 HBIG 和乙肝疫苗，这是预防母婴传播的关键。HBIG 注射后 15 ~ 30 分钟即开始发挥作用，我国对乙肝表面抗原（HBsAg）阳性孕妇的新生儿提供 1 针免费的 HBIG（100 IU）。该类新生儿要在出生后 12 小时内肌内注射 HBIG（越快越好，最好在数分钟内），同时在不同部位肌内注射第 1 针乙肝疫苗（越快越好，最好在数分钟内）；并于 1 月龄和 6 月龄分别接种第 2 针和第 3 针疫苗。如果在新生儿出生后 1 小时内使用联合预防，保护率可达 97% 以上。

Q: 乙肝病毒感染母亲分娩后需要立即对新生儿化验乙肝血清学指标吗?

出生后脐带血或新生儿外周血 HBsAg 阳性和（或）HBV DNA 阳性，仅能确定暴露于病毒，而不能确诊宫内感染或母婴传播，两者均阴性也不能排除母婴传播。因此，没必要立即检测脐带血或新生儿外周血乙肝血清学指标，需要在婴儿完成全程接种后 1 个月再行检测。

Q: 乙肝孕妇分娩时需要剖宫产吗?

行剖宫产术分娩不能减少母婴传播。研究显示，行剖宫产术分娩和自然分娩的新生儿 HBV 感染率比较，差异无统计学意义。是否需要剖宫产要根据其他的产科指征决定。

Q: 乙肝病毒感染者可以母乳喂养吗?

乙肝孕妇分娩的新生儿如果接受规范的联合免疫，母乳喂养不增加婴儿的 HBV 感染率，感染 HBV 的母亲分娩后可以哺乳。

1. 母亲未服用抗病毒药物者，新生儿接受规范的联合免疫之后，可以进行母乳喂养，母乳喂养并不增加 HBV 母婴传播的发生率。如母乳喂养期间母亲出现乙肝活动，应给予抗病毒治疗，如果接受替诺福韦治疗，可以母乳喂养。

2. 以阻断 HBV 母婴传播为目的而服用抗病毒药物的孕妇，分娩后停药，婴儿接受联合免疫之后，可以母乳喂养。

3. 以治疗乙肝为目的而服用抗病毒药物的孕妇，分娩后应继续用药，如果服用替诺福韦治疗，因替诺福韦在乳汁中药物含量很少，婴儿可以接受母乳喂养。

Q: 乙肝病毒感染孕妇产后如何随访？

HBV 感染母亲产后可能出现谷丙转氨酶升高。孕妇 HBV DNA 高载量是产后肝功能异常的危险因素。

1. 产后继续服用抗病毒药物者，按慢性乙肝患者的随访方案进行随访，分娩后 1 年内每 3 个月复查肝功能、HBV DNA；每 6 个月复查乙肝血清标志物、甲胎蛋白、肝脏超声。

2. 产后停药者及未服用抗病毒药物者，产后 6 ~ 8 周复查肝功能和 HBV DNA。如果肝功能正常，分娩后每 3 个月复查肝功能、HBV DNA。如果肝功能异常且符合抗病毒治疗指征，应启动抗病毒治疗。

Q: 如何知道乙肝产妇的婴儿是否发生母婴传播？

1. 免疫接种成功：婴儿完成乙肝全程免疫接种 1 个月后随访，如果 HBsAg 阴性，乙肝病毒表面抗体（抗 –HBs）阳性（抗 –HBs ≥ 10 mIU/mL），表明免疫接种成功，无须特殊处理。如果抗 –HBs < 100 mIU/mL，为低应答；如果抗 –HBs ≥ 100 mIU/mL，为中强应答。无论低应答还是中强应答，均无必要再次接种乙肝疫苗。

2. 免疫接种无应答：婴儿完成乙肝全程免疫接种后血清学检测结果显示，HBsAg 阴性和抗 –HBs < 10 mIU/mL，无论乙肝病毒 e 抗体（抗 –HBe）及乙肝病毒核心抗体（抗 –HBc）阳性与否，需按 0-1-6 程序重复免疫接种，仍使用重组酵母乙肝疫苗 10 μg/0.5 mL。完成重复接种后 1 个月，再次检测 HBsAg 和抗 –HBs，了解免疫应答和 HBV 感染情况。

3. 免疫接种失败，发生 HBV 母婴传播：婴儿完成乙肝疫苗全程免疫接种 1 个月后随访，HBsAg 阳性，伴或不伴 HBeAg 阳性。发生 HBV 母婴传播的婴儿，还需检测 HBV DNA 和肝功能，并按慢性 HBV 感染者进行随访。如果出现肝炎活动，应及时进行抗病毒治疗。

Q: 感染乙肝病毒的父亲会对胎儿发生垂直传播吗？

乙肝父亲的精液中可存在病毒，但精子细胞中无病毒，精液中的病毒也不能感染卵母细胞，乙肝病毒不能感染受精卵引起子代感染。

1. 如果孕妇 HBsAg 阴性，抗 -HBs 阴性，大部分新生儿在接种第 2 针乙肝疫苗后 1 周左右才产生抗体，在此之前对 HBV 易感。父亲在照料新生儿时，需要注意预防 HBV 传播，注意不要与新生儿密切接触。如果必须与新生儿密切接触，新生儿最好注射 1 针 HBIG。

2. 如果孕妇抗 -HBs 阳性，新生儿出生时就有免疫力，无须特殊处理，正常接种乙肝疫苗即可。

Q: 备孕时发现感染 HIV 还能怀孕吗？

艾滋病是一个全球性严重的公共卫生问题。截至 2017 年底，全球大约有 110 万人类免疫缺陷病毒（HIV）感染的孕产妇。在未经干预的情况下，母婴垂直传播可达 15% ~ 45%。当女性发现自己或配偶感染 HIV 时，还能怀孕吗？

夫妻双方一方感染 HIV，而另一方没有感染属于单阳家庭；而双阳家庭是指夫妻双方均感染 HIV。单阳家庭中 HIV 阴性一方在受孕过程中存在被 HIV 阳性一方感染 HIV 的风险。

男阴女阳家庭在女方接受抗病毒治疗且 HIV 载量已经控制的情况下可选择体外授精。

男阳女阴家庭选择捐赠精子人工授精可以完全避免 HIV 传播的风险，如果不接受捐赠精子，在男方进行抗病毒治疗达到持续病毒抑制（血浆 HIV 载量 < 50 拷贝 / 毫升）后，可考虑在排卵期进行自然受孕。

HIV 阳性的男方未达到病毒抑制而试图自然受孕时，建议 HIV 阴性的女方应在排卵期无套性交前、后各服用替诺福韦 / 恩曲他滨或者替诺福韦 + 拉米夫定 1 个月进行暴露前预防。

阳性一方接受抗病毒治疗且 HIV 载量达到持续抑制是 HIV 单阳家庭备孕的关键。在 HIV 载量检测受限或不可及的情况下，建议抗病毒治疗半年以上再进行自然受孕。

HIV 双阳家庭也要双方接受 ART 抗病毒治疗且在 HIV 病毒载量达到持续抑制的情况下在女方排卵期自然受孕。

Q: 哪种体液会传播 HIV?

1. 高度传染性：血液、血性液体、精液、阴道分泌物、羊水、脑积液、胸腔积液、腹腔积液。

2. 中度传染性：母乳。

3. 无传染性：尿液、粪便、鼻分泌物、眼泪、痰、胃液、汗水。

所以，HIV 可以经以下途径传播：性接触、母婴传播、血液传播。HIV 不会经日常接触传播，比如一起吃饭、共用浴室、一起玩耍或工作、与感染者说话，蚊虫叮咬也不会传播 HIV。

Q: HIV 感染女性怀孕后还需要抗病毒治疗吗?

HIV 感染女性不进行抗病毒治疗，母婴垂直传播可达 15% ~ 45%。

1. 无论孕产妇HIV病毒载量或CD4$^+$T淋巴细胞（简称CD4细胞）计数如何，所有 HIV 感染孕妇均应在妊娠期尽早启动抗病毒治疗，以防止母婴传播。

2. 当出现严重药物毒性、妊娠剧烈呕吐等情况导致停药时，应同时停用所有抗 HIV 药物，并在条件允许时尽快重新开始抗病毒治疗。

3. 如果女性患者发现较晚，于妊娠的中期或晚期发现，应立即启动抗病毒治疗，尽快降低 HIV 病毒载量，确保 HIV 病毒载量在分娩时期检测不到。

Q: HIV 感染女性是如何发生母婴传播的?

在怀孕期间，胎盘通常可以作为屏障来阻止 HIV 从母亲传给婴儿。但是传播仍然可能发生，导致胎儿在孕期感染。

在分娩过程中，胎儿与母亲的血液和其他体液的接触可以导致 HIV 的传播。

母乳含有 HIV，母乳喂养可以导致母婴传播。

Q: HIV 感染女性所生婴儿的感染率如何?

母亲感染了 HIV，如果接受有效的预防母婴传播的干预措施，婴儿健康的概率可达 98%。

母亲感染了 HIV，没有接受预防母婴传播的干预措施，而且进行了母乳喂养。5% ~ 10% 婴儿会在怀孕过程中被感染，10% ~ 15% 婴儿会在临产或分娩过程中被感染，5% ~ 20% 的婴儿将会在母乳喂养到两岁的过程中被感染，婴儿的总体感染率为 20% ~ 45%。

母亲感染了 HIV，未接受预防母婴传播的干预措施，但实施了人工喂养，将会减少 5% ~ 20% 的婴儿感染率，婴儿感染率会下降为 15% ~ 25%。

Q: HIV 感染女性母婴传播的危险因素是什么?

孕产妇血液中的病毒载量是母婴传播最重要的因素。孕产妇病毒载量高与以下方面有关。

1. 近期 HIV 感染，病毒载量通常在感染的最初几个月非常高。

2. 晚期 HIV 感染，此时患者往往伴有低 CD4 细胞计数和晚期的临床症状。

Q: HIV 感染女性分娩时需要剖宫产吗?

若产妇临产前 HIV 病毒载量 > 1000 拷贝 / 毫升，无论孕期是否接受过抗病毒治疗，都建议在妊娠 38 周时进行择期剖宫产，以尽量减少母婴传播。

孕期接受抗病毒治疗且临产前 HIV 病毒载量 ≤ 1000 拷贝 / 毫升的孕产妇，可以阴道分娩，是否需要进行剖宫产或引产，应按照其他产科指征决定。

Q: HIV 感染女性可以母乳喂养吗?

对于 HIV 感染女性的总体喂养原则是：提倡人工喂养，避免母乳喂养，杜绝混合喂养。

对 HIV 感染孕产妇所生儿童提倡人工喂养，避免母乳喂养。

纯母乳喂养 6 个月内，因母乳喂养发生母婴传播的风险为 4%，对于因不具备人工喂养条件而选择母乳喂养的 HIV 感染产妇，要坚持正确的纯母乳喂养方式，喂养时间最好不超过 6 个月。母乳喂养期间，HIV 感染产妇应坚持抗病毒治疗，产妇乳腺炎和婴儿鹅口疮会增加母乳喂养 HIV 传播的风险，应及时治疗。

混合喂养比起纯母乳喂养更能增加婴儿感染风险。母乳与配方奶混合喂养的母婴传播风险为 8%，而同时喂食固体食物的母婴传播风险为 44%。

Q: 如何对 HIV 感染女性所生的婴儿进行人工喂养?

首先，杯子喂养更优于奶瓶喂养。因为杯子容易用水和清洁剂清洁，奶液不容易残留，杯子喂养引起感染的风险更小。

如何进行杯子喂养？①洗手；②煮沸消毒用具；③将沸水冷却到 45 ℃左右；④准备好一次哺乳所需的温水倒入杯中；⑤向温水中添加相应剂量的配方奶粉，每次只冲调一次哺乳够用的奶量，不要用剩余的奶喂婴儿；⑥让婴儿坐在膝盖上；⑦把杯子举到婴儿的唇边，倾斜杯子，使奶能触到婴儿的唇部；⑧在婴儿警醒时，婴儿会张开嘴，让婴儿喝奶，不要将奶倒入婴儿口中；⑨清洗喂养用具。

Q: 女性怀孕前感染梅毒可以怀孕吗？

梅毒是由梅毒螺旋体引起的一种慢性传染病，几乎可侵犯全身各器官，造成多器官损害。虽然妊娠并不影响女性感染梅毒的疾病进程，但梅毒对孕妇和胎儿均危害严重，梅毒螺旋体可以通过胎盘感染胎儿。自妊娠 2 周起梅毒螺旋体即可感染胎儿，引起流产。妊娠 16 ～ 20 周后梅毒螺旋体可通过感染胎盘播散到胎儿所有器官，引起死胎、死产或早产。梅毒如未经治疗，可导致胎儿自然流产或死产（17% ～ 46%）、早产或低出生体重（25%）、新生儿死亡（12% ～ 35%）或婴儿感染（21% ～ 33%），不良围产结局发生率为 36% ～ 81%。

因此，育龄男女任何一方感染梅毒，必须经过正规的治疗，待临床及血清学痊愈才可以生育。

Q: 梅毒是如何传播的？

梅毒的传播途径可为性传播，95% 的传播通过此途径实现，其次为母婴传播及血制品传播。

30% ～ 60% 的感染者是因为接触处于早期或二期的梅毒感染者而被感染的。

梅毒的母婴传播可以由怀孕期间梅毒螺旋体通过胎盘感染胎儿，也可以发生在分娩时。分娩时生殖器病变的直接接触可将梅毒传染给胎儿。

母婴传播通常发生在怀孕的 16 ～ 28 周。梅毒感染女性怀孕距感染时间越近，母婴传播的风险越高。孕期感染梅毒时，孕周越小，母婴传播风险越高。

Q: 孕妇感染梅毒婴儿结局如何？

梅毒如未经治疗，不良围产结局发生率为 36% ～ 81%。在国外研究中，对妊娠合并梅毒者进行规范治疗，发现二期梅毒治疗后可预防 94% 的新生儿患先天性梅毒，一期梅毒和晚期潜伏梅毒治疗后可预防新生儿患先天性梅毒，如在妊娠 20 周内治疗，则可预防 99% 的新生儿患先天性梅毒。在国内研究中，通过及时诊断和治疗妊娠合并梅毒，99% 的孕妇可获得健康婴儿。

Q: 孕妇感染梅毒可以治疗吗？

孕妇感染梅毒通过及早和规范治疗可以治愈。治疗首选青霉素。青霉素治疗有双重目的，一方面可治疗孕妇梅毒；另一方面可预防或减少婴儿患先天性梅毒。在妊娠早期治疗有可能避免胎儿感染；在妊娠中晚期治疗可能使受感染胎儿在分娩前治愈。如孕妇梅毒血清学检查阳性，又不能排除梅毒时，尽管曾接受过抗梅毒治疗，为保护胎儿，应再次接受抗梅毒治疗。梅毒患者妊娠时，如果已经接受正规治疗和随访，则无须再治疗。如果对上次治疗和随诊有疑问，或此次检查发现有梅毒活动征象，应再接受一个疗程的治疗。

Q: 如何治疗妊娠期梅毒？

1. 一期梅毒、二期梅毒、病程不到 1 年的潜伏梅毒：苄星青霉素连续使用 2 周，或用普鲁卡因青霉素。

2. 病程超过 1 年或病程不清楚的潜伏梅毒、梅毒性树胶肿及心血管梅毒：苄星青霉素每周 1 次，连续 3 周，或使用普鲁卡因青霉素。

3. 对青霉素过敏者：首选青霉素脱敏后再用青霉素治疗。脱敏无效时，可选用头孢类抗生素或大环内酯类抗生素治疗，如头孢曲松或红霉素。之前有严重青霉素过敏史者不应选用头孢曲松治疗或进行青霉素脱敏。应用红霉素治疗不能预防先天性梅毒。

4. 许多孕妇治疗失败与再感染有关，性伴侣必须同时检查和治疗。

Q: 女性感染梅毒妊娠期如何随访？

妊娠合并梅毒治疗后，在分娩前应每个月行非螺旋体试验，若检测结果由阴转阳或滴度上升 4 倍（2 个稀释度）或 3 ~ 6 个月未下降 4 倍（2 个稀释度）应立即再给一个疗程的治疗。低抗体滴度（RPR ≤ 1 ∶ 4）患者治疗后非螺旋体试验抗体滴度下降常不明显，只要治疗后非螺旋体试验抗体滴度无上升，通常无须再次治疗。

早期梅毒经足量规范治疗 3 个月后非螺旋体试验抗体滴度下降 2 个稀释度，6 个月后下降 4 个稀释度。一期梅毒治疗 1 年后非螺旋体试验转为阴性，二期梅毒治疗 2 年后转为阴性。晚期梅毒治疗后非螺旋体试验抗体滴度下降缓慢，大约 50% 患者治疗 2 年后非螺旋体试验仍为阳性。

Q: 先天梅毒患儿的诊断及早期表现有哪些?

先天梅毒是指患有梅毒的孕妇在妊娠期间将梅毒螺旋体经胎盘传染给胎儿。婴儿出生后逐渐出现皮肤、黏膜及内脏的损害，又称胎传梅毒。

诊断或高度怀疑先天性梅毒的依据如下：

1. 先天性梅毒的临床症状和体征。

2. 从病变部位、胎盘或脐带处找到梅毒螺旋体。

3. 体液抗梅毒螺旋体 IgM 抗体（＋）。

4. 婴儿血非螺旋体试验抗体滴度较母血增高＞4 倍。

5. 婴儿 18 个月时梅毒抗体仍为阳性。

50% 的先天性梅毒患儿出生时可没有任何症状，最常见先天梅毒的早期表现包括以下几点：

1. 脚掌、手掌频发水泡。

2. 肝脾肿大。

3. 发热。

4. 全身水肿。

5. 腹腔积液。

6. 大量鼻分泌物。

7. X 线显示骨改变。

Q: 政府为感染 HIV、梅毒、乙肝的孕妇提供哪些优惠服务?

1. 为所有的孕妇提供一次免费的艾梅乙筛查服务。

2. 为艾滋病孕妇及婴儿提供免费的抗病毒治疗。

3. 为艾滋病孕妇的分娩机构提供一定的分娩补助。

4. 为艾滋病孕妇所生的婴儿提供一定的配方奶粉补助。

5. 为乙肝孕妇所生的婴儿提供一次免费的乙肝高效免疫球蛋白及全程乙肝疫苗接种。

6. 为梅毒孕妇及新生儿提供免费的苄星青霉素治疗。

▶▶▶ 第二章

孕期保健

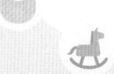

第一节　孕早期须知

Q: 怎么知道自己怀孕了？

1. 有性生活的生育期女性出现停经是怀孕初期的最早、最重要的"信号"，如果月经周期一向正常，月经过期超过 10 天以上，就应考虑到怀孕的可能。当然，月经不调、过度劳累、情绪紧张等，都可能会造成偶尔一次的月经推迟。

2. 尿液早孕检测是判断是否怀孕最常用的方法，怀孕后绒毛膜促性腺激素（HCG）升高，并通过尿液排出体外，这就是早孕试纸的原理。它的准确性在 90% 以上，而且能够在受孕后 2 周就检查出来。如果在家自己测试，最好采用晨尿，这样准确率更高。

3. 血液 HCG 检查是早孕筛查相对较准确的一种，其敏感度要超过尿早孕试纸，受精卵着床后也就是在预计下次月经前 1 周就可在血中测出 HCG。

4. 超声是确诊妊娠的最重要手段，停经 35 天超声可发现宫内妊娠囊，孕 6 周后见到胎芽和原始心管搏动可证明为宫内活胎。

5. 对于监测基础体温的女性，如果体温升高后不再下降，并保持在 18 天以上，这时也表示已经怀孕。

Q: 早孕建册有什么好处？

怀孕早期是胎儿器官逐步形成的时期，此时最容易受到母体不良状况以及外界环境和药物的影响，导致不良妊娠结局，所以，怀孕后应该及早进行健康检查并建立孕产妇系统管理手册。早孕建册有以下好处。

1. 能通过末次月经及早孕彩超推算出比较准确的预产期，并排除宫外孕。

2. 能记录基础的血压及体重。

3. 及时评估孕期高危因素，及时干预，存在不适合妊娠的合并症时可在孕早期终止妊娠，减少损伤。

4. 了解盆腔脏器情况。

5. 通过向医生咨询孕期知识，及时获得健康宣教，有利于顺利度过整个孕期。

Q: 怎么计算预产期?

1. 根据受孕前末次月经的时间推算，从月经第一天算起，一个正常成熟胎儿的月经龄约为 40 周（280 天），比胚胎实际发育时间（受精龄）一般多 14 天左右。如果孕妇平时月经很规律地固定在 28 天左右，那么预产期按末次月经第一天，月份加 9 或减 3，日期加 7。比如末次月经为 2022 年 1 月 1 日，预产期应该为 2022 年 10 月 8 日。

2. 根据孕早期 B 超检查头臀长，是估计孕周最标准的指标，尤其是对于月经不规律或记不清末次月经时间者。

3. 如果根据末次月经推算的孕周与妊娠早期超声推算的孕周时间相差超过 5 天，要根据超声来矫正预产期。

4. 根据早孕反应开始的时间、胎动开始的时间、孕中期测量胎儿的双顶径来进行估算，这些方法误差较大。

5. 预产期只是个参考的平均日子，大部分分娩会发生在预产期前后 2 周。

Q: 什么是早孕反应? 要持续多长时间?

怀孕本来是件甜蜜的事情，但是随着宝宝在妈妈身体里面安营扎寨，HCG 开始分泌并逐渐升高。在停经 6 周左右开始，有些女性会出现头晕、流涎、乏力、恶心、晨起呕吐等表现，称为早孕反应。通常在 12 周以后会逐渐缓解并消失，极少数可持续至孕 20 周。有些孕妇没有明显的早孕反应并不代表异常，而有些女性早孕反应比较严重。大部分情况下，早孕反应都是正常的生理现象。当出现严重的妊娠反应时，需要及时就诊。

Q: 早孕反应怎么缓解?

1. 要放松心情，要明白早孕反应是正常的妊娠生理现象。平时要丰富自己的生活，可以选择看看书，听听音乐，与朋友聊聊天，与家人散散步。

2. 少食多餐。每 2 ~ 3 小时进食 1 次，每次不要吃太多，选择一些容易让胃排空的碳水化合物。

3.饮食要相对清淡，刺激性比较大的食物可能加重孕吐。

4.吃固体食物比吃半流或流质食物更能减轻孕吐。喝水放在两餐之间，而不要随餐喝。

5.生姜可以帮助孕妇改善孕吐的情况。

6.可以口服维生素 B$_6$ 或复合维生素减轻孕吐。

7.如果出现持续呕吐不能进食、体重下降及皮肤干燥等脱水症状要及时就诊。

Q: 除了早孕反应外，常见的早孕不适还有哪些？

1.尿频：早孕的准妈妈大部分都有尿频的现象，常常刚上完厕所，没过多久又想上厕所。别紧张，这是因为怀孕后子宫增大，压迫到其前方的膀胱，使膀胱的容量暂时性减少。

2.乳房胀痛，乳头、乳晕变黑：这是因为怀孕后受较高雌孕激素的影响，这个时期的乳头更加敏感，乳晕变大变深，整个乳房比平时胀，而且体温也会比往日要高一些。

3.腰背痛：妊娠期关节韧带松弛，增大的子宫向前突，使背部伸肌处于紧张状态。可以适当按摩或热敷减轻症状。

4.便秘：妊娠期胃肠蠕动减弱，加之孕妇运动量减少，容易发生便秘。要养成良好的排便习惯，吃一些纤维素含量高的蔬果。

Q: 早孕期出现阴道流血一定是流产的征兆吗？

约有 20% 的孕妇，在怀孕早期经历过阴道出血的情况，常令孕妈们惊慌不已，担心可能"流产"了。早孕期出现阴道流血常见于哪些情况？

先兆流产：胚胎种植生长过程中由于侵及子宫内膜中的小血管，或者由于应激等情况，可能发生少量出血，往往不伴有腹痛，如果到医院经检查后证实为宫内活胎，经休息及适当的保胎治疗大多可以自行停止，不必过分担心。

宫外孕：宫外孕是一种非常危险的情况。正常应该在子宫腔内着床的受精卵在宫腔外着床，因为子宫蜕膜发育不良，可能会出现少量阴道出血。子宫外的受精卵在变大的过程中会导致着床部位破裂，发生腹腔内出血，甚至危害生命。破裂时往往伴有严重腹痛，但阴道流血并不多。所以怀孕后如果出现腹痛应及时就诊，避免延误宫外孕病情。在孕 40 天左右可以行阴道超声检查排除宫外孕。

妇科疾病：阴道炎症、宫颈息肉、子宫颈柱状上皮外移（过去被称为宫颈糜烂）也会导致阴道点滴出血。需要行妇科检查来排除，经对症处理后一般对妊娠无明显影响。

葡萄胎：典型表现为停经后阴道不规则流血伴有腹痛。孕早期做 B 超检查可以尽早发现葡萄胎，如早孕反应非常严重，也要及时检查排除葡萄胎。

Q: 什么是生化妊娠？

生化妊娠是指通过生化指标 HCG 检查已能证明妊娠，但超声未能发现妊娠物。之所以出现这种情况是因为胚胎着床后，滋养层侵入子宫蜕膜层，分泌的 HCG 进入母体血液并达到可检测出的水平，只是之后由于某种原因，妊娠没有继续，由于胚胎的大小未能达到超声可检测的程度，血或尿中的 HCG 只是一时性的升高。也就是指妊娠仅进行至用生物化学方法可以检测到的阶段，算是早期妊娠丢失的一种特殊类型。

生化妊娠和流产均属于胚胎或妊娠丢失的范畴，但发生在不同的生理阶段，流产是指已经诊断了宫内妊娠后发生的胚胎丢失。

生化妊娠与子宫内膜厚度与容受性及胚胎质量可能有关。

生化妊娠又称不明部位妊娠，因为我们无法判断妊娠部位是否在宫腔，所以要先确保 HCG 水平下降到无法检测出的水平，以排除异位妊娠的可能。单次或者偶然的生化妊娠对女性的身体并不会造成什么伤害，就当作来了一次月经即可。

Q: 孕酮低，需要保胎吗？

我们判断胚胎在妈妈子宫内状况的好坏主要是看超声检查结果以及 HCG 的增长情况，如果 B 超检查孕囊或胚芽或胎心正常，又没有其他特殊症状如腹痛、阴道流血等，就没有必要检测孕酮（黄体酮）来了解胚胎质量。导致流产的原因多且复杂，如果黄体功能不全，导致孕酮不足，此时补充一下孕酮是可以的。但如果问题不是出在孕妇自身激素上，而是由于其他原因导致的胚胎质量不好，孕酮低不是原因而是结果，疯狂补充孕酮不仅没用，反而会给孕妇和胎儿带来不良影响。

Q: 保胎需要卧床休息吗？

如果孕妇正处于阴道流血活动期，暂时减少活动是必要的，但不必绝对卧床一动不动。如果阴道出血已经停止，避免较激烈的活动即可。事实上，适当的活动如散步等并不会增加流产的风险，如果胚胎本身发育异常，流产将不可避免，卧床并无裨益。长期卧床，反而容易导致体质虚弱、消化不良及便秘，严重者还可能形成下肢及盆腔静脉血栓，甚至引起肺栓塞。保胎期间要保持外阴部清洁，避免出血导致上行性感染。保持良好的心态也是非常重要的，焦虑、恐惧、忧伤等精神应激反而容易导致流产。

Q: 怀孕后可以做阴道超声吗？

超声对孕妇和胎儿都是无害的！

做腹部超声检查之前，都会要求喝很多的水，得将膀胱完全充盈之后才能做检查，而阴超是不需要憋尿的，必须要排尿之后进行检查，所以，没有憋尿的已婚女性可以选择阴超。

腹部超声要透过厚厚的腹部脂肪，而阴道超声的探头与盆腔脏器之间仅隔一层薄的阴道壁，对盆腔脏器能够看得更加清楚。两者相比，阴超的结果要更加准确、清晰，一些不容易发现的问题都能查出来，常见的有卵泡监测、早期胚胎、异位妊娠等。

另外，在检查的时候医生都会给探头戴避孕套，避免和阴道直接接触，不必担心交叉感染的问题。

Q: 怀孕后还能做 X 线检查吗？

怀孕期间，到底可不可以做 X 线检查？还有的女性在做完检查后才发现自己怀孕了，这时她们会很焦虑，担心辐射会致畸，甚至要求因此而终止妊娠。

对于辐射，离开剂量谈损害是不科学的，通常，会对胎儿智力产生影响的辐射剂量在 200 ~ 400 mGy；电离辐射控制在 50 mGy 以下，则不会出现流产、致畸或影响胎儿智力等不良后果。我们常见的胸部平片，胎儿的暴露剂量为 0.0002 ~ 0.0007 mGy，单次的腹部平片是 1 mGy，头部或胸部 CT 扫描的辐射剂量 < 10 mGy。它们带来的放射剂量远低于对胎儿的危害剂量。尤其有的女性是先做 X 线检查后知道怀孕，那么辐射发生在胚前期，对胚胎的影响是"全"或"无"，要么没事，要么死亡，不存在畸形存活的情况。当然，怀孕期间在

能避免接触电离辐射的情况下应该尽量避免，特别是在妊娠期的前 3 个月。尽可能考虑用没有辐射的检查如 B 超或磁共振成像代替 CT 或 X 线检查。如果因为疾病必须做 X 线检查，一般目前所做的单次 X 线或 CT 检查的辐射剂量都远远低于大家需要担心的范围。如果做非腹部部位的检查，在腹部区域做好铅防护措施也会降低辐射影响。不应该因为担心辐射可能造成的影响而不让孕妇做必要的 X 线检查。如果需要做多种或多次有辐射的检查，可以考虑请放射科的专家会诊，帮忙计算、判断做检查后胎儿可能暴露到的辐射剂量。只要在辐射剂量安全阈值范围内，都不用过分焦虑。

Q: 什么是宫外孕？

正常情况下卵子在输卵管壶腹部受精，之后受精卵一边分裂一边在输卵管纤毛的蠕动下向子宫运动，受精后第 4 日进入子宫腔，受精的 6 ~ 7 日植入子宫内膜。如果受精卵因某种原因没有在宫腔植入而着床发育于正常位置之外，就称之为宫外孕。最常见的宫外孕情形是输卵管妊娠，此外还有卵巢妊娠、腹腔妊娠和子宫颈妊娠等。

宫外孕的典型表现为：停经、下腹突然剧痛、少量阴道出血。

宫外孕破裂出血后血液流入孕妇的腹腔，大量出血会导致孕妇发生休克甚至死亡。所以，女性一旦停经后甚至预计月经快来前出现腹痛，一定要及时就医，不要随便吃止痛药，以免延误病情。

Q: 孕期体重增长多少合适？

孕期体重增长过快，对母胎都有不良影响，对孕妇来说，可能会增加产科并发症如妊娠期糖尿病、妊娠期高血压的发病率，同时会让胎儿体重过分增长，大体重的胎儿在分娩时容易出现难产让孕妇受罪，分娩时也容易出现母儿的产伤和发生产后出血。另外，孕期体重增长过多、孕期糖尿病的母亲生育的后代，在远期发生肥胖症（儿童期或成人期）、高血压、糖尿病、心脏病等慢性疾病的风险较大。

孕妇体重增长不足与胎儿生长受限、早产儿、低出生体重等不良妊娠结局有关。

所以，孕期一定要合理控制体重（表 2–1），孕期需要增加多少体重，首先要计算孕前的体质指数（BMI）。

$$BMI= 体重（kg）/ 身高^2（m^2）$$

体重测量应在清晨、空腹、排泄完毕的状态下进行，室温 25 ℃左右为宜。

妊娠妇女平静站立于体重秤踏板中央，两腿均匀负重，免冠、赤足、穿贴身薄内衣裤，注意安全。

整个孕期每周至少测量 1 次体重，测量时间为每个孕周的最后一天。

表 2-1 孕期体重增长推荐表

孕前体重 分类	BMI （kg/m²）	孕期总 增重范围（kg）	孕中晚期体重 增长速度（kg/week）
低体重	< 18.5	11 ~ 16	0.46（0.37 ~ 0.56）
正常体重	18.5 ~ 24.0	8 ~ 14	0.37（0.26 ~ 0.48）
超重	24.0 ~ 28.0	7 ~ 11	0.30（0.22 ~ 0.37）
肥胖	≥ 28.0	5 ~ 9	0.22（0.15 ~ 0.30）

无论妊娠前体质指数情况如何，妊娠早期体重增加超过 2.0 kg 均提示体重增加过多。

孕妇管理好体重，是顺产及产后恢复的基础。

Q: 孕期便秘怎么办？

孕期肠蠕动减弱，粪便停留在大肠的时间延长导致便秘，大多数孕妇都遇到过这个困扰。怎样预防孕期便秘并解决便秘？

多喝水避免大便干结。

多吃蔬菜，特别是富含纤维素的蔬菜，纤维素可以吸收水分而膨胀刺激肠蠕动，常见富含维生素的蔬菜有芹菜、菠菜、卷心菜、西兰花、胡萝卜等。

适当运动，可以促进胃肠蠕动。

口服乳果糖，大便干结时可以口服乳果糖，乳果糖是半乳糖和果糖组成的二糖，进食后在结肠中会被消化道菌群转化成低分子量有机酸，导致肠道内 pH 下降，并通过保留水分、增加粪便体积缓解便秘，同时恢复结肠的生理节律。

不推荐擅自用开塞露，因为开塞露可能会刺激直肠，引发宫缩。

Q: 孕妇可以乘飞机吗？

飞机无疑是最快捷方便的交通方式，然而，孕妇乘坐飞机还是存在一定的风险，首先，机舱内的环境，如气压变化和湿度较低，加上孕期的生理变化，可导致孕妇心率增快、血压升高，摄氧量明显下降；同时长时间活动受限可能加重下肢水肿和静脉血栓事件；加之严重颠簸情况难以预知，易于对孕妇造成严重伤害。对偶然乘机出行的孕妇来说噪声、震动和宇宙辐射造成的风险可以忽略不计。目前大多数航空公司允许孕 36 周以下的孕妇乘机。

对于有乘飞机需求的孕妇有如下建议。

1. 大多数产科急症可能在早孕期或晚孕期发生，中孕期乘机旅行相对安全。

2. 不建议具有产科并发症或内科合并症的孕妇乘机出行，其主要原因是乘机可能加重病情。

3. 在计划行程时，应考虑飞行时间。

4. 孕妇登机后，应一直系好安全带，安全带应系在较低的位置，如髋骨水平，即在隆起的腹部以下、耻骨之上。

5. 乘机前应避免摄入易于产气的食物和饮料，以免诱发呕吐。

Q: 孕妇感冒怎么办？

普通感冒是人类最常见的上呼吸道感染性疾病，大部分由病毒引起，虽然呈自限性，但其各种上呼吸道及全身症状会给患者带来身体不适感，影响工作和生活。对于孕妇来说，感冒症状控制不好，容易出现母胎并发症，而用药又存在诸多顾虑。所以对于孕妇感冒重在预防。感冒期间，要补充充足的水分，发热可以采取物理降温。由于高热会引发致畸、流产、胎儿中枢神经发育不全以及先天性心血管疾病等风险。所以当体温超过 38.5 ℃时，可以选择对乙酰氨基酚退热治疗，目前对乙酰氨基酚是孕妇最安全的退热药。止咳化痰药对怀孕 12 周以内的孕妇一般不推荐使用。如果普通感冒对症治疗一周后症状仍无明显好转或消失，应及时就医进一步查找原因并治疗。

Q: 什么叫胚胎停育？

受精卵就像一颗种子，在子宫内经历一系列复杂而奇妙的过程后，最终成长为一个健康的宝宝。如果在最初的阶段，受精卵在各种因素的影响下停止生长，我们把这种发生在孕早期的胚胎发育停止的现象称为"胚胎停育"。

Q: 导致胚胎停育的内在因素有哪些？

常见的胚胎停育的原因，包括以下几个方面。

1. 染色体因素。染色体数目增多或者减少（占 86%），其中以三体最多见，如 21- 三体、18- 三体等；染色体结构缺失、倒位、易位等（占 6%）；其他如染色体镶嵌现象及亚显微染色体异常等（占 8%）。染色体问题可能来源于胚胎自身或者来源于夫妻双方的遗传。

2. 生殖道解剖结构异常。子宫就是胚胎生长发育的场所，当这幢"房子"结构异常，空间改变或者环境出问题时，势必会影响胚胎的生长和发育。常见子宫畸形为子宫发育不良、子宫纵隔、鞍状子宫、双角子宫、单角子宫、双子宫等。后天获得性异常常见的有宫腔粘连、子宫肌瘤、子宫内膜异位症和子宫腺肌症等。

3. 内分泌因素。雌激素、孕激素及人绒毛膜促性腺激素是胚胎着床及发育的依赖因素，内源性激素不足或内环境紊乱等会影响胎儿的生长环境，如黄体功能不全、多囊卵巢综合征、甲状腺功能异常、糖尿病、高泌乳素血症及子宫内膜异位症等。

4. 感染因素。包括全身感染和女性生殖道感染。病原体感染可能通过胎盘对胚胎或胎儿产生毒素作用或引发宫缩。衣原体和支原体是导致生殖道感染的最主要病原体，在妊娠过程中，阴道及颈管感染可以沿着生殖道黏膜上行，或通过胎盘屏障，干扰和破坏胚胎的发育。

近年来研究发现细菌或病毒可导致胚胎停育，风疹病毒、巨细胞病毒和弓形虫，也可通过胎盘引起胎儿染色体畸形而发生胚胎停育。其他如梅毒螺旋体、淋球菌等多种微生物可能引起胚胎停育。

5. 免疫因素。免疫因素包括自身免疫功能异常和同种免疫功能异常。前者主要发生在抗磷脂抗体、抗糖蛋白抗体、狼疮抗凝物阳性的患者，同种免疫因素是母体免疫系统对胎儿抗原发生了免疫识别，造成免疫不耐受，对胎儿进行免疫攻击。

另外，目前"血栓前状态"广受关注，这是由于母体中促凝物质成分升高或抑制凝血物质浓度降低所导致的一种血液易凝状态。在这种状态下，血栓极其容易产生，当血栓引起蜕膜血管及胎盘血管梗死，可造成胚胎缺血死亡。低分子肝素单独或联合应用阿司匹林是目前主要的治疗方法。

Q: 胚胎停育有哪些信号呢？

临床表现因人而异，有的一点儿迹象都没有，产检时通过 B 超发现。有的就直接出现阴道流血、腹痛，然后流产，出现以下症状有胚胎停育的可能。

1. 不再有恶心、呕吐等早孕反应。

2. 乳房发胀的感觉消失。

3. 阴道少量出血，常为暗红色血性白带。

4. 下腹疼痛，排出胚胎组织。

当身体出现上述信号时要及时去医院就诊，胚胎停育要靠超声来诊断，B超监测胚胎，发现以下 4 种情况可诊断胚胎停育。

1. 超声上显示无卵黄囊的妊娠囊在 2 周或更长的时间后未见胚胎及胎心搏动。

2. 超声上显示有卵黄囊的妊娠囊在 11 天或更长的时间后未见胚胎及胎心搏动。

3. 阴超检查头臀长 ≥ 7 mm 时未见胎心搏动。

4. 阴超检查平均妊娠囊直径 ≥ 25 mm 时未见胎芽。

Q: 可导致胚胎停育的环境因素有哪些？

随着社会和科学的进步，环境因素对妊娠早期胚胎停育的影响越来越受重视。超重可引发高血压、糖尿病等代谢性疾病及内分泌功能。环境影响可损害或干扰生殖功能，导致胚胎停育。主要有 4 方面因素。

1. 物理因素：放射线、微波、噪声、超声及高温等。孕早期每周从事电脑操作超过 20 小时，工作环境中噪声 > 85 分贝，紧张、压力大均会增加流产风险。

2. 化学因素：接触化学药物及高铅、甲醛、苯、砷、氧化二烯等化学物质可能导致流产。

3. 不良生活习惯：酗酒、吸烟，吸毒、过量喝咖啡等都可能导致胎儿畸形、发生流产。

4. 其他因素：精神心理、创伤刺激、叶酸和维生素等营养缺乏，以及早期胎盘形成过程中血管功能不全等。

孕妇或准备怀孕的夫妻双方都应尽量避免上述不良环境因素的影响。不能确定是否受到影响时，要及时就医咨询。

Q: 胚胎停育该怎么办？

一旦确诊胚胎停育需要及时做清宫处理，以免停育的胚胎在宫腔内长时间残留，造成稽留流产，引起宫腔内感染或凝血功能障碍。

12周以前，处理相对较容易，通常选用人工流产。停经49天以内者可以使用米非司酮联合米索前列醇药物流产，如果药物流产第3天未能排出胚物或排出过程中出血量大，应及时清宫。12周以上应住院引产。

如果只是一次胚胎停育，一般来说，因为胚胎停育本身就是自然选择优胜劣汰的结果，可能是此次受孕出了问题。当第二次怀孕时要密切观察。最重要的是要放松心态，调理好身体，做孕前优生检查，为下一次怀孕准备。

如果是两次或以上胚胎停育，就要引起高度重视了，尽可能进行全面检查，对第二次流产物进行遗传学检测，检测夫妻双方染色体，寻找多次胚胎停育原因。

反复胚胎停育常常会存在免疫因素，应该在风湿免疫科及产科专家指导下，共同制订一套合理的治疗方案，做好孕前检查。

一次偶然的胚胎停育并不可怕，对于多次发生胚胎停育的夫妻，最重要的是寻找原因，放松心态，积极纠正胚胎停育原因，争取迎接一个健康宝宝。

Q: 早期妊娠胚胎停育的处理方式有哪些？

目前，早期妊娠胚胎停育的主要治疗方式有3种：期待治疗、药物治疗和手术治疗。胚胎停育患者的停经时间常常与胚胎大小不一致，超声检查可以发现胚胎停止发育，推测停止发育的大致妊娠周数，临床上以超声诊断作为推算妊娠时间及诊治的依据。

期待治疗：早期流产胚胎多在排出前已死亡，多伴有底蜕膜出血，周边组织坏死、胚胎绒毛分离，已分离的胚胎组织如同异物，可引起子宫收缩，妊娠物多完全排出，可以采取期待治疗。期待时间为1周，1周后进行超声检查，必要时要选择手术治疗。

药物治疗：药物治疗是使用药物模拟自然流产过程，可以避免手术创伤。药物治疗所需时间从数小时至数天，需要多次到医院复诊。患者可能出现阴道流血、下腹痉挛性疼痛，伴恶心、呕吐等不适，并有药物过敏甚至严重过敏。在药物治疗前，需签署知情同意，排除米非司酮、前列腺素类药物等过敏史，需在院服用米索前列醇类药物并留院观察3～6小时（妊娠9周以上建议全程在医院进行），同时告知需急诊、随诊情况及复诊时间。

手术治疗：包括负压吸引术（妊娠10周内）和钳刮术（妊娠10～12

周）。手术治疗需要在有相关资质的医院由有相关资质的医生操作。带器妊娠者术中应同时取出宫内节育器。手术治疗并发症的发生率较低，主要是出血和感染（＜5%）。

Q: 流产后多久可以备孕？

早期流产无论采取何种治疗方式，都需要重视随访。流产治疗后大约2周恢复排卵，一般建议流产后3个月到半年以上再进行备孕，孕前行常规孕前检查，如果已经发生2次以上胚胎停育，建议再次怀孕前到正规医院进一步评估、治疗。

第二节　产前检查及监护

Q: 产前检查如何安排？

合理的产前检查能够及早防治妊娠合并症及并发症，及时发现胎儿异常，可以评估孕妇及胎儿的安危，保障母儿安全。对于一般的无明显高危因素的孕妇，目前推荐的产前检查的孕周分别如下。

6 ~ 13^{+6} 周：建立孕期保健手册，重点是排查孕期高危因素。

14 ~ 19^{+6} 周：常规检查，主要完成产前筛查。

20 ~ 24 周：常规检查，重点进行胎儿排畸检查。

25 ~ 28 周：常规检查，重点进行糖耐量检查。

29 ~ 32 周：常规检查，核实胎位。

33 ~ 36 周：常规检查并在 35 周后进行 B 族链球菌筛查。

37 ~ 41 周：每周一次常规检查及胎儿胎心监护。

有高危因素的孕妇，由医生调整并增加产前检查次数。

Q: 孕期超声检查要查几次？

孕期超声检查要查多少次，并没有统一的标准，根据每个孕妇的实际情况，产科医生会做具体的安排，每次检查都有特有的意义，下面推荐的超声检查次数及孕周仅限于无特殊情况的常规超声检查。

孕 6 ~ 8 周：排除宫外孕，确定是否为宫内活胎，确定孕囊的位置及胚胎的个数。

孕 11 ~ 13^{+6} 周：颈后透明层筛查，核定预产期，可以及早筛出一部分重大畸形，比如无脑儿、严重的脑膨出。

孕 20 ~ 24 周：胎儿排畸超声，但不可能排查出所有畸形，胎儿严重结构畸形检出率为 50% ~ 70%。

孕 28 ~ 32 周：胎儿生长指标的测量，观察胎盘的位置及羊水情况，排查在孕晚期新发生的畸形比如脑积水等。

孕 37 ~ 40 周：胎儿生长指标的测量，观察胎盘的成熟度及羊水情况，观察脐带血流。

Q: 什么是胎儿四维彩超？

超声是产科应用非常广泛的一种检查手段，可以说是产科医生的眼睛。过去的黑白 B 超只能获得较低分辨率的二维图，只是一个平面图像，无论是设备的分辨率，还是应用功能及范围都很局限。四维彩超是 21 世纪以来新的医学超声技术，能够实时获得三维空间图像，并在三维超声基础上加上了时间维度参数，同时有对血流信号的处理，提供了血流动力学的丰富信息。胎儿的一举一动比如吸吮手指、打嗝等都有可能被超声大夫捕捉到。四维彩超不仅具有较高的分辨率，而且还具有较多的功能，可以很清晰地显示非常小的病灶及血流情况，较好地实现胎儿产前排畸检查。

Q: 四维彩超什么时间做？

一般怀孕 20 ~ 24 周是做四维彩超的最佳时间，因为这个阶段胎儿大脑处于快速发育时期，胎儿大小与羊水量也适中，胎儿可以在子宫内充分活动，胎儿骨骼回声影响比较小。

整个检查时间需要 30 ~ 60 分钟，当然检查时间与胎儿的配合度也有关系，有的宝宝在检查过程中活动少，所处的姿势难以暴露需要检查的关键部位，需要多次检查甚至需要更改检查时间。

Q: 四维超声主要检查哪些指标？

四维超声可检出致命的胎儿畸形，包括无脑儿、严重脑膨出、严重开放性脊柱裂、严重的腹壁缺损及内脏外翻、单腔心、致命的软骨发育不良。

1. 胎儿基本指标：包括胎儿数目、胎方位、双顶径、头围、羊水深度、胎盘位置、脐带血管等。

2. 颅脑：胎头形态、脑组织以及中线距两侧颅骨板的距离等，筛查无脑儿、颅脑畸形、脑积水等情况。

3. 颜面部：胎儿双眼与眼眶是否等大、等圆，眼距测量，硬腭、软腭及上唇弧型曲线是否连续中断，胎儿的颈部是否有异常包块等。

4.脊柱：脊柱有无隆起，光带有无中断，排列有无紊乱，骶尾部有无肿块等。

5.胸腔及心脏：观察肺脏及心脏的位置及形态。包括胎儿的心率、心脏的大小、四腔心切面等。

6.腹部脏器：肝胆、胃、双肾、膀胱及脐带等。

7.四肢长骨的测量等。

Q: 四维超声检查前需要做哪些准备?

1.检查前不用空腹，也不用憋尿。

2.检查时间可能较长，要预留充足的检查时间。

3.检查当天要穿宽松、舒适，方便穿脱的衣物。

4.建议随身带一些零食如巧克力、糖果等，以备检查时间过长，饥饿时所需。

5.检查前阅读"产前超声检查知情同意书"。

Q: 什么是胎动?

胎动是指胎儿在子宫腔的活动。胎儿在妈妈的子宫里可以时不时地给妈妈温柔的一拳，或者调皮地打个滚，或者伸个小懒腰，让妈妈真真切切地知道宝宝的存在，感知这个小生命正在茁壮成长。这些胎动可能是温柔的，也可能是剧烈的，有时是连续的，有时是间断的。很多孕妇会因为胎动感受到要做母亲的幸福感和责任感。

Q: 什么时候开始感觉到胎动?

一般情况下，孕妇会在18～20周感到胎动，但是不同妈妈的敏感度不同，有人在此之前就能感知胎动，有人会迟些才能感知到。开始的时候，宝宝的胎动还很微弱，随着孕周的增加，胎动逐渐由弱变强。

腹壁的薄厚也影响胎动的感知，腹壁厚的人感觉稍稍迟钝一些，腹壁薄的人感知更敏锐，甚至到妊娠后期，在宝宝胎动的时候，都有可能从肚子外面看到鼓了一个小包。胎动还受羊水多少的影响。羊水多的准妈妈，对宝宝胎动的感觉会迟钝一些，因为羊水可以缓冲宝宝活动对妈妈的冲击。

Q: 数胎动有什么意义?

数胎动是孕妇自我评价胎儿宫内状况最简便且经济的方法。通常,胎儿在宫内缺氧时首先表现为胎动的异常,然后才会出现胎心的改变。妈妈们可以通过自测胎动来发现宝宝的异常,胎动良好说明胎儿在宫内健康状况良好,就像我们成年人,如果能跑能跳,往往没有大的健康问题。当然,如果孕妇感觉胎动异常,也不能说宝宝一定缺氧,毕竟数胎动有非常大的主观性,这仅仅是对胎儿缺氧的一个初步筛查,提醒准妈妈需要到医院做进一步的检查。

Q: 怎么正确监测宝宝的胎动?

胎动常在胎儿睡眠周期消失,正常的健康胎儿睡眠周期一般为 20 ~ 40 分钟,通常情况下最长不会超过 90 分钟。与白天相比,胎动一般在晚上会增加,部分孕妇胎动活跃的时间不一定在晚上,每个人胎动的规律不同。怀孕 32 ~ 34 周时胎动达高峰,孕 38 周后随着宝宝逐渐长大,宫内的空间受限,所以胎动较前略少。

胎动计数可以从 28 周开始,如果时间允许,可以早、中、晚各数一次,一次可以数 2 小时,如果半小时或一小时胎动已经达到 10 次,不需要数够 2 小时,如果在第一个小时没有明显胎动,可能胎儿处于睡眠周期,继续数 1 小时,连续 2 小时内胎动小于 10 次或减少 50% 提示胎儿有缺氧可能。

但是每个孕妇的感知不同,有的整个孕期都感到胎动频繁,还有大约不到 10% 的孕妇感觉不到明显的胎动,主要原因是肥胖或是胎动的幅度比较小,不容易察觉。所以,数胎动关键是看趋势,看变化,只要宝宝的胎动符合平时的规律就是正常的,当妈妈感觉宝宝胎动和以往的规律不同,就应该认真数一数,如果胎动比前一日明显减少,就要及时就医。

Q: 胎儿也会打嗝吗?

到了孕晚期,准妈妈有时会感到肚子一跳一跳的,但这种跳动与平时的胎动不同,它是有规律的,会连续动 2 ~ 5 分钟,时间长的可达 10 ~ 20 分钟。这是胎儿在打嗝。我们成人倘若受到寒冷刺激、饱餐、吃饭过快或者吃进干硬食物后,便可能会刺激膈肌引起痉挛,出现打嗝。膈肌把胸腔与腹腔分隔开,与身体的其他器官一样,膈肌也有神经分布以及血液供应,当导致打嗝的诱因刺激传导给大脑之后,大脑便会发出指令,令膈肌出现阵发性与痉挛性收缩，于是打嗝也就相应而生了。那么胎儿打嗝的原因是什么呢？胎儿打嗝是吞咽羊水时膈肌收缩造成的，胎儿打嗝极有可能是哺乳动作的一种早期表现，我们知道胎儿在妈妈肚子里并没有开始真正的呼吸，胎儿的肺部是最晚发育成熟的一个器官，在孕中后期时，为了适应出生后的环境，胎儿就在练习呼吸了，这种练习是通过吞咽羊水来实现的。所以，打嗝是胎儿发育过程中的正常表现。

Q: 孕期进行糖耐量检查需要注意什么？

孕期口服葡萄糖耐量试验（OGTT）一般在妊娠 24 ~ 28 周或者 28 周后首次就诊时进行，主要检测对象为尚未被诊断为孕前糖尿病的孕妇。孕前已诊断为糖尿病则不需进行糖耐量试验，具有糖尿病高危因素的孕妇应尽早行糖耐量检查。为保障检查结果的准确性，需注意以下几点。

1. 做 OGTT 前 3 天，正常饮食，每天饮食中碳水化合物含量不应低于150 g，并且维持正常活动。

2. 做 OGTT 的前一天，应在晚上十点开始禁食，禁食时间 8 ~ 10 小时，当天的检查必须在早上 7 ~ 9 点进行。

3. OGTT 采取 75 g 的无水葡萄糖，目前我国市售葡萄糖粉为葡萄糖 – 水合物，因此市售葡萄糖粉用量为 82.5 g，相当于 75g 无水葡萄糖，将 82.5 g 葡萄糖粉加水至 300 mL 口服。5 分钟内喝完，别喝太快，容易恶心反胃，喝太慢也不行，影响结果准确性。

4. 试验期间应注意避免精神刺激，整个试验中不可吸烟、喝咖啡、喝茶或进食，不能做剧烈运动。

Q: 为什么要在孕 24 周后进行糖耐量检查？

孕期做糖耐量检查需要喝那么多糖水，又要多次扎针采血，孕前又没有糖尿病，为什么要做糖耐量检查呢？

在孕早中期，胎儿对营养物质的需求量增加，从妈妈体内获取葡萄糖增加，同时由于孕妇雌孕激素增加使其自身对葡萄糖的利用增加，而且孕妇自肾脏的排糖量也增加，这些因素导致孕妇孕早中期的空腹血糖低于孕前。

但到了孕中晚期，孕妇体内胰岛素拮抗物质增多，导致胰岛素需求增加，具有胰岛素分泌受限的孕妇不能代偿这一变化便会出现血糖升高。一旦没有及时发现妊娠期糖耐量异常，没能及时干预，由于血糖增高导致的其他并发症会接踵出现。

所以，孕期应该进行糖耐量检查。

Q: 什么是 NT?

NT 即颈项透明层，指胎儿颈后皮下组织内液体积聚的厚度，反映在超声声像图上，即为胎儿颈椎水平矢状切面上颈后皮肤至皮下软组织之间无回声层的最大厚度。正常胎儿淋巴系统建立之前，少量淋巴液聚集在颈部淋巴管内，形成 NT。14 周以后胎儿淋巴系统发育完善，聚集的淋巴液迅速引流到颈内静脉，NT 通常会消退。当淋巴回流障碍，过多的淋巴液便积聚在颈项部，使皮肤与其下方结缔组织之间的半透明组织增厚，有时淋巴管可扩张形成颈部水囊瘤。

Q: NT 在什么时间检查? NT 检查的意义是什么?

在孕 $11 \sim 13^{+6}$ 周时间段内进行 NT 检查，此时头臀长相当于 $45 \sim 84\,mm$。

在接受 NT 检查时不需要特别的准备工作，常规饮食，无须憋尿。由于需要宝宝在宫内处于一定的姿势才能准确测量，所以可能需要反复测量，孕妇不必为此焦虑。

NT 检查可以帮助医生：

1. 核定孕周：通过对胎儿头臀长进行测量，能更好地帮助产科医生确定孕周。

2. 筛查胎儿异常：当 NT 超过了一定厚度，胎儿异常概率就越高。NT 增厚主要与胎儿染色体异常有关，NT 增厚能较好地评价胎儿罹患 21- 三体综合征、18- 三体综合征、13- 三体综合征等的风险；另外，还与胎儿先天性心脏结构畸形有关，先天性心脏病是非染色体异常 NT 增厚的最常见原因；与胎儿其他结构畸形也有关，如骨骼系统畸形、膈疝、前腹壁缺陷（脐膨出）、胎儿运动障碍性综合征等亦可出现 NT 增厚。

通常，NT 增厚越明显，胎儿异常概率就越高，异常程度也就越严重。NT 值正常，亦不能说明没有问题。NT 检查仅仅是筛查胎儿异常的一个标记。

Q: 什么是唐氏综合征? 唐氏筛查又是什么?

唐氏综合征是人类患病率最高的染色体疾病。它的发病率是 1/(600 ~ 800)，在我国，每年新发的唐氏综合征患儿大约有 2.3 万名，也就是说平均每 20 分钟就有一位唐氏综合征的患儿出生。唐氏综合征的英文名叫 Down 综合征，在1866 年，英国有一位叫唐约翰朗顿的医生首先发现了这种疾病，于是以他的名字命名。患这种病的孩子，其智力严重受损，生活不能自理，又称先天愚型。唐氏综合征还有第三个名字，叫 21- 三体综合征，就是 21 号染色体多了一条。这是一种偶发性疾病，是常见的染色体疾病，患者大多伴有复杂的心血管疾病，需要家人的长期照顾，会给家庭造成极大的精神及经济负担。目前尚无有效的治疗手段。

唐氏筛查是唐氏综合征产前筛查的简称。唐氏筛查的主要目的就是一定程度上规避胎儿先天愚型的风险，尽早发现胎儿有无患唐氏综合征的可能。检查方法是通过化验孕妇的血液，检测母体血液（血清）中甲胎蛋白、绒毛促性腺激素和游离雌三醇等的浓度，并结合 B 超检查以及孕妇年龄、体重等来判断胎儿先天愚型、神经管缺陷的危险系数。

Q: 唐筛、糖筛有何区别？

唐筛、糖筛虽一字之差，意义完全不同。

唐筛是对唐氏综合征（21- 三体综合征）、18- 三体综合征、开放性神经管缺陷所做的筛查。糖筛是在孕 24 ~ 28 周通过口服 75 g 葡萄糖对妊娠期糖尿病所做的筛查。

Q: 怎么理解唐筛风险结果？

唐氏筛查只是一项判断胎儿患唐氏综合征可能性的检查，其结果不是最终诊断，仅仅只是风险系数，只能帮助判断胎儿患有唐氏综合征的概率有多大，但不能明确胎儿是否患上唐氏综合征。筛查会产生三种结果，低风险、高风险以及临界风险。

低风险只是代表风险概率低，不等于无风险，因为血清血筛查的检出率比较低，而且假阳性率比较高。这意味着这个筛查会漏掉一部分唐氏患儿，同时唐筛结果是高风险的人群中则有很大一部分是正常胎儿。

筛查低风险：若孕妇预产期年龄小于 35 周岁，以后正常产检就可以啦，如果说在产检的过程中又发现了新的异常，比如超声发现胎儿有结构的异常，则需要进一步进行产前诊断；如果孕妇预产期年龄在 35 岁以上，不管筛查结果如何，都要按高风险对待。

筛查高风险：胎儿患唐氏综合征的概率比较高，建议做羊水穿刺产前诊断来明确。因为产前诊断是一个有创的检查，有 0.5% 的胎儿丢失率，如果孕妇不能接受，或者存在产前诊断的禁忌证，也可以选择做无创 DNA 检查进一步降低风险。

临界风险：介于低风险和高风险中间的一段灰色区域，做无创 DNA 进一步降低风险是一个非常好的选择。

对于开放性神经管畸形的高风险人群需要采取超声诊断来明确，而不是羊水穿刺。

Q: 什么是无创 DNA 检测？

无创 DNA 产前检测，又称为无创胎儿染色体非整倍体检测。香港中文大学教授卢煜明在 1997 年就发现了孕妇外周血中存在游离的胎儿 DNA，并发展出了一套新技术来准确分析和度量母亲血浆内的胎儿 DNA。无创 DNA 产前检测技术仅需采取孕妇静脉血，利用新一代 DNA 测序技术对母体外周血浆中的游离 DNA 片段（包含胎儿游离 DNA）进行测序，并将测序结果进行生物信息分析，可以从中得到胎儿的遗传信息，从而检测胎儿是否患三大染色体疾病。

Q: 无创 DNA 检测的目标疾病有哪些？无创 DNA 检测的适宜时间是什么？

孕妇外周血胎儿游离 DNA 产前筛查与诊断的目标疾病为 3 种常见胎儿染色体非整倍体异常，即 21- 三体综合征、18- 三体综合征、13- 三体综合征。

孕妇外周血胎儿游离 DNA 检测适宜孕周为 12 ~ 22 周。

Q: 无创 DNA 检测的适用人群有哪些？

1. 血清学筛查显示胎儿常见染色体非整倍体风险值介于高风险切割值与 1/1000 之间的孕妇（临界风险）。

2. 有介入性产前诊断禁忌证者（如先兆流产、发热、出血倾向、慢性病原体感染活动期、孕妇 Rh 阴性血型等）。

3. 孕 20 周以上，错过血清学筛查最佳时间，但要求评估 21- 三体综合征、18- 三体综合征、13- 三体综合征风险者。

Q: 无创 DNA 检测的慎用人群有哪些?

1. 早、中孕期产前筛查高风险。

2. 预产期年龄 ≥ 35 岁。

3. 重度肥胖（体质指数 > 40 kg/m²）。

4. 通过体外受精——胚胎移植方式受孕。

5. 有染色体异常胎儿分娩史，但除外夫妇染色体异常的情形。

6. 双胎及多胎妊娠。

7. 医生认为可能影响结果准确性的其他情形。

Q: 无创 DNA 检测的不适用人群有哪些?

1. 孕周 < 12 周。

2. 夫妇一方有明确染色体异常。

3. 1 年内接受过异体输血、移植手术、异体细胞治疗等。

4. 胎儿超声检查提示有结构异常须进行产前诊断。

5. 有基因遗传病家族史或提示胎儿罹患基因病高风险。

6. 孕期合并恶性肿瘤。

7. 医生认为有明显影响结果准确性的其他情形。

Q: 无创 DNA 结果高风险需要终止妊娠吗?

无创 DNA 检测技术是一种精准率高的筛查技术，大大提高了三种疾病的检出率，降低了假阳性率：21- 三体综合征检出率不低于 95%，18- 三体综合征检出率不低于 85%，13- 三体综合征检出率不低于 70%。21- 三体综合征、18- 三体综合征、13- 三体综合征的复合假阳性率不高于 0.5%。尽管如此，鉴于医学检测技术水平的限制和孕妇个体差异（胎盘局限性嵌合、孕妇自身为染色体异常患者）等原因，该检测有可能出现假阳性或假阴性的结果。检测结果仅为筛查结果，不作为最终诊断结果。无创 DNA 结果为高风险者需行其他产前诊断来确诊，确诊以后方可进入终止妊娠程序。

Q: 什么是产前诊断?

产前诊断又称宫内诊断或出生前诊断。指对可疑出生缺陷的胎儿在出生前应用各种检测手段，如影像学、生物化学、细胞遗传学及分子生物学等技术，全面评估胎儿在宫内的发育状况，对先天性和遗传性疾病做出诊断，为胎儿宫内治疗及选择性流产提供依据。包括产前超声诊断、核磁诊断、绒毛活检、羊水穿刺、脐血穿刺等技术。

Q: 什么人需要做产前诊断？

产前诊断的对象为胎儿出生缺陷的高危人群。

1. 羊水过多或过少。

2. 筛查发现染色体核型异常的高危人群、胎儿发育异常或可疑结构畸形。

3. 妊娠早期时接触过可能导致胎儿先天缺陷的物质的人群。

4. 夫妇一方患有先天性疾病或遗传性疾病或有遗传病家族史。

5. 曾经分娩过先天性严重缺陷婴儿。

6. 年龄达到或超过 35 周岁。

Q: 评估胎儿是否安全的方式有哪些？

评估胎儿是否安全的方式一般有三种：胎动监测、超声检查、胎心监测。

1. 胎动监测。

（1）优点：是孕妇自我评价胎儿宫内状况的方法，简便、经济、有效。

（2）时间：一般妊娠 20 周开始自觉胎动，经产妇可早至 16 周左右，夜间和下午较为活跃，胎动常在胎儿睡眠时消失持续 20 ~ 40 分钟。

（3）评价。正常：28 周以后，＞ 10 次 /2 小时。可能缺氧：＜ 10 次 /2 小时，或减少 50％，需到医院及时就诊。

（4）局限性：偏重主观感受，个别时候会将"宫缩"误认为是"胎动"。

2. 超声监测。

（1）优点：形象，具体地显示胎儿器官形态结构、动态功能状态。是 20 ~ 24 周胎儿大排畸的主要检查手段。

（2）胎儿生物物理评分是综合电子胎心监护及超声检查，以判断胎儿有无急慢性缺氧的手段。

（3）局限性：不是日常手段，且必须到医院，由专业人士操作。

3. 电子胎心监测。通过连续观察胎心、胎动及宫缩之间的关系，可以评估胎儿宫内安危情况，其中，基线变异是较为重要的评价指标，可预测胎儿宫内储备能力，发现胎儿早期缺氧。

（1）优点：方便、动态、舒适，远程电子胎心监测可居家操作，医生可以及时发现胎心变化及宫缩情况。

（2）缺点：过度解读可能会增加心理负担、医疗干预。

（3）胎心监护解读：胎心基线波动于 110 ~ 160 次 / 分，胎动时胎心加速，宫缩时可能有早期减速（原因：胎头受压）、变异减速（原因：脐带受压）、晚期减速（原因：胎盘功能降低，胎儿缺氧）。其中重度变异减速、晚期减速、正弦曲线需要及时处理。

（4）胎儿心动过速的可能原因：胎动和胎儿刺激过多，母亲的压力和焦虑，小于等于 32 周，母亲发热，胎儿感染，慢性低氧血症，应激时胎儿监测等。

（5）远程胎心监测的应用：用于高危孕妇及随诊不便的孕妇，比如，胆汁淤积症、胎儿宫内发育迟缓、重度子痫前期、重度肥胖、双胎输血综合征、既往有不良孕产史精神紧张者等需要进行远程电子胎心监测。

"胎动消失 24 小时，胎心也会消失。"故自测胎动是整个孕期监护的基础，定期胎心监测、超声检查，在医生指导下规律产检，是保证母儿健康的必选之路！

第三节　孕期营养与体重

Q: **孕期胎儿发育的特点是什么？**

早孕期胎儿发育特点：神经管、晶状体在这个时期开始形成。

中孕期胎儿发育特点：器官增殖发育，神经元细胞开始增殖，骨骼开始骨化。

孕晚期胎儿发育特点：胎儿生长加快，细胞体积增加迅速，大脑增殖达高峰，皮下脂肪大量堆积，胎儿体重猛增加。

Q: **孕期营养很重要吗？**

女性怀孕以后，营养除维持孕妇自身的机体代谢所需要外，这些营养物质还要通过胎盘供给胎儿。营养作为重要的环境因素，对母亲与子代的近期和远期健康都将产生至关重要的影响。

孕期蛋白质摄入不足可能使孕妇发生免疫力低下，易于发生感染，病原微生物可能通过胎盘感染胎儿，部分抗感染药物也能通过胎盘影响胎儿发育导致出生缺陷；一些维生素及微量元素虽然需求量不多，但缺乏同样可能影响母胎健康，比如维生素 B_{12} 或叶酸缺乏可导致孕妇患巨幼红细胞贫血、铁缺乏可导致缺铁性贫血、缺碘可导致甲状腺功能减退。这些维生素及微量元素的缺乏不仅影响孕妇健康，还可能导致流产、早产、畸形胎儿、低出生体重儿等影响胎儿、新生儿健康。

孕期糖、脂肪摄入过剩可使孕妇糖、脂代谢异常，易发高血压、糖尿病，使巨大胎儿发生率增加，分娩时易于造成难产，使剖宫产及分娩期并发症发生率明显增加，还会对子代出生后的成长和代谢产生不利的影响。

因此，营养均衡的膳食对改善母儿结局十分重要。

Q: **孕期对营养的需求发生了什么变化？**

营养是影响人类生存和健康的重要元素之一，而围产期营养，涉及孕妇、胎儿母子二人的健康。

生命早期的营养对一生的健康都会产生影响，此期营养不足或过剩与成人后的一些疾病（如肥胖、糖尿病、高血压、高血脂、冠心病）的发生密切相关。从妊娠开始到出生2岁是通过营养干预预防成人慢性疾病的机遇窗口期，合理的营养对母儿的结局很重要。

孕期妇女基础代谢率增高，能量需要增加；孕期出现胰岛素抵抗，容易出现糖代谢异常，导致血糖升高；孕期出现血液稀释，白/球蛋白比值下降，孕中晚期需要额外增加蛋白质15 g/d；孕期血脂升高，如果过多摄入脂肪含量高的食物会导致超重，引起妊娠并发症；孕期铁、钙以及微量元素、矿物质相对不足，适当补充也是孕期必需的。

Q: 孕期怎么吃合适？

妊娠期是生命早期1000天机遇窗口的起始阶段，营养作为最重要的环境因素，对母子双方的近期和远期健康都将产生至关重要的影响。孕期胎儿的生长发育，母体乳腺和子宫等生殖器官的发育，以及为分娩后乳汁分泌进行必要的营养储备，都需要额外的营养。因此，妊娠各期妇女的膳食应在非孕妇女的基础上，根据胎儿生长速率及母体生理和代谢的变化进行适当的调整。孕早期胎儿生长发育速度相对缓慢，所需营养与孕前无太大差别。孕中期开始，胎儿生长发育逐渐加速，母体生殖器官的发育也相应加快，对营养的需求增大，应合理增加食物的摄入量。

孕期要注意平衡膳食，食物要多样化，每天摄入8类食物。

1. 谷薯类：包括白米、白面、黑米、荞麦、燕麦、紫薯、马铃薯等。吃谷薯类食物应注意粗细搭配，白米、白面要加黑米、杂粮。

2. 蔬菜类：孕妇每人每天可摄入500 g左右，叶子菜要占到2/3，肥胖又吃不饱的那种最多可以一天吃到750 g。蔬菜最好的烹饪方法，以煮菜为主，如果500 g菜都用来炒就很费油，油多了会升高餐后血糖。吃蔬菜膳食纤维含量高，可以改善肠道功能，减少孕期便秘。

3. 水果类：可食的水果部分是200 g，水果可以是苹果、梨、柚子等，但是加在一块儿的总量是250 g。

4. 大豆类：25 g，黑豆黄豆都属于豆类，煮着吃、榨成豆浆或者吃豆制品如豆腐、腐竹等都可以。黄豆25 g就是每个人手窝一个窝填满，或者抓一小把。

5. 奶制品：一天起码要两份奶，一份奶是 150 mL，最少喝 300 mL。到孕晚期可以喝到 500 mL，1 mL 奶相当于 1 mg 钙，而且比较容易被身体所吸收，纯牛奶相对来说脂肪的含量比较多，可以喝低脂的，或者配方奶粉。

6. 肉蛋类：建议每个人一天一个鸡蛋，一个鸡蛋大约是 60 g。再加一两红肉比如猪肉、牛肉，再加 80g 的鱼肉，孕晚期可以再加一两红肉，尽量不要吃加工的肉，比如火腿、培根等。

7. 坚果类：如果只吃核桃可以是两个，如果还想吃花生米等其他坚果，那就吃一个核桃，再吃七八粒花生米或其他坚果。

8. 油脂类：炒菜用的油不能多，孕妇一天一个人大概用两调羹。

每餐吃的顺序也有讲究，分别为菜 – 肉 – 蛋 – 豆 – 饭，先吃菜、肉，最后吃饭，可以增加饱腹感。

所有的餐食分为三大餐、三小餐，也就是在三次正餐中间加三次零食，这样少食多餐可以维持血糖的相对稳定。

Q: 什么是食物产生的三大营养素呢？

三大营养素是指：碳水化合物、蛋白质和脂肪。

1. 碳水化合物的功能。

（1）供能。

（2）构成细胞和组织的成分。

（3）参与代谢。

2. 蛋白质的各项功能。

（1）构成细胞和修复细胞。

（2）参与调节生理功能，是构成酶和激素的成分，可以构成抗体，可以调节血液渗透压。

（3）可以供给能量。

蛋白质可分为两种：①完全蛋白质，如乳品、鸡蛋、瘦肉、大豆等，含有氨基酸种类齐全、数量充足、比例合理；②不完全蛋白质，如谷类、杂粮等，含有氨基酸的种类不齐全、数量不足。

3. 脂肪的功能。

（1）脂肪供给能量。

（2）提供必要的脂肪酸。

（3）协助脂溶性维生素和类胡萝卜素的吸收。

（4）提供较强的饱腹感。

脂肪酸可分为：①饱和脂肪酸，如牛油、猪油、羊油、椰子油等所含的脂肪酸，影响血脂，增加胆固醇；②不饱和脂肪酸：如茶油、橄榄油等所含的脂肪酸。

Q: 孕期怎么补水才最健康？

孕期一定要注意水分的补充，不但可以满足孕妇身体的需要，还可以预防孕期感冒的发生。在喝水时也是有讲究的，最好是要少量多次地补水，不要一次性灌太多的水，这样的补水身体是不可以有效吸收的，因为喝太多的水就像突然下大雨一样，遇到环境差，经络容易阻滞的人，反而会引起身体局部水肿。另外，为了孕妈妈的健康和安全考虑，在孕期应该远离冷饮。

Q: 孕妈妈都需要补充维生素吗？

孕妇需要补充哪些维生素是要看具体情况的，如果孕妈妈缺钙的话，那对维生素 D 的需要就多点；还要看饮食习惯，平时饮食多样化常吃蔬菜、水果的孕妈妈，一般是不会缺乏维生素 C 的；血脂高的孕妈妈，在饮食中不敢吃蛋黄及动物肝脏等食物，就有可能缺乏维生素 A；平时不爱吃粗粮，吃精面的孕妈妈，可能会缺乏 B 族维生素。

孕期补充维生素应以食物为主，应小剂量补充维生素。如果孕妈妈在饮食上可以做到膳食平衡，饮食种类多样化的话，一般是不需要服用维生素补充制剂的。到了孕中期孕妈妈对维生素的需求会增加，孕妈妈只要合理地分配饮食是可以满足孕妇对维生素的需求的，但如果孕妈妈本身有偏食、挑食、饮食结构不合理的情况的话，就需要适当补充维生素。

Q: 怀孕后应该从什么时候开始补充维生素？

孕妈妈什么时候开始补充维生素，要看所需补充维生素的种类，所以是因人而异的。比如叶酸从备孕期就可以开始补充，而除叶酸外的其他维生素建议孕中期（怀孕 4 ~ 6 个月）、孕晚期（7 ~ 10 个月）开始补充；一般情况下从孕中期开始，孕妈妈所需要的维生素会增加，而在孕早期时，孕妈妈对维生素的需求与正常人没有差别。

Q: 孕期维生素补多了对胎儿会有影响吗?

很多孕妈妈会早早地开始补充维生素,认为维生素补早了、补多了不会有影响。其实不然,孕早期是胎儿器官发育最为活跃的阶段,如果服用过量的维生素,会对胎儿产生很大的危害,如维生素 A 在早期摄入过量的话,可能导致流产的发生,因此建议从孕中期开始补充维生素制剂。

Q: 孕妇为什么需要补铁? 补铁需要注意什么?

先谈谈铁的作用:铁能促进胎儿生长发育,参与机体血红蛋白的合成,防止贫血,能增加对疾病的抵抗力,是体内酶的构成成分,能参与能量制造。孕妇常会因缺铁性贫血,出现头晕、乏力、心慌、气短,免疫力低下等表现。对胎儿来说,孕早期缺铁会干扰胚胎的正常分化、发育及器官的形成,孕中晚期缺铁易出现胎儿宫内缺氧,生长发育迟缓,甚至是智力障碍。

补充铁的注意事项:①补铁以动物性食物为主;②不要与牛奶或钙剂同时服用;③补铁时要少饮茶和咖啡;④充分的蛋白质和维生素 C 可以增加铁的吸收和利用;⑤注意食补,动物性食物富含血红素铁,吸收率较高,植物性食物铁吸收率较低。

Q: 围产期营养应该注意哪些?

孕前膳食:多摄入富含叶酸的食物和补充叶酸,要常吃含铁丰富的食物,保证摄入加碘食盐,适当增加海产品的摄入,要戒烟、禁酒。

孕早期的膳食:膳食清淡、适量,少食多餐,保证摄入足够富含碳水化合物的食物(谷类 200 ~ 300 g,其中 1/5 是粗粮),多摄入富含叶酸的食物补充叶酸。

孕中期的膳食:适量增加鱼、禽、蛋、海产品的摄入,适当增加奶类的摄入,常吃含铁丰富的食物,适当进行身体活动,维持体重的适宜增长,要戒烟或酒,少吃刺激性食物。

Q: 孕妇选择食物的建议是什么?

少或不摄入任何甜食,如蛋糕、甜点、冰激凌等,因为孕妇容易产生胰岛素抵抗,导致妊娠期高血糖。

蔬菜要洗净,尽量减少烹饪时间,肉类一定要煮熟。

少吃零食及罐头类食物,少吃味精,不吃腌制食品。

Q: 营养检测可以发现什么问题？

营养检测可以发现：①孕早期体重增长过快；②水果摄取量过大；③坚果摄入过多；④碳水化合物摄入量不均衡；⑤优质蛋白摄入量不足；⑥绿叶蔬菜摄入不足。

Q: 营养检测后有什么效果？

①巨大儿出生率明显下降；②孕妇对自身的营养状况有了一定的了解；③为医生指导孕期合并糖尿病提供所需参考根据；④增加了医患之间的感情交流，患者的依从性有了很大的提高。

Q: 为什么说要平衡膳食？

任何一种食物都无法含有全部营养素，只有通过多种食物混合才能达到营养齐全。

每日应吃以下五类食物：谷薯类、蔬果类、肉蛋奶、豆类、油脂类。

食物品种多样化是获得营养全面的必要条件。

应做到主食粗细搭配、干稀搭配，副食荤素搭配，勿挑食、勿偏食。

Q: 什么叫营养不良？有哪些危害？

营养不良包括营养不足及营养过剩。

1. 营养不足：如缺铁导致缺铁性贫血；缺钙及维生素 D 导致骨质疏松；低蛋白血症、低血糖等诱发妊娠期并发症，如妊娠期高血压疾病、早产、胎膜早破、感染等。

2. 营养过剩：导致体重增大过快（肥胖）；妊娠期高血压疾病、妊娠期高血糖、脂代谢异常、巨大儿发生率及母亲难产率增加。

Q: 胎儿宫内发育迟缓是营养不良吗？怎样预防？

胎儿宫内发育迟缓不一定是营养不良。临床上多胎孕育的胎儿发生宫内发育迟缓比单胎概率要高，不过只要做好一些防范措施，一般还是没什么大碍的。孕妇如有贫血、高血压或者肾脏疾病等也会容易引起胎儿发育迟缓。另外，孕妇自身的不良习惯，比如吸烟、偏食、挑食可导致体重不足，或者滥用药物、酗酒等也会引起发育迟缓。

孕期做点什么能减少胎儿宫内发育迟缓的可能性？首先，孕妇要戒掉以前的不良习惯，比如吸烟的孕妇一定要戒烟，不管是直接吸烟还是被动吸烟都会容易让宝宝出现一些畸形。其次，要定期做好每一项检查以便及早发现异常，及早进行治疗。另外，合理作息，不要熬夜、晚睡；饮食一定要均衡，搭配要合理，要摄入足够的营养。

Q: 孕妇晚上睡觉时腿会抽筋怎么办呢？

孕妇晚上睡觉出现腿抽筋考虑是缺钙导致的。建议在饮食中增加含钙丰富的食物，如奶制品、深绿色蔬菜的摄入，还可以吃钙片，以增强补钙效果。白天时要注意避免穿高跟鞋，也不要站立太久，以防止腿部肌肉过于疲劳而发生抽筋。在睡觉之前还可以将脚部垫得高一些再睡，以促进血液循环，防止腿抽筋。

Q: 孕妇为什么要补钙？

孕妇与一般人群相比，钙的需求量增加。除满足孕妇自身生理需求外，还要通过胎盘主动转运给胎儿，满足胎儿的骨骼矿化及其他生命活动。

由于钙具有细胞膜稳定作用，如果孕妇缺钙，可使肌肉兴奋性增高，出现腓肠肌痉挛；由于钙通过胎盘向胎儿单向转运，如果孕妇钙摄入不足，可使孕妇骨质脱钙，导致母体骨质疏松，出现骨关节疼痛；缺钙还可使孕妇易发生妊娠期高血压疾病。

对胎儿来说，缺钙使胎儿出生后神经兴奋性增高，发生易受惊、低钙抽搐；缺钙使胎儿骨骼矿化不良，使佝偻病、牙齿发育迟缓等发生率增加；还可能增加早产、低出生体重的风险。

因此，孕期要通过食物及钙剂补充来增加钙的摄入，尤其在妊娠的中晚期，钙的补充需进一步增加。

Q: 孕妇怎样补钙？

1. 对于所有孕妇，建议首选摄入富含钙的食物，以保证钙的摄入量。每日钙的摄入量：孕早期每日 800 mg；孕中、晚期每日 1000 mg。

2. 推荐从孕中期开始，每日补充钙剂至少 600 mg 直至分娩，有利于产后骨密度增加与骨骼恢复。

3. 对于不饮奶的特殊孕妇，孕期每日补充钙剂 1000 ~ 1500 mg，直至分娩。

4. 对于有妊娠期高血压疾病高风险的孕妇，推荐从孕中期开始，每日补充钙剂 1000 ～ 1500 mg 直至分娩。

5. 双胎妊娠使胎儿对钙的需求量增加，推荐孕期每日补充钙剂 1000 ～ 1500 mg 直至分娩。

补钙的注意事项：①不要空腹补钙，不要与苹果同吃；②不要与牛奶同服，会造成钙的浪费；③同时补充维生素 D_2；④补钙要多饮水，防便秘；⑤钙剂不宜补充过量。

另，孕妇补钙可以在晚上睡觉前，以免血钙降低，引起腓肠肌痉挛而腿抽筋。

Q: 孕妇为什么要进行体重管理？

国家卫生健康委于 2022 年发布了《妊娠期妇女体重增长推荐值标准》，规定了我国妇女单胎自然妊娠体重增长标准值。孕期体重增加不良或体重增长过快，均可以影响母儿的近远期健康。

孕期体重增长不良反映了母体营养摄入不足，营养素缺乏使母体免疫力下降，并且妊娠期并发症发生率也会增加。可以发生胎儿生长受限、早产、低出生体重。

孕妇体重增长过快，反映了孕妇营养摄入过多、运动不足，增加了妊娠期糖尿病、妊娠期高血压疾病等并发症的发生率；分娩时易发生难产，肥胖使手术及麻醉的风险明显增加；使巨大胎儿发生率增加，巨大胎儿的远期代谢异常发生率明显高于正常体重胎儿。

所以，孕妇一定要进行体重管理。

Q: 超重 / 肥胖女性 / 孕期增重过多有哪些危害？

超重 / 肥胖女性自身常合并许多慢性疾病，比如糖尿病、慢性高血压、心脏病、肾脏疾病等，还有可能患有多囊卵巢综合征，生育能力低下，这些育龄期女性，妊娠后易发生胎儿畸形、流产、早产，易出现妊娠并发症，如妊娠期高血糖、妊娠期高血压疾病、巨大儿，使剖宫产和产时产后并发症发生率明显增高。

Q: 孕前超重 / 肥胖女性孕期需要干预吗？

目前超重、肥胖的发生率在世界范围内呈上升趋势。随着体质指数的增加，母胎发病率和死亡率呈递增趋势。健康生活方式的干预，能显著促进这部分女性的健康。干预应从孕前开始，计划妊娠的女性应该了解肥胖对妊娠的影响，孕前实施减肥并进入稳定期后再怀孕，可以降低血糖和甘油三酯，减少胎儿胎盘单位暴露与不良代谢环境。妊娠期要保持体重管理，超重、肥胖女性容易发生妊娠期糖尿病、子痫前期、静脉血栓栓塞性疾病、阻塞性睡眠呼吸暂停、抑郁和焦虑等。需要接收个体化营养、运动指导及心理干预，配合医护人员做好妊娠期并发症的监测与管理。

Q: 妊娠期运动的益处是什么？

生命在于运动。运动是健康生活方式的重要组成部分，对于维持和提高机体代谢及心肺功能、提升健康水平发挥重要作用。妊娠期仍需适当运动。

1.适当运动可以缓解孕妇的焦虑，改善情绪。

2.运动促进机体代谢，改善妊娠期胰岛素抵抗，促进糖脂代谢，既控制了体重的合理增长，同时减少了妊娠并发症的发生概率。

3.通过运动加强了肌肉力量，可以缓解孕期的肌肉、关节疼痛，可以增强分娩时产力，促进自然分娩的成功。

Q: 什么情况不适合进行妊娠期规律运动？

合并以下身体不适，不建议进行运动。

1.严重心脏或呼吸系统疾病。

2.重度子痫前期、子痫。

3.未控制的高血压、甲状腺疾病、1型糖尿病。

4.宫颈功能不全。

5.持续阴道出血。

6.先兆早产。

7.前置胎盘。

8.胎膜早破。

9.重度贫血。

10.胎儿生长受限。

11.多胎妊娠（三胎及以上）。

Q: 妊娠期运动的强度、频率和持续时间怎么安排？

运动应从吃第一口饭算起，在饭后1小时开始运动，因为此时血糖较高，不容易发生低血糖。研究表明，进餐后 30 ～ 60 分钟进行运动降糖效果最好。

对于妊娠前无规律运动的孕妇，妊娠期从低强度运动开始，并逐渐加大运动强度。

一般孕妇孕期运动以中等强度为宜。一周进行五天，每次持续 30 分钟的中等强度运动对孕妇有益。

推荐的运动形式包括步行、游泳、固定式自行车运动、孕期体操、孕期瑜伽等。

妊娠早期应避免引起母体体温过高的运动，如高温瑜伽或普拉提。

如果孕妇在平躺运动时感到头晕、恶心或其他不适，应调整运动体位，避免采取仰卧位。

当孕妇在运动过程中出现任何不适应停止活动并就医。

Q: 妊娠期糖尿病孕妇怎么运动？

妊娠期糖尿病在全球范围的患病率呈上升趋势。除饮食干预外，运动对控制血糖有不可忽视的作用，积极运动与妊娠期糖尿病的风险呈负相关。糖尿病患者孕期运动必须咨询产科医生，首先排除运动禁忌证，再根据孕前运动习惯制订个体化方案。运动可包括有氧运动和抗阻力运动。低强度的运动如瑜伽及中等强度的运动如快走、慢跑，通常对母亲和胎儿都是安全的，运动间隔不应超过两天，因为单次运动对胰岛素抵抗的改善只能维持 48 小时。对于同时使用胰岛素治疗的妊娠期糖尿病孕妇，在运动时要随身携带小糖果、饼干等，以防低血糖的发生。

Q: 如何通过食物控制血糖？

粗粮不要细做；简单最好；蔬菜能不切就不切，谷粒能整粒就不要磨；多吃膳食纤维，有利于食物的消化、降脂、降糖，预防孕妇患结肠癌，防止能量过剩或肥胖。

Q: 该怎样预防妊娠期糖尿病？

妊娠期糖尿病的预防从孕前就要做好准备，如对于孕前体重属于超重和肥胖的女性、合并有多囊卵巢综合征的妇女，都建议在孕前调理好身体，控制体重在适宜的范围。对于那些有糖尿病家族史的妇女，需要在妊娠早期第一次产检的时候就进行糖耐量的检测，以便及早发现血糖代谢的异常。另外，孕妇因为精神紧张、工作压力大会引起体内内分泌的失调，增加妊娠期糖尿病的发病风险，因而建议孕妇多与家人沟通交流，自我调节心理压力，预防妊娠期糖尿病的发生。在妊娠晚期，孕妇通过控制饮食及增加运动，将体重控制在适当的水平，对预防妊娠期糖尿病的发生也有很大帮助。对不同孕前体质指数的孕妇，整个孕期的体重增加也有不同的建议。

体质指数 < 18.5 kg/m^2 的孕妇整个妊娠期间体重增加建议在 11 ~ 16 kg，体质指数在 18.5 ~ 23.9 kg/m^2 的孕妇整个孕期体重应该增加 8 ~ 14 kg；体质指数在 24 ~ 27.9 kg/m^2 的孕妇，孕期体重应该增加 7 ~ 11 kg，体质指数超过 28 kg/m^2 的孕妇，整个孕期体重的增加 ≤ 9 kg。

Q: 妊娠期高血糖有哪些危害？

为什么大家对妊娠期高血糖这么重视？主要因为它会对两代人，即母亲、子代带来不良的结局。对母亲来说，围产期可能导致妊娠期的高血压。血糖控制不良还会出现糖尿病的急性并发症，如糖尿病的酮症酸中毒。另外，妊娠期高血糖孕妇容易出现早产、流产等。产后容易发展成 2 型糖尿病、肥胖症。

对子代来说，因为母亲的高血糖使胎儿血糖过多，产生巨大儿；另外，孕期特别在孕早期血糖没有得到控制，胎儿畸形的发生率将明显增加，同时这个孩子远期也会出现一些代谢的问题，如糖代谢、脂代谢异常。所以说，妊娠期高血糖主要影响到两代人的问题，应引起广大糖妈妈的关注。

Q: 妊娠期糖尿病对胎儿体内代谢会出现什么变化？

母体和胎儿波动的高血糖会使胎儿出现高胰岛素血症。在高胰岛素血症作用下，胎儿体内的营养物质会过度储存，导致巨大儿。

另外，过量葡萄糖会向脂肪转化，转化过程产生能量消耗会导致胎儿耗氧量的增加，容易造成胎儿缺氧。

胎儿缺氧继之引起肾上腺儿茶酚胺的波动，其后会导致高血压、心肌重构和心肌肥大，红细胞生成素增加，红细胞压积增高。5% ~ 10% 的糖尿病母亲娩出的新生儿会出现红细胞增多症（红细胞压积 > 65%），导致新生儿血管内黏稠度增加，循环不良，出现高胆红素血症。

Q: 什么是孕期运动？能不能"孕"动？

孕期运动就是在孕妇妊娠期间适合做，而且对孕妇身体有好处的运动。女性怀孕后身体发生了奇妙的变化，这时候要与日常生活有所不同，不能进行强度大的运动，应该根据身体的状态选择比较轻柔的孕期运动。

孕早期，孕妇"孕"动的节奏一定要慢，不可以做跳跃动作。

孕中期切记不要做爬山、登高、蹦跳之类的运动，以免发生意外，孕中期可以选择游泳、孕妇健身操、慢舞、瑜伽、孕妇操等。

孕晚期可以选择扩展运动，胎儿不断发育，孕妇接近预产期，应以舒展运动为主，加强盆底肌肉训练，同时加强腿部、手臂等肌肉训练，加强体能训练。孕晚期运动需要缓慢进行，避免剧烈运动导致胎儿早产。

Q: 孕期运动如何保证安全？

1. 不要激烈运动，在怀孕的时候可采取比较温和的方式运动。孕妇做 30分钟或更长时间的温和运动是十分安全的。

2. 不要过量，在感到疲惫时就可以停止运动了，而且除了工作，也不要弄得筋疲力尽。

3. 根据孕妇的身体状况来进行调整。

4. 注意心跳频率，一般来说，每分钟应不超过 140 次，然而，这个数字也取决于孕妇的身体状况。

5. 避免有可能使孕妇失去平衡的练习或运动，如骑马、在山地骑自行车等。

6. 运动时应穿着舒适的衣服和饮用大量的水，而且要尽量避免在高温和潮湿的天气运动。

Q: 哪些人不适合做孕期运动？

孕妇在选择运动的同时，不能只从自己的兴趣、爱好出发，而是应该考虑到活动的强度，尤其在孕早期 3 个月和孕晚期 2 个月，应禁忌做跳跃、旋转和突然转动的激烈的大运动量的全身锻炼，以免引起流产和早产。

要避免挤压腹部、激烈震动腹部的运动，如急跑、跳跃等，在每次健身前一定要做好热身运动（5 分钟左右），并以运动后 5 ~ 10 分钟便能恢复到锻炼前的心率为宜。

孕妇可以散步、慢跑、骑自行车、跳舞、游泳，练孕妇瑜伽、孕妇操、太极拳。

不可以做会伤到腹部的运动，如仰卧起坐、跳跃、跳远、突然的转向等；不做易发生危险的运动，如滑雪、潜水、骑马等。

不适合运动的妊娠期合并症或并发症有以下几个方面。

1. 如果孕妇患有比较严重的心脏病，妊娠期不主张进行运动。

2. 如果孕妇患有严重高血压或者子痫前期也不适合进行运动。

3. 如果出现前置胎盘、先兆早产等产科并发症，也不建议进行运动，因为前置胎盘患者如果妊娠期进行运动可能会引起宫缩，导致阴道出血。

4. 对于有早产史或者晚期流产史，以及本次孕期检查发现宫颈缩短，小于 25 mm 的孕妇也不建议进行太多运动，否则会诱发早产的发生。

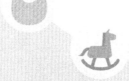

▶ ▶ ▶ 第三章

分娩常识

第一节　正常分娩的相关知识

Q: 阴道顺产有哪些好处?

阴道顺产的好处列举如下。

1. 较剖宫产分娩，阴道顺产产后出血量少，身体更好恢复。

2. 住院时间短，费用低。

3. 可早期下床活动，减少产妇静脉血栓及栓塞事件的发生。

4. 乳汁更早分泌，有利于促进母乳喂养的成功。

5. 有利于婴儿神经系统的发育。

6. 有利于婴儿呼吸的良好建立，减少吸入性肺炎的发生。

7. 有利于促进母婴感情。

Q: 出现什么样的症状就是快生了?

1. 不规律宫缩：又称假临产，分娩发动前出现不规律宫缩，特点是宫缩频率不一致，持续时间短，间歇时间长且无规律，宫缩强度未逐渐增强，常在夜间出现而于清晨消失，不伴有颈管短缩、宫口扩张等，给予镇静剂能将其抑制。

2. 胎儿下降感：孕妇自觉上腹部较前舒适，下降的先露部可压迫膀胱引起尿频。

3. 见红：分娩发动前 24 ~ 48 小时，宫颈内口附近的胎膜与子宫壁分离，毛细血管破裂而少量出血，与宫颈管内口的黏液相混合呈流血性黏液排出，称见红。

Q: 出现什么样的症状就是要生了?

自然发动有规律且逐渐增强的下腹痛，持续 30 秒或以上，同时至少伴有下列症状中的两个表现：①进行性宫颈管消失；②宫口扩展；③胎头下降；④自发的阴道流液。

Q: 什么样的体位有利于顺产？

膀胱截石位、胸膝俯卧位、站立位、坐位、蹲位、侧卧位等，没有一种体位是最好的，因为产痛是生理性的，不同于病理性疼痛，孕妇感到舒适的体位是最好的体位，孕妇本能的体位变化是自然顺产最重要的。

Q: 影响分娩的因素有哪些？

影响分娩的因素有产力、产道、胎儿及社会心理因素。产力包括子宫收缩力、腹壁肌及膈肌收缩力、肛提肌收缩力；产道包括骨产道和软产道；胎儿包括宝宝的大小、胎位、有无畸形；产妇的社会心理因素可以引起机体产生一系列变化而影响产力，因而应给产妇心理支持以消除焦虑和恐惧心理。另外，掌握分娩时的呼吸和放松技术也非常重要。以上各因素正常并相互适应，才能保证胎儿顺利分娩。

第二节　　分娩的四个产程

Q: **第一产程的表现是什么？**

第一产程指正式临产到宫口开全。①宫缩规律：由开始子宫收缩力弱持续30秒，间隔5～6分钟，逐渐增强到宫口开全后持续1分钟，间隙期仅1～2分钟。②宫口扩张：表现为宫颈管逐渐变软、变短、消失，宫颈展平并逐渐扩大。③胎先露下降：随着产程进展，宝宝头逐渐下降，并在宫口开到4～6 cm后快速下降，直到宝宝头达到外阴及阴道口。④破水：当宫缩时羊膜腔内压力增加到一定程度时，胎膜自然破裂，羊水流出。

Q: **第一产程产妇及家属应该怎么做？**

1.如果没有胎膜早破等医生嘱咐需要卧床的情况，产妇应该自由活动，可以选择在家人陪伴下散步、听音乐，当宫缩逐渐加强时，可以选择坐分娩球，或用椅子、产床支撑做一些适度下蹲。即使是在床上休息，也应该不断变换体位。

2.宫缩强烈时，产妇可以用鼻子慢慢吸气再用嘴长长哈气缓解疼痛。

3.少量多次进食一些高热量易消化的食物。

4.每2～4小时排尿一次，避免膀胱充盈影响宫缩及胎头下降。

5.可以选择椎管内麻醉镇痛或导乐分娩。

6.家属陪伴产妇，给她鼓励，也可以在阵痛时做腰骶部按摩。

7.产妇不要在宫缩时大喊大叫，避免体力过度消耗，诱发宫缩乏力，使产程延长。

Q: **第二产程有哪些表现？**

第二产程为宝宝娩出期，即从宫口开全至宝宝娩出。当胎头下降压迫盆底组织时，产妇有反射性排便感，并不自主地产生向下用力屏气的动作，宫缩逐渐加强，持续时间变长，间歇时间变短，会阴膨隆变薄，肛门松弛，当产程进展顺利时，宝宝自然娩出产道，完成第二产程。对于会阴弹性不好或胎儿过大，估计生产时会阴撕裂不可避免者，或母儿有病理情况急需结束分娩者，需要剪开会阴帮助胎儿娩出。第二产程初产妇需 1 ～ 2 小时，经产妇有时仅需数分钟即可完成胎儿娩出。

Q: 第二产程产妇应该怎么做？

1. 由于胎儿的先露已下降到盆底，会压迫膀胱及直肠，产妇会感到强烈的便意，此时，产妇需要配合医生用力，当子宫收缩时，产妇应双手拉住产床两侧拉手，深吸气后向下屏气用力，在宫缩间隙时全身放松。

2. 可以采取半仰卧、侧卧、膝胸卧位等让自己舒适或更便于用力的体位。

3. 如果没有中转剖宫产的高危因素，产妇可以在宫缩间隙摄入一些高热量低渣饮食补充能量，如果实施了椎管内麻醉镇痛，可以喝些运动饮料。

4. 在胎头娩出的那一刻，医生可能需要产妇停止用力，而产妇又不由自主想用力，此时可以用鼻子吸气，然后快速哈气或长长哈气来减慢胎头娩出的速度，减轻盆底组织的撕裂伤。

Q: 第三产程产妇需要注意什么？

第三产程为胎盘娩出期，指胎儿娩出到胎盘娩出，用时 5 ～ 15 分钟，一般不超过 30 分钟。小宝宝出生后，子宫继续收缩，使胎盘完全剥离而娩出，产妇要与自己的宝贝开始皮肤接触，建立母子依恋关系，可以促进乳汁分泌并给予宝宝安全感，同时可以促进子宫收缩，减少产后出血。

Q: 为什么要有第四产程？

分娩过程已经结束了，产妇和宝宝还要在产房观察 2 小时。产妇刚刚经历疲惫的分娩，此时是产后出血等危险的高发期，医生会定时监测产妇的生命体征和阴道出血情况，还要指导宝宝的喂养。此时产妇需要配合做好以下几点。

1. 与宝宝继续皮肤的接触、和宝宝目光交流并给宝宝吸吮乳房。

2. 进食一些易消化的食物补充体力。

3. 定时排尿，以免膀胱充盈影响子宫收缩。

4. 如有不适及时向医生反映情况。

第三节　无痛分娩相关知识

Q: 无痛分娩一点也不痛吗？

无痛分娩可以有效缓解生产时的疼痛，但并不会让疼痛完全消失，所以更准确地说应该称之为"减痛分娩"。临床上将疼痛分为 0 ~ 10 级，0 表示无痛，10 表示剧痛。分娩时候的疼痛可以达到 9 ~ 10 级，这是正常人都难以忍受的重度疼痛，而分娩镇痛可以将疼痛降低到 3 ~ 4 级，甚至更低。因此产妇的痛苦和恐惧感将大大降低，能够积攒体力，更好地发力配合生产，有利于宝宝的顺利娩出。

Q: 无痛分娩对宝宝有影响吗？

无痛分娩不会对宝宝有影响，反而有利于宝宝的顺利娩出。分娩镇痛后可有效缓解疼痛，解除产妇的焦虑紧张情绪，并有利于增加子宫血流，所以对胎儿是有好处的。但是无痛分娩也有严格的适应证，并不是所有的产妇均可以选择无痛分娩，一定要根据医生建议选择适合自己的分娩方式。

Q: 无痛分娩采用什么样的麻醉？

无痛分娩采取椎管内麻醉，是在椎骨上找到硬膜外腔隙后，往硬膜外腔隙注射麻醉药物。麻醉前医生会了解产妇是否存在不适合注射麻醉的情况，麻醉过程中会要求产妇蜷缩躯体，把腰椎展露给麻醉科医生。通常麻醉科医生会先进行局麻，局麻后穿刺，找到硬膜外界限和恰当的平面，再注射麻醉药。

Q: 什么时候打无痛最合适？

产妇什么时候有需求，就什么时候打，最好在宫口扩张 3 cm 以上时进行注射。如果产妇疼痛症状十分强烈，在没有宫口扩张的情况下，也可以注射麻醉药物缓解孕妇疼痛感。

实施无痛分娩后，需要做胎心监测、产妇的生命体征监测、宫缩情况监测、宫口进展监测。

Q: 无痛分娩针生后多久拔？无痛分娩中可出现哪些不适症状？

无痛分娩一般是针对阴道分娩的产妇的，分娩以后无痛分娩针就拔除了，甚至宫口开到 10 cm 以后，就停止注药了。如果产妇有意愿也可以在产后多使用一天，有些无痛分娩的产妇可能有轻微头痛、发热、皮肤瘙痒等，严重的无痛分娩并发症在临床上比较少见，发生率极低，即便有一些并发症出现，仍在可控制范围内。

Q: 什么情况不能做无痛分娩？

无痛分娩要求产妇的脊柱是正常的，产妇的血小板要大于 80×10^9/L，不能有颅脑及全身感染。若产妇存在椎管麻醉的禁忌证或阴道分娩的禁忌，肯定就不能做无痛分娩。另外，在做无痛分娩之前要客观评价胎儿宫内状况，如果胎儿有缺氧的情形，也不适合无痛分娩。

Q: 打了无痛分娩针后腰疼正常吗？

无痛分娩指的是椎管内的麻醉，也就是我们常说的硬膜外麻醉，在麻醉的过程当中可能因为穿刺对皮下的组织和韧带造成损伤，有可能会出现术后的轻微腰痛。另外一个原因可能跟妊娠有关系，因为怀孕以后激素水平的变化，可以使盆底的一些韧带松弛，引起产妇的腰痛。而且随着子宫的增大，产妇为了维持平衡，常在坐位或者是站位的时候，使脊柱向前倾斜呈一个前突的状态，这也可以引起腰痛。所以产妇的腰痛不一定是由于硬膜外麻醉引起的，即便是由于硬膜外麻醉引起的，通过休息绝大多数产妇在 1 个月以后也是能够恢复的。

Q: 无痛分娩是在哪个部位打针？

目前我国采用的无痛分娩穿刺点是腰椎的 3 ~ 4 椎体，其应用最为广泛，镇痛效果是最理想的。在整个过程中使用的麻醉药物浓度是比较低的，相当于剖宫产麻醉手术使用麻醉剂量的 1/10 ~ 1/5，可控性强，安全系数也高，并且不会影响到产妇的正常运动，产妇神志清醒，能够主动配合，积极参与到整个生产的过程。

第四节　导乐分娩相关知识

Q:　什么是导乐分娩？

导乐分娩是一种非药物镇痛方式，是指由有过分娩经验的、有爱心的、接受过专门技术培训的女性始终陪伴在产妇身边完成分娩过程。导乐分娩能够给产妇生理、心理和感情上的支持，帮助产妇完成阴道分娩。

Q:　导乐分娩对产妇有什么作用？

1. 提供心理支持，减轻分娩恐惧和疼痛：导乐与产妇在分娩前应建立一定的联系，这样产妇对导乐没有陌生感，可以毫无拘束地表达自己的恐惧和提出自己关心的问题。在分娩过程中，导乐要陪在产妇身边，随时给予抚摸、按摩和安慰，使产妇减少恐惧，缓解焦虑，从而放松肌肉，减轻疼痛。

2. 提供生理支持：导乐陪产可以减少剖宫产的机会，加快分娩进度，加强宫缩的力度。

3. 减少或减轻产后抑郁：导乐专业的陪伴、支持与抚慰，都可以帮助产妇缓解心理冲突。

4. 促进母子感情：分娩后导乐会帮助产妇与宝宝尽早接触，通过庆祝分娩这件欢欣鼓舞的事情增强母亲和宝宝的感情，导乐可帮助产妇进行母乳喂养，增加新妈妈对自己喂养和养育技能的信心。

Q:　导乐服务有哪些具体方法呢？

1. 为妊娠女性制订分娩计划，确定分娩地点和由谁来接产，并告知家属。

2. 对妊娠和分娩的全过程进行不间断地评估，及时发现高危因素。

3. 在整个分娩过程中，观察产妇的生理和心理状况，并给予及时支持。

4. 在分娩过程中保证足够能量的食物和口服液体。

5. 在分娩过程中提供非侵入性的、非药物的方法缓解疼痛，如按摩和放松的技巧、自由体验活动、水疗等。

6. 合理使用胎心监护仪，给产妇活动的机会和空间。

7. 使产妇在整个分娩过程中保持自由体验和活动。

8. 仔细观察产程进展，及时发现异常情况。

9. 支持第三产程晚断脐，胎盘娩出后常规检查胎盘和羊膜的完整性。

10. 注意宝宝保温，预防宝宝体温过低。

11. 出生后半小时内母婴皮肤接触，指导母亲在产后 1 小时内哺乳。

Q: 导乐服务非药物镇痛有哪些方法？

1. 心理疗法：指对产妇及家属进行解剖、生理、妊娠与分娩知识教育，训练产妇采取特殊呼吸方法，转移注意力，松弛肌肉，减少恐惧、紧张情绪，顺利度过分娩期。

2. 导乐陪伴分娩：陪伴分娩可使产程缩短，减轻疼痛，减少使用麻醉药物和缩宫素；产时、产后陪伴产妇，始终给予生理、心理及情感上的支持，并帮助产妇采取舒适体位做按摩或压迫手法，满足产妇依赖又独立的心理，使其舒适、安全，从而达到顺利分娩的目的。

3. 呼吸减痛分娩法：利用意念想象，深慢地呼吸，感觉自己像玫瑰花一样慢慢地绽放，宫口在慢慢开大，听喜欢的音乐，伴随音乐漫步，按自己的节律呼吸。

4. 自由体位活动：在第一产程早期，适宜的活动是步行、爬楼梯，疲劳时要卧床休息，取侧卧位；在分娩期，产妇自由体位是有助于胎儿下降的最佳体位。

5. 生物物理方法：适宜的水温能够使产妇感到镇静，肌肉放松，宫颈扩张，水的浮力有助于翻身和休息。

Q: 分娩镇痛仪如何在产程中镇痛？

将经皮电刺激镇痛仪和辅助穴位神经刺激的分娩镇痛仪结合，对提高产妇痛阈，减轻疼痛，加速产程等有显著作用，可有效满足产妇分娩过程中的非药物镇痛要求。

1. 设计简单，产妇携带方便，可随意活动。

2. 镇痛过程中产妇可以自行调节镇痛强度和模式，镇痛的依从性更好，也可以降低接生人员的工作强度。

3. 安全无创，更符合产妇分娩自由体位，满足全产程的镇痛要求。

Q: 应用分娩镇痛仪应注意什么？

1. 适应证：①适用于 28 ~ 42 周，无严重并发症，可自然分娩的产妇。②分娩痛严重，但不愿或不宜使用硬膜外麻醉的产妇。③疼痛表现为单纯腰痛或腰痛剧烈，效果更佳。④知情选择。

2. 禁忌证：①装有心脏起搏器者。②癫痫或精神异常者。③心肺功能不全及妊娠期高血压疾病等产科并发症者。④皮肤过敏或破损者。⑤对电刺激极度敏感者。

3. 使用时机：宫口开大 2 ~ 3 cm，疼痛 VAS 评分 6 级以上，在产妇迫切需求镇痛时开始使用，产妇生产后停止使用。

4. 镇痛效果：6 ~ 15 分钟起效，剧烈疼痛（10 级）可降至产妇可以忍受的轻微疼痛（3 ~ 4 级），且维持到产程结束。

Q: 导乐分娩按摩如何实施？

按摩过程中产生的热，可通过手传递，刺激身体的很多感受器，促进催产素的分泌和内啡肽的流动，内啡肽是一种天然的止痛剂，可使人产生愉快的感觉。但按摩时要注意：①征得产妇同意；②手保持温暖、清洁；③手法轻柔，并不断询问产妇的感觉，调整手法和力度。

按摩方式包括：①背部按摩：双手平放在产妇的下背部，以脊柱为起点，持续缓慢向上移动至整个背部，然后绕肩膀在身体两侧向下移动至起点。②手部按摩：用一侧手掌托起产妇的一侧手，使她的手腕有支持，当产妇吸气时，另一侧手掌放于她的手背上，以手背为起点启动按摩，一直向上至肩上，当产妇呼气时，手掌绕过肩沿手臂向下移动回到起点。③腿部按摩：双手掌放在产妇脚背上，产妇吸气时，沿脚背向上，向小腿、大腿移动至大腿近端，当产妇呼气时，双手十指打开，分别向大腿内侧、外侧移动回到原点。④腰骶部按摩：分为"T"按摩、"B"按摩和环形按摩。

Q: 分娩球如何使用？

1. 坐位：产妇坐在上面，双腿分开，上下震动或顺时针、逆时针用分娩球带动身体及骨盆旋转，利用重力和骨盆活动，帮助宝宝在产道中下降和旋转，缓解宫缩的疼痛，让会阴部放松。

2. 跪式前倾位：分娩球放在地上，双臂环抱分娩球，利用分娩球带动身体前后移动、旋转或左右摇晃髋关节，有利于枕后位转成枕前位。

3. 依靠墙面滑行：分娩球放在腰背部作为支持，依墙面慢慢滑行，这样可以利用重力将骨盆打开，帮助宝宝在产道内下降和旋转。

Q: 导乐分娩中水疗需要注意些什么？

1. 水温不能超过 37.5 ℃。

2. 严格掌握适应证和禁忌证。

3. 淋浴及池浴时间分别控制在 30 ~ 60 分钟及 90 分钟，在水疗过程中要补充水分和营养。

4. 定期监测产妇的体温、宫缩及胎心情况。

5. 胸部应露出水面，减轻静水压对心功能的影响。

6. 注意安全，预防跌倒、烫伤、着凉等。

7. 视每个产妇的个体情况及产程的不同阶段，选择合适的水疗方法。

第五节　剖宫产相关知识

Q: 什么情况下需要剖宫产？

剖宫产是解决难产、挽救产妇和胎儿的得力手段。剖宫产手术指征包括不能经阴道分娩或不宜经阴道分娩的病理或生理状态：①胎儿宫内窘迫；②头盆不称；③瘢痕子宫；④胎位异常；⑤前置胎盘及前置血管；⑥双胎或多胎妊娠；⑦脐带脱垂；⑧胎盘早剥；⑨产妇存在严重合并症和并发症，如妊娠合并心脏病、呼吸系统疾病、重度子痫前期或子痫、急性妊娠期脂肪肝、血小板减少及重型妊娠期肝内胆汁淤积综合征等，不能承受阴道分娩者；⑩妊娠巨大儿者，估计胎儿体重大于 4250 g 者；⑪产妇要求剖宫产；⑫产道畸形；⑬外阴疾病；⑭生殖道严重的感染性疾病；⑮妊娠合并肿瘤。

Q: 剖宫产手术的时机如何选择？

剖宫产手术时机的选择十分重要，是影响母儿产后状况的重要因素。择期剖宫产术是指具有剖宫产手术指征，产妇及胎儿状态良好，在有计划、有准备的前提下进行的剖宫产手术。一般在 39 周左右择期手术。急诊剖宫产手术是指在威胁母儿生命的紧急状况下进行的剖宫产手术。

Q: 剖宫产手术后产妇需要注意些什么？

1. 术后 6 小时，去枕平卧改半卧位；术后 24 小时下床活动。促进恶露排出和肠蠕动恢复，预防腹胀；术后 6 ~ 8 小时可进流质饮食，禁食奶、糖类食物；术后 1 ~ 2 天排气后进普食，及早进食高蛋白、高热量、高维生素食物，促进切口愈合、增加乳汁分泌。

2. 疼痛与手术切口及子宫收缩有关，产妇早接触孩子，分散注意力，可减轻疼痛。疼痛难忍时可告知医生使用止痛药，咳嗽时轻按切口减少疼痛。

3. 要保持切口敷料干燥清洁，每日清洗外阴，保持外阴清洁。

4. 术后 1 小时开始哺乳，护士会帮助产妇掌握正确的喂养姿势。要按需哺乳，两侧乳房做到有效吸吮。产妇树立母乳喂养的信心，可以促进泌乳分泌，保持乳汁充盈，促进母乳喂养成功，合理饮食。

出院后患者保持外阴清洁，注意个人卫生，饮食多样化，保持营养供给。继续母乳喂养，婴儿 4 个月后可添加辅食，保持母乳喂养 6 个月以上，产后 42 天复查。禁性生活 3 个月，注意避孕，再孕时间一般为术后 2 ~ 3 年。

第六节　分娩并发症相关知识

Q: 什么叫产后出血？产后出血的原因有哪些？

产后出血指宝宝娩出后 24 小时内阴道分娩者出血量 ≥ 500 mL，剖宫产者出血量 ≥ 1000 mL，是我国孕产妇死亡的首要原因。

产后出血有 4 大原因：①子宫收缩乏力是产后出血最常见的原因；②胎盘因素，包括胎盘滞留、胎盘植入、胎盘部分残留；③软产道损伤，包括会阴、阴道和宫颈的裂伤；④凝血功能障碍，任何原发或继发的凝血功能异常均能造成产后出血。

Q: 如何判断和评估发生了产后出血？

胎儿娩出后发生阴道流血，严重者出现失血性休克、严重贫血等相应症状，以及低血压症状，患者出现头晕、面色苍白、烦躁、皮肤湿冷、脉搏细数等。

评估产后出血失血量：①称重法：失血量（mL）=［胎儿娩出后接血敷料湿重（g）—接血前敷料干重（g）]/1.05（血液比重 g/mL）；②容积法：用产后接血容器收集血液后，放入量杯测量失血量；③面积法：可按纱布血湿面积估计失血量；④休克指数法（SI）：休克指数 = 脉压 / 收缩压（mmHg），当 SI=0.5，血容量正常，SI=1.0，失血量为 10% ~ 30%（500 ~ 1500 mL），SI=1.5，失血量为 30% ~ 50%（1500 ~ 2500 mL），SI=2.0，失血量为 50% ~ 70%（2500 ~ 3500 mL）。⑤血红蛋白测量：血红蛋白每下降 10 g/L，失血量为 400 ~ 500 mL。

Q: 发生了产后出血如何处理？如何预防才能避免发生产后出血？

针对出血原因迅速止血、补充血容量，纠正失血性休克，防止感染。

预防产后出血的措施如下。

1. 定期进行产前检查，预防及治疗贫血，对有可能发生产后出血的高危人群进行一般转诊和紧急转诊。

2.产时密切观察产程，防止产程延长，正确处理第二产程，积极处理第三产程。

3.产后 2 小时要严密观察和管理，定期按压宫底检查阴道出血情况，监测生命体征。

Q: 什么是羊水栓塞？

羊水栓塞指由羊水进入母体血液循环引起的肺动脉高压、低氧血症、循环衰竭、弥散性血管内凝血以及多器官功能衰竭等一系列病理生理变化的过程。以起病急骤、病情凶险、难以预测、病死率高为临床特点，是极其严重的分娩并发症。

Q: 发生羊水栓塞的原因及临床表现有哪些？

原因：①羊膜腔内压力过高；②血窦开放；③胎膜破裂。

临床表现：典型羊水栓塞以骤然出现的低氧血症、低血压（血压与失血量不符合）和凝血功能障碍为特征，也称羊水栓塞三联征；不典型羊水栓塞仅出现低血压、心律失常、呼吸短促、抽搐、急性胎儿宫内窘迫、心搏骤停、产后出血、凝血功能障碍或典型羊水栓塞的前驱症状。

Q: 发生了羊水栓塞如何紧急处理？

维持生命体征和保护器官功能：①吸氧，面罩吸氧、气管插管或人工辅助呼吸；②血流动力学支持；③抗过敏；④纠正凝血功能障碍；⑤全面监测；⑥产科处理，包括紧急实施剖宫产，必要时快速果断地实施子宫切除术；⑦器官功能受损的对症支持治疗。

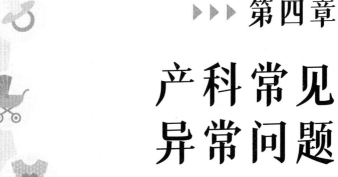

▶▶▶ 第四章

产科常见
异常问题

第一节　早产

Q: **什么是早产？**

早产定义的时间上限全球统一，即妊娠不满 37 周分娩，但下限则因不同国家早产儿治疗水平的差异而不尽相同。我国与大多数发展中国家一样，采用妊娠满 28 周为下限，而有些发达国家与地区因其较高的早产儿救治水平，下限可为 20 ～ 24 周。

早产是围产期最常见的并发症之一。据世界卫生组织（WHO）报道，全球每年约有 1500 万例早产儿，早产是全球围产儿患病与死亡的首要病因。

早产又分为自发性早产和治疗性早产。治疗性早产是指因母体或胎儿的健康状况不允许继续妊娠，为保证母儿安全而提前终止妊娠。自发性早产占早产的 70% ～ 80%，包括未足月分娩发动和未足月胎膜早破后早产。

Q: **哪些情况容易发生早产？**

1. 既往早产史、流产史、妊娠间隔过短、辅助生殖妊娠等。

2. 多胎妊娠。

3. 妊娠期感染，如无症状性菌尿、牙周病、泌尿生殖道感染等。

4. 遗传因素。

5. 生活方式，如体力活动、体重改变、吸烟及吸毒、应激。

6. 宫颈和子宫因素，如宫颈短、宫颈手术、子宫发育异常等。

7. 慢性躯体疾病，如高血压、糖尿病等。

8. 胎儿因素，包括胎儿生长受限、先天发育异常等。

Q: **早产能预测吗？**

早产的先兆表现缺乏特异性，有时难以识别，如果把子宫比作一个口袋，胎儿在口袋里，宫颈就像是袋口，正常孕期袋口应该扎紧的，足月以后产程启动，袋口逐渐打开，口袋里的孩子就出来了。如果袋口没有扎紧或者扎得太靠边，孩子就容易漏出来。也就是说，如果宫颈口松弛或宫颈太短就有可能发生早产。

对于有早产高危因素的孕妇可以通过阴道超声测量宫颈长度预测早产，有早产史的女性应在妊娠 14 ~ 16 周时开始筛查，无早产史的女性应在妊娠 18 ~ 23^{+6} 周期间接受筛查。妊娠 24 周前宫颈长度 < 25 mm，或宫颈内口漏斗形成伴有宫颈缩短，提示早产的风险增加。宫颈长度 > 30 mm 发生早产的风险较小。宫颈管长度为 20 ~ 30 mm 的女性可进行阴道拭子检测其胎儿纤维连接蛋白水平，若结果呈阳性则需要积极的临床处理。

Q: 早产的表现有哪些?

早产与生理性的子宫收缩有时不好区分。通常，生理性子宫收缩不规则，无痛感。体型偏瘦的孕妇生理性子宫收缩的感觉更强烈一些，尤其是经产妇，常表现为活动后下腹部的紧缩感。如果过去没有发生过早产且经产科排查宫颈并未缩短，一般发生早产的概率很低，孕妇不必过分焦虑。而早产的宫缩一开始也是不规则的，常常伴有少量阴道流血或血性分泌物，之后宫缩逐渐变强并规则，产科检查发现宫颈进行性缩短。但是，对于有早产病史的孕妇来说，可能仅仅轻微的宫缩就能导致宫颈口的扩张，因此她们更应加强产前检查，以提前预测并预防早产。

Q: 发生早产怎么办?

有早产表现的孕妇要及时就诊，医生通常会采用的一些治疗手段包括：通过让孕妇休息及孕酮制剂的使用降低子宫的敏感度；使用一些药物暂时抑制子宫的收缩；使用药物快速促进胎儿肺脏成熟，改善胎儿分娩后呼吸状况；其他还有对感染的预防和控制。这些治疗措施同时也为没有早产儿救治条件的医疗机构赢得了胎儿宫内转运的宝贵时间。

Q: 早产如何预防?

1.定期产检：怀孕后规范产检，及时告知医生自己的身体状况包括病史及服药史、手术史。

2.采取健康的生活方式，保证充足的睡眠、放松心情、避免过劳、减少压力、均衡膳食，远离不良生活习惯。

3.配合医生积极治疗可能导致早产的妊娠并发症。

4.有早产高危因素或早产史的孕妇在医生的建议下使用孕酮制剂、宫颈托或进行宫颈环扎。

第二节 羊水过多

Q: 什么是羊水过多？

羊水是怀孕时子宫羊膜腔内的液体，是胎儿维持生命必不可少的重要成分。在孕早期，羊水主要来自于妈妈的血清，经过过滤渗入羊膜腔内。自孕中期开始，宝宝的尿液成为羊水的主要来源，羊水的成分除了宝宝的尿液之外，还包括肺泡的分泌物、羊膜、脐带以及宝宝皮肤的渗出液体。羊水是无色透明的碱性液体，其中 90% 以上是水分，另外还含有矿物质、尿素、肌酐、胎脂和胎儿的上皮细胞等。从妊娠中期开始，胎儿开始排尿，同时吞咽、吸入羊水。这些过程起着控制羊水量的作用。

正常情况下，足月妊娠时，羊水量为 800 ~ 1000 mL。羊水量 > 2000 mL 时称为羊水过多，发生率为 0.5% ~ 1%。

Q: 羊水过多如何诊断？

羊水过多孕妇的症状主要表现为羊水过多对子宫本身的机械性压力和过度充盈的子宫对其他邻近器官的压迫作用。当子宫过度扩张时，孕妇可能表现为腹部胀痛、行动不便；当胸部受到挤压时可出现呼吸困难、躺不下来；当增大的子宫压迫脉管系统时会引起水肿，尤其是下肢末端、外阴和腹壁的水肿。另外，羊水过多还表现为孕妇的子宫高度及腹围明显大于相应的孕龄，腹部皮肤发亮变薄。

确定诊断主要靠超声检查：最大羊水池垂直深度 ≥ 8 cm 或羊水指数（四个象限的羊水池相加）≥ 25 cm 即可诊断。

Q: 为什么会出现羊水过多？

1.胎儿的原因：羊水的产生与吸收维持在一个动态平衡才能保证羊水量

的正常，如果胎儿存在一些结构异常破坏这一平衡则会导致羊水量增多。当胎儿有神经系统畸形，如无脑儿、脊柱裂，或存在神经肌肉发育不良、代谢性疾病、染色体或者遗传基因异常时，会导致羊水产生过多、吸收减少。另外，如果胎儿消化系统出现畸形，如食管及十二指肠闭锁，使吞咽出现问题，导致羊水正常产生但吸收减少，那么羊水也会变多；母儿血型不合、胎儿免疫性水肿也会导致羊水过多。

2. 胎盘的问题：胎盘绒毛血管瘤、巨大胎盘、脐带帆状附着会导致羊水过多。

3. 母体的问题：孕妇高血糖会导致宝宝血糖增高，产生高渗性利尿，而且会增加胎盘胎膜渗出，羊水也会过多。

4. 找不到原因：有1/3的羊水过多是找不到明确原因的，这些病例称特发性或自发性羊水过多。

Q: 出现羊水过多怎么办？

在出现羊水过多时，最重要的是寻找原因，包括利用超声行详细的胎儿结构检查，必要时做磁共振成像（MRI）检查以及胎儿染色体检查以排除胎儿异常。即使做了全面详细的检查，仍有30%左右的羊水过多是找不到明确原因的。

1. 若羊水过多合并胎儿畸形，应积极进行产前咨询，及时终止妊娠。

2. 没有畸形的，大多数不需要特殊干预治疗。有明显症状者32周前可以使用药物减少羊水量。如果短期内羊水增长太快，导致孕妇出现呼吸困难等不适，可以行羊膜腔穿刺放羊水，通过减轻子宫压力缓解孕妇的不适。然而这种症状的缓解只是暂时的，若羊水反复增长导致症状严重，可以在胎儿肺脏成熟后提前终止妊娠。

第三节　羊水过少

Q: 什么是羊水过少?

羊水过少是指羊水少于相应孕龄的预计值,当妊娠晚期羊水量 < 300 mL 时称为羊水过少。发生率为 0.4% ~ 4%,羊水过少可严重影响围产儿结局。

Q: 羊水过少如何诊断?

羊水过少的孕妇腹部小于相应孕龄,子宫敏感性高,轻微刺激即可引起宫缩,甚至孕妇于胎动时可感觉腹痛。

确定诊断主要靠超声检查:最大羊水池垂直深度 ≤ 2 cm 或羊水指数(四个象限的羊水池相加) ≤ 5 cm 即可诊断。

Q: 导致羊水过少的原因有哪些?

1. 胎儿先天性畸形:胎儿的泌尿系统出现问题(如尿道梗阻、肾脏发育不全等),可导致胎儿尿量减少,从而使得羊水生成减少。另外,染色体异常、水囊状淋巴瘤、小头畸形、甲状腺功能减退等也可引起羊水过少。

2. 胎盘功能减退:胎盘供氧量不足,如过期妊娠或胎儿生长受限,胎儿宫内可能发生慢性缺氧,此时胎儿肾血流量不足,产生尿量减少,从而出现羊水过少。

3. 胎膜破裂:羊水外漏速度超过羊水生成速度,同样可造成羊水少。

4. 母体因素:如果孕妈妈存在妊娠期高血压疾病使胎盘血流量减少,或脱水使血容量不足,或服用药物等情况,都有可能造成羊水过少。

5. 找不到原因:部分羊水过少原因不明。

Q: 出现羊水过少怎么办?

在出现羊水过少时,最重要的是寻找原因。

1. 如果胎儿存在严重的致死性畸形，孕妈妈要积极配合医生明确病因，在医生的指导下进行引产。

2. 在胎儿发育正常的情况下，部分孕妈妈羊水少可以通过口服补液或静脉补液来改善胎盘血液循环，增加羊水量，当然，此方法并不是对所有羊水少的孕妈妈均有效。如果是由于母体血容量不足引起的羊水过少，在患者没有心脏病变的前提下，大量饮水、静脉输液以及吸氧可以起到一定作用，但多数情况是无效的。简单的水化治疗也可能导致不良后果，一定要在医生的严密监护下谨慎进行。

3. 若胎儿已足月，或存在胎盘功能不足的证据，医生会建议终止妊娠，以保障宝宝安全。多数羊水少的孕妈妈依然可以阴道分娩，但要评价宝宝是否能耐受宫缩和产程过程，也就是监测产程中的胎心情况。若胎心良好，可正常试产；若胎心异常，有可能需要剖宫产。

第四节　　胎盘早剥

Q: 什么叫胎盘早剥?

胎盘早剥指妊娠 20 周后正常位置的胎盘在胎儿娩出前，部分或全部从子宫壁剥离，发病率约为 1%，属于妊娠晚期严重并发症，疾病发展迅速，若处理不及时可危及母儿生命。

Q: 为什么会发生胎盘早剥?

1. 血管病变：妊娠期高血压疾病，尤其是重度子痫前期、慢性高血压、慢性肾脏疾病或全身血管病变的孕妇，底蜕膜螺旋小动脉痉挛或硬化，引起远端毛细血管变性坏死甚至破裂出血，血液在底蜕膜与胎盘之间形成血肿，可致使胎盘与子宫壁分离。此外，妊娠中、晚期或临产后，妊娠子宫压迫下腔静脉，回心血量减少，血压下降，子宫静脉淤血，静脉压突然升高，蜕膜静脉床淤血或破裂，形成胎盘后血肿，也可导致胎盘与子宫壁部分或全部剥离。

2. 机械性因素：外伤尤其是腹部钝性创伤会导致子宫突然拉伸或收缩而诱发胎盘早剥。一般发生于外伤后 24 小时之内。

3. 宫腔内压力骤减：未足月胎膜早破，双胎妊娠分娩时第一胎儿娩出过快；羊水过多时，人工破膜后羊水流出过快，宫腔内压力骤减，子宫骤然收缩，胎盘与子宫壁发生错位而剥离。

4. 其他因素：高龄多产、有胎盘早剥史的孕妇再发胎盘早剥的风险明显增高。此外，其他一些因素还包括吸烟、吸毒、绒毛膜羊膜炎、接受辅助生殖技术助孕、有血栓形成倾向等。

Q: 如何发现胎盘早剥?

典型临床表现是阴道流血、腹痛，可伴有子宫张力增高和子宫压痛，尤以胎盘剥离处最明显。

1. 超声检查：可协助了解胎盘的部位及胎盘早剥的类型，并可明确胎儿大小及存活情况。

2. 电子胎心监护显示不正常图形。

3. 实验室检查：包括全血细胞计数、血小板计数、凝血功能、肝肾功能及血电解质检查等。

Q: 胎盘早剥的危害有哪些？

胎盘早剥对母胎影响极大。剖宫产率、贫血、产后出血率、弥散性血管内凝血发生率均升高。由于胎盘早剥出血引起胎儿急性缺氧，新生儿窒息率、早产率，胎儿宫内死亡率明显升高，围产儿死亡率约为 11.9%，是无胎盘早剥者的 25 倍。更为严重的是，胎盘早剥新生儿还可遗留显著神经系统发育缺陷等后遗症。

1. 胎儿宫内死亡：如胎盘早剥面积大，出血多，胎儿可因缺血、缺氧而死亡。

2. 弥散性血管内凝血（DIC）：胎盘早剥是妊娠期发生凝血功能障碍最常见的原因，约 1/3 伴有死胎发生。临床表现为皮肤、黏膜及注射部位出血，阴道流血不凝或凝血块较软，甚至发生血尿、咯血和呕血。一旦发生 DIC，病死率较高，应积极预防。

3. 失血性休克：无论是显性剥离还是隐性剥离，出血量多时均可致休克。发生子宫胎盘卒中时，子宫肌层收缩受影响可致严重产后出血，凝血功能障碍也是导致出血的原因，若并发 DIC，产后出血难以纠正，可引起休克、多脏器功能衰竭、脑垂体及肾上腺皮质坏死，导致希恩综合征的发生。

4. 急性肾衰竭：胎盘早剥大量出血使肾脏灌注严重受损，可导致肾皮质或肾小管缺血坏死。且胎盘早剥多伴发妊娠期高血压疾病、慢性高血压、慢性肾脏疾病等，容易引起肾内小动脉痉挛、肾小球前小动脉极度狭窄、肾脏缺血，进而出现急性肾衰竭。

5. 羊水栓塞：胎盘早剥时羊水可经剥离面开放的子宫血管进入母血液循环，引发羊水栓塞。

Q: 发生了胎盘早剥如何处理？

胎盘早剥严重危及母儿生命，母儿的预后取决于处理是否及时与恰当。治疗原则为早期识别、积极处理休克、及时终止妊娠、控制 DIC、减少并发症。

Q: 如何预防胎盘早剥的发生？

健全孕产妇三级保健制度，对有妊娠期高血压疾病、慢性高血压、肾脏疾病的孕妇，应加强妊娠期管理并积极治疗；指导产妇养成良好的生活习惯；预防宫内感染；避免腹部外伤；对高危患者不主张行外倒转术；行外倒转术纠正胎位时，动作应轻柔；羊膜腔穿刺应在超声引导下进行，以免误穿胎盘等。在妊娠晚期或分娩期，应鼓励孕妇做适量的活动，避免长时间仰卧；应在宫缩间歇期进行人工破膜，减缓羊水流出的速度。

第五节　　前置胎盘

Q: 什么叫前置胎盘?

妊娠 28 周以后,胎盘位置低于胎先露部,附着在子宫下段、下缘达到或覆盖宫颈内口称为前置胎盘,为妊娠晚期阴道流血最常见的原因,也是妊娠期严重并发症之一。

Q: 为什么会发生前置胎盘?

引发前置胎盘的因素包括多次流产史、宫腔操作史、产褥感染史、高龄、剖宫产史、多孕产次、孕妇不良生活习惯(吸烟或吸毒妇女)、双胎妊娠、辅助生殖技术受孕、子宫形态异常等。

Q: 前置胎盘的分类有哪些?

按胎盘下缘与宫颈内口的关系,将前置胎盘分为 4 类:完全性前置胎盘、部分性前置胎盘、边缘性前置胎盘、低置胎盘。

完全性前置胎盘:或称中央性前置胎盘,胎盘组织完全覆盖宫颈内口。

部分性前置胎盘:胎盘组织覆盖部分宫颈内口。

边缘性前置胎盘:胎盘附着于子宫下段,下缘达到宫颈内口,但未超越宫颈内口。

低置胎盘:胎盘附着于子宫下段,边缘距宫颈内口 < 2 cm。由于子宫下段的形成、宫颈管消失、宫口扩张等因素,胎盘边缘与宫颈内口的关系常随孕周的不同时期而改变。目前临床上以处理前最后一次检查结果来确定其分类。

既往有剖宫产史或子宫肌瘤剔除术史,此次妊娠为前置胎盘,胎盘附着于原手术瘢痕部位者,发生胎盘粘连、植入和致命性大出血的风险高,称之为凶险性前置胎盘。

Q: 前置胎盘有哪些临床表现？

典型症状为妊娠晚期或临产后发生无诱因、无痛性反复阴道流血。前置胎盘的阴道流血往往发生在妊娠 32 周前，可反复发生，出血量逐渐增多，也可一次就发生大量出血。低置胎盘者阴道流血多发生在妊娠 36 周以后，出血量较少或中等。有不到 10% 的孕妇至足月仍无症状，这部分孕妇考虑存在胎盘植入的可能性。

孕妇全身情况与前置胎盘的出血量及出血速度密切相关。反复出血可呈贫血貌，急性大量出血可致失血性休克。

这类孕妇腹部检查可发现：子宫软，无压痛，轮廓清楚，子宫大小与妊娠周数相符；胎位清楚，由于胎盘位置低于胎儿先露部，常伴有胎先露高浮或臀位、横位等异常胎位。

Q: 前置胎盘对母儿的影响有哪些？

1. 产后出血。

2. 植入性胎盘。

3. 产褥感染。

4. 围产儿预后不良：出血量多可致胎儿窘迫，甚至缺氧死亡。治疗性早产率增加，低出生体重发生率和新生儿死亡率高。

Q: 前置胎盘如何处理？

治疗原则是抑制宫缩、纠正贫血、预防感染和适时终止妊娠。根据阴道流血量、孕周、产次、胎位、有无休克、是否临产、胎儿是否存活及前置胎盘类型等综合做出判断。临床上以处理前最后一次检查结果来确定其分类。凶险性前置胎盘应当在有救治条件的医院治疗。

1. 期待疗法：目的是在保障母儿安全的前提下，尽量延长妊娠时间，提高胎儿存活性。适用于妊娠 < 36 周、胎儿存活、一般情况良好、阴道流血量少、无须紧急分娩的孕妇，建议在有母儿抢救能力的医疗机构进行治疗，一旦有阴道流血，应强调住院治疗的必要性，且加强对母儿状况的监测及治疗。

2. 一般处理：阴道流血期间减少活动量，注意休息，禁止肛门检查和不必要的阴道检查。密切观察阴道流血量，监护胎儿宫内状况；维持正常血容量，必要时输血。常规备血，做好急诊手术的准备。

3. 纠正贫血：目标是使血红蛋白 ≥ 110 g/L，血细胞比容 > 0.30，以增加母体储备。

4. 止血：对于有早产风险的患者，可酌情给予宫缩抑制剂，防止因宫缩引起的进一步出血。

5. 糖皮质激素：孕 35 周前有早产风险时，应促胎肺成熟。

Q: 前置胎盘在哪些情况下需要终止妊娠？

1. 终止妊娠的指征：①出血量大甚至休克，为挽救孕妇生命，无须考虑胎儿情况，应立即终止妊娠。②出现胎儿窘迫等产科指征时，胎儿已可存活，可行急诊手术。③临产后诊断的前置胎盘，出血量较多，估计短时间内不能分娩者，也应终止妊娠。④无临床症状的前置胎盘根据类型决定分娩时机。合并胎盘植入者可于妊娠 36 周及以上择期终止妊娠；完全性前置胎盘可于妊娠 37 周及以上择期终止妊娠；边缘性前置胎盘可于 38 周及以上择期终止妊娠；部分性前置胎盘应根据胎盘遮盖宫颈内口的情况适时终止妊娠。

2. 分娩方式：阴道分娩仅适用于边缘性前置胎盘、低置胎盘、枕先露、阴道流血少的孕妇，以及估计在短时间内能结束分娩者；这类孕妇在有条件的机构，备足血源的前提下，可在严密监测下行阴道试产，否则需剖宫产终止妊娠。

Q: 前置胎盘有哪些预防措施？

采取积极有效的避孕措施，减少子宫内膜损伤和子宫内膜炎的发生。避免多产、多次刮宫或引产以及剖宫产，预防感染，学习妊娠期保健知识，养成良好的生活习惯。计划妊娠妇女应戒烟、戒毒，避免被动吸烟。加强妊娠期管理，按时产前检查及接受正确的妊娠期指导，若发生妊娠期反复发作无痛性阴道流血，及时到医院就诊，早期确诊前置胎盘并做出正确处理。

第六节　　妊娠期高血压疾病

Q: 什么是妊娠期高血压疾病?

妊娠期高血压疾病是指妊娠与高血压并存的一组疾病,严重威胁母婴健康,包括妊娠期高血压、子痫前期、子痫,以及慢性高血压并发子痫前期和妊娠合并慢性高血压,至今病因和发病机制尚未完全阐明。基本病理生理变化是全身小血管痉挛和血管内皮损伤。

Q: 什么是子痫前期?

子痫前期是妊娠期高血压疾病其中之一,当妊娠 20 周以后出现血压升高,收缩压 ≥ 140 mmHg 和(或)舒张压 ≥ 90 mmHg 和随机蛋白尿阳性,或者临床无蛋白尿但合并下列任何一项时考虑子痫前期。

1. 血小板减少 ≤ 100×10^9/L。
2. 肝功能损害,谷丙转氨酶升高 2 倍以上。
3. 肾功能损害,肌酐升高或大于 2 倍。
4. 肺水肿。
5. 新发生的神经系统症状,如头痛、眼花、恶心、呕吐等症状。

Q: 妊娠期高血压疾病——子痫前期对母儿有哪些影响?

子痫前期的基本病理变化是全身小血管痉挛和血管内皮损伤。全身各脏器系统灌注减少,对母儿会造成极大危害,甚至导致母儿死亡。该病是妊娠期特有疾病,影响也是动态的。

1. 脑:脑血管痉挛,通透性增加,导致脑水肿。大范围脑水肿主要表现为感觉迟钝和思维混乱,个别患者可出现昏迷,甚至脑疝。

2. 肾脏:肾脏功能严重损害可致少尿及肾衰竭。

3.肝脏：肝脏损害常表现为血清转氨酶水平升高。严重时门静脉周围坏死和肝包膜下血肿形成，甚至发生肝破裂危及母儿生命。

4.心血管：血管痉挛，血压升高，外周阻力增加，导致心肌缺血、间质水肿、心肌点状出血或坏死、肺水肿，严重时导致心力衰竭。

5.血液：多合并贫血或红细胞受损或溶血，血小板减少。

6.内分泌及代谢：由于子痫抽搐后可出现乳酸性酸中毒及呼吸代偿性的二氧化碳丢失，可致血中碳酸盐浓度降低。

7.子宫胎盘血流灌注：子宫胎盘血流灌注下降，使胎盘功能下降，胎儿生长受限，胎儿窘迫。若胎盘床血管破裂可致胎盘早剥，严重时可发生母儿死亡。

临床上对于任何程度的子痫，都要高度重视，防止母儿危险。

Q: 妊娠期高血压疾病——子痫前期如何预测？

子痫前期的预测对于早期预防和早期治疗，以及降低母儿死亡率有重要意义，但目前尚无特别有效、可靠和经济的预测方法。首次产前检查应进行风险评估，主张联合多项指标综合评估预测，尤其要联合高危因素进行评估。子痫前期的预警信息包括病理性水肿、体重过度增加、血压处于正常高限（也称为高血压前期：收缩压为 131 ~ 139 mmHg 和 / 或舒张压为 81 ~ 89 mmHg）、血压波动（相对性血压升高）、胎儿生长受限趋势、血小板计数下降趋势及无原因的低蛋白血症等。

Q: 妊娠期高血压疾病——子痫前期的高危因素有哪些？

流行病学调查发现，孕妇年龄 ≥ 40 岁、子痫前期病史、抗磷脂抗体阳性、高血压、慢性肾炎、糖尿病或遗传性血栓形成倾向、初次产检时 BMI ≥ 35 kg/m^2、子痫前期家族史（母亲或姐妹）、本次妊娠为多胎妊娠、首次怀孕、妊娠间隔时间 ≥ 10 年以及早孕期收缩压 ≥ 130 mmHg 或舒张压 ≥ 80 mmHg 等均与子痫前期密切相关。

Q: 对于子痫前期高危人群，有哪些预防和治疗原则？

1.适度锻炼：适度锻炼、合理安排休息，以保持妊娠期身体健康。

2.合理饮食：妊娠期不推荐严格限制盐的摄入，但需要足够的饮食营养。

3.补钙：低钙摄入（摄入量 < 600 mg/d）的孕妇建议补钙剂。

4.阿司匹林的使用主要针对特定子痫前期高危因素患者。

子痫前期的治疗原则主要为降压、解痉、镇静，以及密切监测母儿情况；适时终止妊娠是最有效的处理措施。

Q: 子痫是什么病?

子痫是子痫前期 – 子痫最严重的阶段，发作前可有不断加重的严重表现，也可发生于无血压升高或升高不显著、尿蛋白阴性的病例。通常产前子痫较多，产后 48 小时约占 25%。子痫抽搐进展迅速，是造成母儿死亡的最主要原因，应积极处理。

Q: 子痫有哪些临床表现?

前驱症状持续时间短暂，表现为抽搐、面部充血、口吐白沫、深昏迷；随之深部肌肉僵硬，很快发展成典型的全身高张阵挛惊厥、有节律的肌肉收缩和紧张，持续 1 ~ 1.5 分钟，其间患者无呼吸动作，此后抽搐停止，呼吸恢复，但患者仍昏迷，最后意识恢复，但易激惹、烦躁。

子痫通常在子痫前期的基础上发生抽搐，但应与癫痫、脑炎、脑肿瘤、脑血管畸形破裂出血、糖尿病高渗性昏迷、低血糖昏迷相鉴别，通过询问病史及检查，一般不难鉴别。

Q: 子痫的治疗原则有哪些?

子痫的治疗原则是积极控制病情，尽可能延长孕周，最大限度保护母婴安全。

1. 一般急诊处理：子痫发作时需保持气道通畅，维持呼吸、循环功能稳定，密切观察生命体征，留置导尿管监测尿量等。避免声、光等刺激。预防坠地外伤、唇舌咬伤。

2. 控制抽搐：硫酸镁是治疗子痫及预防复发的首选药物。当患者存在硫酸镁应用禁忌或用硫酸镁治疗无效时，可考虑应用地西泮、苯妥英钠或冬眠合剂控制抽搐。子痫患者产后需继续应用硫酸镁 24 ~ 48 小时。

3. 降低颅压：可给予 20% 甘露醇快速静脉滴注降低颅压。

4. 控制血压：脑血管意外是子痫患者死亡的最常见原因。当收缩压持续 ≥ 160 mmHg，舒张压 ≥ 110 mmHg 时要积极降压以预防脑血管并发症。

5. 纠正缺氧和酸中毒：面罩和气囊吸氧，根据动脉血气 pH、二氧化碳分压、碳酸氢根浓度等，给予适量 4% 碳酸氢钠纠正酸中毒。

6.终止妊娠：一旦抽搐控制后即可考虑终止妊娠。

Q: 什么叫 HELLP 综合征？

HELLP 综合征以溶血、肝酶升高及血小板减少为特点，是子痫前期的严重并发症，常危及母儿生命。该病可以发生在无血压升高或血压升高不明显或没有蛋白尿的情况下，可以发生在子痫前期临床症状出现之前，也可以发生在抗磷脂综合征患者中。

Q: HELLP 综合征对母儿分别有哪些影响？

1.对母体的影响：HELLP 综合征孕妇可并发肺水肿、胎盘早剥、体腔积液、产后出血、弥散性血管内凝血、肾衰竭、肝破裂等，剖宫产率高，死亡率明显增高。有资料表明，多器官功能衰竭及弥散性血管内凝血是 HELLP 综合征最主要的死亡原因。

2.对胎儿的影响：因胎盘供血、供氧不足，胎盘功能减退，导致胎儿生长受限、死胎、死产、早产。

Q: HELLP 综合征的临床表现及诊断是什么？

临床表现：常见主诉为右上腹或上腹部疼痛、恶心、呕吐、全身不适等非特异性症状，少数可有轻度黄疸，查体可发现右上腹或上腹肌紧张，体重骤增、水肿。如凝血功能障碍严重可出现血尿、消化道出血。

可发生于妊娠中期至产后数日的任何时间，70% 以上发生于产前。

诊断：本病表现多为非特异性症状，确诊主要依靠实验室检查。

Q: HELLP 综合征如何治疗？

HELLP 综合征应住院，并按照重度子痫前期治疗，在此基础上的其他治疗包括：①糖皮质激素；②输注血小板；③产科处理。

终止妊娠的时机：孕龄 ≥ 34 周或胎肺已成熟、胎儿窘迫、先兆肝破裂及病情恶化者，应立即终止妊娠；病情稳定、妊娠 < 34 周、胎肺不成熟及胎儿情况良好者，可延长 48 小时，以完成糖皮质激素促胎肺成熟，然后终止妊娠。

第七节　妊娠合并心脏病

Q: 妊娠期容易合并哪些种类的心脏病？

妊娠合并心脏病主要分为结构异常性心脏病、功能异常性心脏病和妊娠期特有心脏病三类，以结构异常性心脏病为主，其中先天性心脏病占35%～50%。随着生活及医疗条件的改善，以往发病率较高的风湿性瓣膜性心脏病发病率逐年下降。妊娠期特有心脏病如妊娠期高血压疾病性心脏病、围产期心肌病等也占有一定的比例。

1. 结构异常性心脏病：妊娠合并结构异常性心脏病常见的有先天性心脏病、瓣膜性心脏病和心肌炎。这类心脏病是否能耐受妊娠及分娩，应经专科医生进行评估后再做决定，以免引起不良后果。

2. 功能异常性心脏病：主要包括各种无心血管结构异常的心律失常。功能异常性心脏病是以心电和传导异常、起搏点异常为主要病理生理基础的疾病，应根据心律失常的类型、严重程度及其对心功能的影响，决定是否妊娠和选择终止妊娠时机与方式，并请专科医生协助鉴别诊断及进行针对性治疗。

3. 妊娠期特有的心脏病。

（1）妊娠期高血压疾病性心脏病：以往无心脏病病史的妊娠期高血压疾病孕妇，突然发生以左心衰竭为主的全心衰竭，称为妊娠期高血压疾病性心脏病。

（2）围产期心肌病：指既往无心血管疾病史的孕妇，在妊娠晚期至产后6个月内发生的扩张型心肌病，表现为心肌收缩功能障碍和充血性心力衰竭。发生于妊娠晚期占10%，产褥期及产后3个月内最多，约占80%，产后3个月以后占10%。

临床表现不尽相同，主要表现为呼吸困难、心悸、咳嗽、咯血、端坐呼吸、胸痛、肝大、水肿等心力衰竭症状。25%～40%的患者出现相应器官栓塞症状。一部分患者可因发生心力衰竭、肺梗死或心律失常而死亡。初次心力衰竭经早期治疗后，1/3 ～ 1/2 的患者可以完全康复，再次妊娠可能复发。曾患围产期心肌病、心力衰竭且遗留心脏扩大者，应避免再次妊娠。

Q: 妊娠心脏病如何进行评估？

　　根据心脏病种类、病变程度、是否需手术矫治、心功能级别进行妊娠风险评估，并综合判断心脏耐受妊娠的能力。

　　1. 可以妊娠：心脏病变较轻，心功能Ⅰ ～ Ⅱ级且既往无心力衰竭史，亦无其他并发症，妊娠风险低级别者，可以妊娠。但应告知妊娠和分娩可能加重心脏病或出现严重心脏并发症，甚至危及生命。同时动态进行妊娠期风险评估，并从妊娠早期开始定期进行孕期检查。

　　2. 不宜妊娠：心脏病变复杂或较重、心功能Ⅲ ～ Ⅳ级、有极高孕产妇死亡和严重母儿并发症风险者，不宜妊娠。年龄在 35 岁以上，心脏病病程较长者，发生心力衰竭的可能性极大，也不宜妊娠。对于有可能行矫治手术的心脏病患者，应建议其在孕前行心脏手术治疗，术后再由心脏科、产科医生共同行妊娠风险评估，患者在充分了解病情及妊娠风险的情况下再妊娠。

Q: 妊娠心脏病如何加强孕期保健？

　　1. 产前检查的频率：自妊娠早期开始进行产前检查，并告知妊娠风险和可能会发生的严重并发症，建议在二级以上妇产专科或综合医院规范进行孕期保健；妊娠风险低者，产前检查频率同正常妊娠。每次检查应进行妊娠风险评估，妊娠风险分级增高，产前检查次数应增加。妊娠 32 周后，发生心力衰竭的概率增加，产前检查应每周 1 次。发现早期心力衰竭征象，应立即住院。孕期经过顺利者，亦应在 36 ～ 38 周提前住院待产。

　　2. 产前检查内容：除常规的产科项目外，应增加评估心功能的检查，并询问患者的自觉症状，加强心率（律）和心肺的听诊。由产科医生和心脏专科医生共同评估心脏病的严重程度及心功能，及时发现疾病变化并做好及时转诊。

　　3. 胎儿监测：先天性心脏病患者的后代发生先天性心脏病的风险为 5% ～ 8%，妊娠期进行胎儿心脏病的筛查，发现胎儿严重复杂心脏畸形可以尽早终止妊娠。母体患心脏病的种类、缺氧的严重程度、心功能状况、妊娠期抗凝治疗、是否出现严重心脏并发症等均与胎儿并发症有关，如流产、早产、胎儿生长受限、低出生体重、胎儿颅内出血、新生儿窒息和新生儿死亡等。妊娠28 周后进行胎儿脐血流、羊水量和无应激试验等监测。

Q: 妊娠心脏病如何防治心力衰竭?

1. 休息:保证充分休息,避免过劳及情绪激动。

2. 饮食:要避免过度加强营养而导致体重过度增长,以整个妊娠期增重不超过 12 kg 为宜。保证合理的高蛋白、高维生素和铁剂的补充,妊娠 20 周以后预防性应用铁剂防止贫血。适当限制食盐量,一般每日食盐量不超过 4 ~ 5 g。

3. 预防和积极治疗引起心力衰竭的诱因:预防上呼吸道感染,纠正贫血,治疗心律失常。孕妇心律失常发生率较高,对频繁的室性期前收缩或快速室性心律,必须用药物治疗。防治妊娠期高血压疾病和其他合并症与并发症。

4. 动态观察心脏功能:定期进行超声心动图检查。

5. 心力衰竭的治疗:一旦发生急性心力衰竭,需多学科合作抢救。根据孕周、疾病的严重程度及母儿情况综合考虑终止妊娠的时机和方法。

Q: 妊娠心脏病患者如何管理产褥期?

分娩后 3 日内,尤其产后 24 小时仍是发生心力衰竭的危险时期,产妇须充分休息并密切监护。产后出血、感染和血栓栓塞是严重的并发症,极易诱发心力衰竭,应重点预防。心脏病妊娠风险低且心功能 I 级者建议哺乳。对于心脏病严重的产妇,即使心功能 I 级,也建议人工喂养。华法林可以分泌至乳汁中,长期服用者建议人工喂养。不宜再妊娠的阴道分娩者,可在产后 1 周行绝育术。

第八节　妊娠期高血糖

Q: 妊娠期高血糖有哪些情况?

1. 糖尿病合并妊娠（PGDM）：包括孕前已经诊断的糖尿病和怀孕后初次检查血糖值达到了糖尿病的诊断标准，有 1 型糖尿病合并妊娠和 2 型糖尿病合并妊娠。

2. 糖尿病前期：包括空腹血糖受损（IFG）及糖耐量受损（IGT）。

3. 妊娠期糖尿病（GDM）：在妊娠 24 周后进行诊断，包括 A1 型 GDM（可以经营养和运动将血糖控制在理想状态）和 A2 型 GDM（需要使用药物控制血糖才能将血糖控制在理想状态）。

Q: 妊娠期糖尿病对孕妇有哪些影响?

妊娠合并糖尿病对母儿的影响及其程度取决于糖尿病病情及血糖控制水平。病情较重或血糖控制不良者，对母儿的影响极大，母儿的近、远期并发症发病率也相应较高。

对孕妇的影响如下。

1. 高血糖可使胚胎发育异常甚至死亡，流产发生率达 15% ~ 30%。

2. 发生妊娠期高血压疾病的可能性较非糖尿病孕妇高 2 ~ 4 倍，可能与存在严重胰岛素抵抗状态及高胰岛素血症有关；当糖尿病伴有微血管病变尤其合并肾脏病变时，妊娠期高血压及子痫前期发病率可高达 50% 以上。

3. 未能很好控制血糖的孕妇易发生感染，感染亦可加重糖尿病代谢紊乱，甚至诱发酮症酸中毒等急性并发症。

4. 羊水过多发生率较非糖尿病孕妇多 10 倍。其原因可能与胎儿高血糖、高渗性利尿致胎尿排出增多有关。

5. 因巨大胎儿发生率明显增高，难产、产道损伤、手术产概率增高，产程延长易发生产后出血。

6.1 型糖尿病孕妇易发生糖尿病酮症酸中毒，是孕妇死亡的主要原因。

7. 妊娠期糖尿病孕妇再次妊娠时，复发率高达 33% ~ 69%。远期患糖尿病概率也增加，17% ~ 63%将发展为 2 型糖尿病。同时，远期心血管系统疾病的发生率也高。

Q: 妊娠期糖尿病对胎儿有哪些影响？

1. 巨大胎儿：发生率高达 25% ~ 42%。

2. 胎儿生长受限：发生率约为 21%。妊娠早期高血糖有抑制胚胎发育的作用，导致胚胎发育落后。糖尿病合并微血管病变者，胎盘血管常出现异常，影响胎儿发育。

3. 流产和早产：妊娠早期血糖高可使胚胎发育异常，最终导致胚胎死亡而流产。合并羊水过多易发生早产，并发妊娠期高血压疾病、胎儿窘迫等情况时，常需提前终止妊娠，早产发生率为 10% ~ 25%。

4. 胎儿窘迫和胎死宫内：可由妊娠中晚期发生的糖尿病酮症酸中毒所致。

5. 胎儿畸形：未控制孕前糖尿病的孕妇，严重畸形发生率为正常妊娠的 7 ~ 10 倍，与受孕后最初数周高血糖水平密切相关，是围产儿死亡的重要原因。

Q: 妊娠期糖尿病对新生儿有哪些影响？

1. 新生儿呼吸窘迫综合征：发生率增高。高血糖刺激胎儿胰岛素分泌增加，形成高胰岛素血症，后者具有拮抗糖皮质激素促进肺泡Ⅱ型细胞表面活性物质合成及释放的作用，使胎儿肺表面活性物质产生及分泌减少，胎儿肺成熟延迟，出现新生儿呼吸窘迫综合征。

2. 新生儿低血糖：新生儿脱离母体高血糖环境后，高胰岛素血症仍存在，若不及时补充糖，易发生低血糖，严重时会危及新生儿生命。

Q: 哪些情况下孕妇应警惕合并糖尿病？

妊娠期有三多症状（多饮、多食、多尿），本次妊娠并发羊水过多或巨大胎儿，以及过度肥胖者，应警惕合并糖尿病的可能。但大多数妊娠期糖尿病患者无明显的临床表现。

Q: 糖尿病合并妊娠（PGDM）如何诊断？

符合以下 2 项中任意一项者，可确诊为 PGDM。

1. 妊娠前已确诊为糖尿病的患者。

2. 妊娠前未进行过血糖检查，存在糖尿病高危因素者，如肥胖（尤其重度肥胖）、一级亲属患 2 型糖尿病、妊娠期糖尿病史或大于胎龄儿分娩史、有多囊卵巢综合征及妊娠早期空腹尿糖反复阳性，首次产前检查时应明确是否存在妊娠前糖尿病，达到以下任何一项标准应诊断为 PGDM。

（1）空腹血糖 ≥ 7.0 mmol/L（126 mg/dL）。

（2）伴有典型的高血糖或高血糖危象症状，同时任意血糖 ≥ 11.1 mmol/L（200 mg/dL）。

（3）糖化血红蛋白 ≥ 6.5%，但不推荐妊娠期常规用糖化血红蛋白进行糖尿病筛查。

Q: 妊娠期糖尿病（GDM）如何诊断？

1. 推荐医疗机构对所有尚未被诊断为 PGDM 或 GDM 的孕妇，在妊娠 24 ~ 28 周及 28 周后首次就诊时行 75 g 口服葡萄糖耐量试验（OGTT）。

75 g OGTT 的结果解读：空腹及服糖后 1 小时、2 小时的血糖阈值分别为 5.1 mmol/L、10.0 mmol/L、8.5 mmol/L。任何一点血糖值达到或超过上述标准即诊断为 GDM。

2. 孕妇具有 GDM 高危因素或者医疗资源缺乏地区，建议妊娠 24 ~ 28 周首先检查空腹血糖。空腹血糖 ≥ 5.1mmol/L，可以直接诊断为 GDM，不必行 75 g OGTT。

GDM 的高危因素：①孕妇因素：年龄 ≥ 35 岁、妊娠前超重或肥胖、糖耐量异常史、多囊卵巢综合征；②家族史：糖尿病家族史；③妊娠分娩史：不明原因的死胎史、死产史、流产史、巨大胎儿分娩史、胎儿畸形和羊水过多史、GDM 史；④本次妊娠因素：妊娠期发现胎儿大于孕周、羊水过多，反复患外阴阴道假丝酵母菌病者。

Q: 糖尿病患者可否妊娠？

1. 糖尿病患者于妊娠前应确定糖尿病严重程度。未经治疗的 10 岁以前发病或病程 ≥ 20 年，或合并单纯性视网膜病变、糖尿病肾病，或眼底有增生性视网膜病变或玻璃体积血的患者，一旦妊娠，对母儿危险均较大，应避孕，不宜妊娠。

2. 器质性病变较轻、血糖控制良好者，可在积极治疗、密切监护下继续妊娠。

3. 从妊娠前开始，在内科医生协助下严格控制血糖值。

Q: 如何管理糖尿病孕妇？

1. 妊娠期血糖控制目标：GDM 患者妊娠期血糖应控制在餐前及餐后 2 小时血糖值分别 ≤ 5.3 mmol/L 和 6.7 mmol/L；夜间血糖不低于 3.3 mmol/L；妊娠期 HbAlc 宜 < 5.5%。PGDM 患者妊娠期血糖控制应达到下述目标：妊娠早期血糖控制勿过于严格，以防低血糖发生；妊娠期餐前、夜间血糖及空腹血糖宜控制在 3.3 ~ 5.6 mmol/L，餐后峰值血糖 5.6 ~ 7.1 mmol/L，HbAlc < 6.0%。无论是 GDM 还是 PGDM 患者，经过饮食和运动管理，妊娠期血糖达不到上述标准时，应及时加用胰岛素或口服降糖药物进一步控制血糖。

2. 医学营养治疗：目的是使糖尿病孕妇的血糖控制在正常范围，保证孕妇和胎儿的合理营养摄入，减少母儿并发症的发生。多数 GDM 患者经合理饮食控制和适当运动治疗，均能控制血糖在满意范围。每日摄入总能量应根据不同妊娠前体重和妊娠期的体重增长速度而定。

3. 运动疗法：可降低妊娠期基础胰岛素抵抗，每餐 30 分钟后进行中等强度的运动对母儿无不良影响。

4. 药物治疗：不能达标的 GDM 患者首先推荐应用胰岛素控制血糖。

第九节　　羊水栓塞

Q: 什么是羊水栓塞?

羊水栓塞指的是在分娩过程中（分娩前、分娩后短时间内）羊水或其他内容物进入母体血液循环而引发一些严重临床表现，如肺动脉高压、低氧血症、循环衰竭、弥漫性血管内凝血，起病急骤，病情凶险，难以预测，是一种严重的过敏样反应。羊水栓塞发病率比较低，较为罕见。

Q: 羊水栓塞有多可怕?

羊水栓塞死亡率非常高，发生的概率大概在十万分之一。在子宫收缩过强、有血管破裂的产妇中发生率更高，因为此种情况很可能导致羊水进入到母体的血液循环当中。一般出现羊水栓塞时可有呼吸困难等不适症状，疾病进展迅速，一旦发现异常应立即展开救治。

Q: 羊水栓塞是怎样发生的?

羊水是妊娠时羊膜腔内的液体。羊水栓塞是由于羊水进入母体血液循环而引起的肺动脉高压、缺氧、多器官功能衰竭等一系列病理生理变化的过程。

Q: 哪些孕妇容易发生羊水栓塞?

医学研究认为，有以下危险因素或诱因的人群，更容易发生羊水栓塞。

1. 高龄初产：产妇年龄在 35 岁或以上，第一次生产。

2. 经产妇：有多次分娩史，多次分娩对子宫颈或子宫下段伤害更大，除了易导致产后出血也会增加羊水栓塞的机会。

3. 羊水过多。

4. 多胎妊娠。

5. 急产：产程不超过 3 小时的产妇。

6. 胎膜早破或者进行羊膜腔穿刺的孕妇。

7. 前置胎盘：胎盘附着于子宫下段或者全部覆盖子宫颈内口。

8. 药物引产：尤其是大月份钳刮术，子宫不完全破裂。

9. 剖宫产相对于自然分娩更容易发生羊水栓塞。

Q: 如何预防羊水栓塞？

一般没有具体的方法来预防羊水栓塞，但可以通过做好产前检查、规范的医疗操作等减少羊水栓塞的发生。

1. 做好产前检查：孕妇在怀孕期间需要定期做产前检查，如果发现胎盘早剥、高血压等，需要及时进行治疗。

2. 规范的医疗操作：在生产期间需要减少不必要的人工操作，大夫要做到"多看（密切观察产程以及产妇的一般情况）、多谈（与孕妇及家属随时交代病情，沟通处理方案）、少动手（避免不必要的干预，比如人工破膜、缩宫素引产、剖宫产等）"。对于 30 岁以上的产妇，特别是出现了胎膜早破，子宫发育不良等，需要积极配合医生进行生产。在生产的过程中如果出现了胸闷等不适症状，需要及时告知医生。

第十节　产后出血

Q: 什么是产后出血？

胎儿娩出后 24 小时内阴道流血量超过 500 mL 者，称为产后出血。产后出血时期包括胎儿娩出后至胎盘娩出前，胎盘娩出至产后 2 小时以及产后 2 小时至 24 小时 3 个时期，多发生在前两期。产后出血为产妇重要死亡原因之一，在我国目前居首位。

Q: 分娩后出血多少就是产后出血了？

生完孩子每个产妇都有阴道出血，孩子自阴道娩出后 24 小时内阴道流血量超过 500 mL，剖宫产时超过 1000 mL 称为产后出血。如果未及时处理，产妇会出现头晕、面色苍白、烦躁、皮肤湿冷、脉搏细数等症状，严重的会出现失血性休克、严重贫血等。

Q: 产后为什么会大出血？

产后出血的原因是多方面的，包括以下几个因素。

子宫收缩乏力：包括全身因素、产科因素、子宫因素及药物因素。

胎盘因素：胎盘滞留，胎盘植入，胎盘部分残留等因素。

软产道裂伤：会阴、阴道、宫颈等部位不同程度损伤。

凝血功能障碍：各种内科血液系统疾病，如肝脏疾病、免疫性疾病等。

究竟具体是什么原因引起的大出血，需要医生判断明确。要针对出血的原因，及时对症处理。

Q: 产后出血会不会有生命危险？

产后出血是孕产妇死亡的首位因素。产后出血如果治疗不及时的话是会有生命危险的。主要看产妇的出血量及生命体征，严重者需要切除子宫，会对身体造成很大危害，如果不积极查找出血原因，甚至会导致产妇死亡，因此一定要引起足够的重视。如果发生出血，一定要积极对症治疗，组建抢救团队，必要时给予输血，只要能及时止血和补充血容量，一般情况下是可以避免生命危险的。另外，在生产之前孕妇要进行全面的身体检查，日常要多注意活动，生产的时候要注意保持情绪镇定平和，否则容易导致产后出血。

Q: 如何预防产后出血？

1. 产前预防：即怀孕期预防。定期产检，发现高危因素如贫血、肥胖、前置胎盘等，应增加产前检查次数，若出现异常情况及时就医。

2. 产时预防：即生产过程中的预防，密切观察产程进展，鼓励产妇多进饮食，注意休息，对于有产后出血史的患者提前给予预防性治疗，密切观察产妇各项生命体征。

3. 产后预防：因出血多发生在产后 2 小时内，胎盘娩出后，应准确测量产后出血量，尤其要注意少量持续鲜红血液的流出，密切监测生命体征，鼓励产妇尽早排尿，持续按摩子宫，让宝宝尽早吃奶，以便能反射性引起子宫收缩，减少出血量。

Q: 产后出血到哪种程度就需要输血了？

一般产后出血量达到 1000 mL 需要输血。血红蛋白 < 60 g/L 几乎均需要输血，血红蛋白 < 70 g/L 者需经综合评估，进行输血，通常予以成分输血，包括红细胞悬液、凝血因子、血浆、血小板等。有条件的可以自体血输注。

第十一节　　子宫破裂

Q: 什么是子宫破裂?

子宫破裂是指子宫体部或子宫下段于分娩期或妊娠期发生裂伤，为产科严重并发症，威胁母儿生命。患者主要死于出血、感染休克。子宫破裂绝大多数发生于妊娠 28 周之后，分娩期最多见，目前发生率控制在 1‰以下，产妇病死率为 5%，婴儿病死率达 50% ~ 75%，甚至更高。

Q: 为什么会出现子宫破裂?

子宫破裂顾名思义就是子宫有了裂口。常见原因如下。

1. 子宫上有瘢痕，如患者做过剖宫产、子宫肌瘤剥除、子宫病损切除等手术，会在子宫上留下瘢痕，这样的患者在妊娠晚期或者再次分娩选择顺产时可因子宫腔内的压力增高而撑破瘢痕造成破裂。

2. 顺产的过程中出现胎儿下降受阻，如母亲骨盆狭窄、胎儿太大、胎位异常等，常使受压的子宫过分伸展变薄而发生破裂。

3. 催产药物使用不当，或者孕妇对于催产的药物过于敏感，造成宫缩过强产生破裂。

4. 由生产过程中的助产所致。

5. 子宫发育异常，反复宫腔操作导致子宫壁菲薄。

子宫破裂后要结合实际情况判断，如果破裂比较轻微，积极治疗后恢复情况良好还是能生宝宝的，如果破裂严重，通常不能生宝宝。

Q: 子宫破裂后会怎么样?

子宫破裂后给身体带来的影响还是挺大的。

1. 无法再次受孕。

2.并发后遗症，如果子宫破裂不能及时得到挽救，则容易产生后遗症，出现身体虚弱、贫血、抵抗力差经常生病等。

Q: 哪些人群容易发生子宫破裂？

造成子宫破裂的因素特别多，最常见的原因就是瘢痕子宫，如女性既往做过剖宫产手术或者是做过子宫肌瘤剔除术，在手术以后子宫上就有瘢痕存在，再次怀孕的时候，就可能会因为瘢痕处的破裂而导致子宫破裂，这时候就可能会引起严重的腹痛，还会导致胎死宫内。

还有一些梗阻性难产的孕妇，也可能出现子宫破裂，多见于宫颈瘢痕或者是骨盆狭窄，以及头盆不称的孕妇。同时在生产过程中，如果缩宫素使用不当，也可能会造成子宫收缩过强、强直性宫缩，从而引起子宫破裂。

第五章

产褥期与母乳喂养准备

第一节　产褥期

Q: 俗称的"坐月子"是什么？

"坐月子"即产褥期，旧的传统认为产后"坐月子"的时间为一个月，产后休息满1个月就是全部恢复了。中华人民共和国成立以后党和政府十分关心妇女和儿童的健康，国家制定了母婴保护法，对妇女产后休养假期规定为56天。现代医学教科书明确规定：产褥期是指胎儿、胎盘娩出后的产妇生殖器官、身体除乳腺外和心理方面调适复原的一段时间，需6~8周，也就是42~56天。在这段"坐月子"的6~8周时间内，产妇应该以休息为主，尤其是产后15天内应以卧床休息为主，调养好身体，促进全身器官及系统，尤其是生殖器官的尽快恢复。

Q: 月子里该吃什么，怎么吃？

在怀孕10月里，女性的各个器官和系统都发生了不同程度的改变，一朝分娩后这些器官需要一定的时间才能恢复到孕前状态，这个时期我们称为产褥期。科学"坐月子"是安全度过产褥期的一部分。月子里的衣食住行都很重要，我们先谈谈"吃"的问题：

1. 产后不要一上来就吃大鱼大肉等油腻的东西来进补，饮食方面第一周相对更要清淡易消化，这时产妇的消化道蠕动缓慢，太油腻的东西不好消化；而且，产妇刚刚分娩完，活动量还不大，不需太多能量消耗；另外，乳腺管还处于水肿状态，吃了大补的东西乳房会更肿胀。当然，我们所说的清淡并非不让放盐，产后一周产妇出汗非常厉害，盐的丢失也会多一些，过分的低盐可能造成低钠血症，导致产妇头晕、乏力。随着消化功能的改善，可以逐渐增加蛋白类食物，并增加汤类食物以增加乳量，每餐注意荤素搭配、营养均衡。有的产妇乳汁分泌较多，婴儿根本吃不完，此时汤类饮食要相应减少，避免乳汁过多导致淤积。

2. 哺乳期蔬菜正常吃，但不要生吃，蔬菜提供的纤维素能减少便秘的发生。

3. 水果可作为天然维生素的补充，并能提供纤维素，产褥期同样可以吃，但不要吃冷藏水果，一次不能吃太多，夏天可以吃室温下的水果，秋冬季节要加温后方可食用。

4. 月子里要避免辛辣刺激的食物，忌烟酒、浓茶和咖啡，也不可以喝冷饮。

Q: 怎样保证产妇充足的睡眠？

分娩已经让产妇非常疲惫，加之宝宝的哭闹和喂养，更让新手妈妈感到分身乏术，与此同时，休息不好乳量也会减少，月子里很多产妇为此感到很焦虑，甚至抑郁。宝宝的睡眠呈片断性，宝宝睡觉时，产妇也要抓紧时间休息。另外，也要慢慢培养宝宝吃奶的规律性，规律的睡眠及喂奶可以保证产妇充分休息，也可以让宝宝逐步养成规律的生活习惯！月子里还可以谢绝一些亲朋好友的探视来保证休息时间。

Q: 产后活动及康复需要注意什么？

1. 自然分娩者在 6 ~ 12 小时可起床轻微活动，24 小时后室内随意走动。有会阴侧切口的产妇在睡眠时要向伤口的另一边侧卧，有助于减轻伤口疼痛并加快恢复。

2. 剖宫产术后 6 小时之内，床上主动或被动活动，24 小时之后，建议下床活动。早期下床活动可减少血栓形成。

3. 产后第一次下床动作要缓，避免体位性低血压导致的晕厥。

4. 产后避免重体力活动，以免盆腔脏器脱垂，可以做凯格尔运动锻炼盆底肌。

5. 产后 42 天盆底肌肉检查和及时的医学康复非常必要。

Q: 怎样预防产后尿潴留和便秘？

1. 产后 4 小时内产妇要主动排尿。产后因体内潴留大量水分，需由肾脏排出，1 周内尿量明显增多，建议勤排尿、坐起排尿，避免因疼痛、会阴及膀胱水肿、盆底肌疲劳，尿潴留影响子宫收缩，导致产后出血。如有排尿困难，可用热水熏洗外阴，用温开水冲洗尿道外口，下腹正中用热水袋热敷，如果发生下腹憋胀、排尿困难，需及时找医生来处理。

2. 产后活动相对减少，肠蠕动减弱，食物中缺乏纤维素，易发生便秘。故需多饮水多吃绿色蔬菜，适量吃水果，适量活动，杜绝"躺着、坐着"的懒月子，必要时使用乳果糖软化大便，恢复肠蠕动。

Q: "坐月子"需要捂吗？

月子里不能刷牙、不能洗头、不能开窗吹风？月子里不捂会落下"月子病"？这些都是不科学的。

产妇在产褥早期会大量出汗，如果不洗澡不仅会造成身体不适，还会使皮肤滋生大量细菌，导致感染或皮疹。产后可以选择淋浴或擦浴，水温适中，洗澡时间宜短，浴后及时擦干。如果没有医生的医学建议，不要随便盆浴。衣着以棉质、休闲、舒适为宜，勤洗勤换，及时拭净汗液。

起居室要经常开窗通风，尤其在炎热的夏季，但不要让风直吹产妇和婴儿。要预防产褥中暑，产褥中暑是指孕妇身体处在高温、高湿状态，影响机体出汗散热，可以导致体温调节中枢功能衰竭，出现高热、意识丧失、呼吸循环功能衰竭等中暑表现，一旦发现，应立即开窗通风，去除衣物，立即就医，避免发生严重后遗症，甚至死亡。

孕期由于激素的变化，牙龈发生增生，产后容易发生牙龈炎及龋齿，月子里要及时清洁口腔，饭后要漱口，早晚用软毛刷刷牙。

Q: 如何观察恶露及子宫复旧状况？

1. 每日同一时间手测宫底高度，测量前排尿，并按摩子宫使其收缩，每日下降 1 ~ 2 cm，产后 10 日腹部不可触及子宫。

2. 血性恶露持续 3 ~ 4 日，浆液恶露持续 10 日左右，白色恶露约持续 3 周。恶露过多、持续时间过长，或有臭味都是异常现象，要及时就医。

Q: 产妇会阴及乳房应如何护理？

1. 会阴护理：保持外阴清洁干燥，每次大小便后可用温水清洗，如有红肿疼痛，请及时就医。如有需要，医生会开具特殊的清洗液，请按医嘱执行。

2. 乳房护理：哺乳前，母亲要洗手并清洗乳房，乳房有硬块可用温毛巾湿敷。哺乳时要以母儿均舒适的姿势为宜，乳头放在新生儿舌头上方，严禁捂住新生儿口鼻，将大部分乳晕均含入新生儿口中，可避免乳头皲裂，建议先吸空一侧乳房后再吸另侧乳房。

3.泌乳热是指产后 3 ~ 4 天，乳房胀大、泛红、体温高达 37.8 ~ 39 ℃，一般持续 4 ~ 16 小时体温即下降，不属于病态，但需要排除其他原因引起的感染。治疗方法为排空乳房，物理降温。

Q: 产妇呼吸、脉搏、血液方面有哪些变化？

1.因胎盘循环停止，组织液的吸收，产后 3 天内，心脏负担加重，易发生心力衰竭。

2.产后呼吸和脉搏会变慢，如果自觉心悸，测脉搏较平素快，或者呼吸困难、干咳，或咳出粉色泡沫痰，特别是休息时发生上述不适，很大可能是发生了心力衰竭，请立即就医。"围产期心肌病"指发生于妊娠 28 周至产后 6 个月内的扩张型心肌病。

3.产褥早期，血液仍处于高凝状态，易发生血栓。鼓励产妇早期下床活动，保证饮食及睡眠。

4.产褥早期白细胞总数及中性粒细胞处于较高水平，属于正常现象。这就是医生看到这样的化验单时告诉患者不要紧张，不用处理的原因。

Q: 如何指导产妇产后复诊及生育指导？

1.产后 42 天带婴儿一起到医院复诊，做一个较全面的检查，切记带上出院证，方便特殊情况的复查，以免有所遗漏。

2.产褥期内禁忌性交，产后 42 天复诊经医生评估后再进行，应采取避孕措施。

3.原则上是哺乳者以工具避孕为宜，不哺乳者可选用药物避孕。工具避孕首选避孕套，哺乳期产妇阴道较干燥，不适用避孕药膜，不宜使用雌孕激素复合避孕药或避孕针以及安全期避孕。

Q: 产褥期抑郁症有什么症状？应该怎么办？

"产褥期抑郁症"在产褥期出现，主要症状为精神压抑、自我评价低、严重者有自杀或杀婴倾向，通常在产后 2 周内出现。通俗来讲就是觉得自己哪都不行、看谁都不顺眼、胡思乱想、莫名其妙大悲或大喜。

"心理治疗"是重要的治疗手段，包括心理支持咨询与社会干预。家人的关心、无微不至的照顾、良好的家庭关系、良好的睡眠习惯都对病情有帮助。

一旦发现或有所怀疑，请及时寻求心理医生帮助，该用药时一定要用药。

这里特别强调丈夫的参与，月子里丈夫的参与是对产妇最好的支持！丈夫的参与，可以减少产后抑郁症的发生。人们常说，3 岁之前的记忆是不具体的，但 3 岁之前培养的感情是最坚韧的，这就是很多小孩儿不论多大，总是不由自主会想靠近生命之初陪伴他们的那几个人！所以丈夫在月子里一定要好好陪伴自己的爱人和孩子。

Q: 产褥期感染有哪些表现？

产褥期感染是指分娩期、产褥期生殖道受病原体侵袭引起局部或全身感染。其三大症状为发热、疼痛、异常恶露。产褥早期发热常见原因是脱水，但在 2 ~ 3 日低热后，突然出现高热，应考虑感染可能。一旦发现或怀疑，请立即就医，因为产褥感染与产科出血、妊娠合并心脏病及严重的妊娠期高血压疾病是导致孕产妇死亡的四大原因。临产前两个月及产褥期应避免性生活及盆浴，加强营养，增强体质，及时治疗妇科炎症。

Q: 有内科并发症的产妇应注意哪些问题？

1. 糖尿病孕产妇要增加蛋白并控糖，少量吃水果，强调运动，避免血糖忽高忽低，遵从医嘱，在保证能量及营养供应的前提下控糖。孕前口服降糖药者，需改用胰岛素。

2. 高血压孕产妇控盐、控糖、控油，高蛋白饮食，学会监测血压并记录，方便医生监测疗效。规律用药、放松心情、保证睡眠、杜绝熬夜，尤其是年轻人，要避免长时间刷手机、玩游戏，一定按时复诊，出现头疼、头晕、上腹部不适、水肿等随时就诊，不得耽搁，不得自行停药或减量。

3. 出现腹部不适，要及时就诊，因为除了宫缩，很可能是肝胆胰腺疾患、胃肠炎、阑尾炎，也有可能是泌尿系结石、输尿管积水、妇科炎症等，要及时就医，早期发现就可能治愈，化险为夷。

4. 孕期常用药物的注意事项如下。

（1）消炎药要遵从医嘱，规律服药，不能私自服用并任意延长疗程，避免杀掉人体正常菌群，导致菌群失调，继发真菌感染等。

（2）左甲状腺素钠（优甲乐）早晨空腹口服。

（3）拉贝洛尔等降压药尽量安排在白天间隔口服。

（4）因病情需要用奥硝唑等哺乳禁用药物，需暂时停奶并排空乳房。

（5）糖尿病孕妇产后胰岛素需减量。

（6）严重合并症，或慢性病，需要长期口服的药物必须遵从医嘱，并及时定期复查。

5.特殊情况需要回奶。如患 HIV 感染、心力衰竭等严重合并症，不能哺乳的产妇，要回奶。

第二节　　母乳喂养准备

Q: 怀孕早期乳房怎样护理？

怀孕后整个乳房会涨大，乳房变得发紧、沉重，更加丰满。乳头会变得更加坚挺和敏感。整个孕期，孕妇需要重新选择并调整乳罩的大小，要选择透气、吸汗的纯棉质地的全罩杯乳罩，并有软钢托支撑，肩带要宽，大小要以舒适为准，太小的乳罩会限制乳腺组织的正常发育，影响今后的哺乳。太大的乳罩起不到承托沉重的乳房、保护腺体舒适生长的作用。睡觉时取下乳罩，有利于乳腺的血液循环。

Q: 怀孕中后期乳房如何护理？

怀孕中后期，乳房继续增大，可能会出现妊娠纹。初乳在这个时候也有可能会渗出，孕晚期渗出的情形更多见一些，在乳头表面可能形成一层痂皮。洗澡时可以用温水清洁一下渗出的乳汁，表面痂皮较厚时可以先用一些植物油湿润软化痂皮，避免使用肥皂以及过度清洗。如果存在乳头凹陷，在孕 37 周后，每天进行两次乳头凹陷纠正：用拇指和食指在乳晕上沿着正上、正下的方向，轻柔地按压乳房，使乳头尽量凸出，再用拇指、食指和中指捏住乳头往外牵拉乳头数次。有流产及早产史的孕妇避免在孕中期及孕晚期的早期过分刺激乳头，以免诱发宫缩。

Q: 产后如何护理乳房？

1. 产后 2 ~ 3 天乳房开始变得肿胀，伴腋下疼痛，乳头会被拉平变短，挤压乳房排奶时并没有太多的乳汁流出，可以伴有体温的短暂升高，这是生理性涨奶。产后早开奶、频繁哺乳可以减轻生理性涨奶。

2. 宝宝吃完奶后产妇要带一个棉质的、合适的胸罩，对乳房起到一个承托作用，可以避免乳房下垂。

3. 可以吃完一侧乳房的奶再吃另一侧，下次喂奶要倒过来，先吃上次没有吃完的这一侧，这样让每侧乳房都有排空的时间，两侧乳房就会大小一致。如果总是习惯吃一侧，会形成双侧乳房大小不一，影响美观。如果乳汁分泌较多，宝宝吃饱后乳汁残留多，可以人工吸空残留乳汁，以防乳汁淤积引起乳腺炎。吸出的乳汁可以冰冻，在产妇不方便哺乳时给宝宝吃。

4. 让宝宝吸吮时嘴巴包住整个乳头及部分乳晕，在吸完奶后，适当地下压宝宝下颌，轻轻拽出奶头，避免强行拽出损伤乳头。

5. 乳头凹陷者，可以在医生指导下牵拉乳头或使用乳头矫正器纠正，期间使用人工吸奶器吸空乳房，吸出来的奶喂给宝宝。

6. 产妇保持愉快的心情和充足的睡眠，可促进乳汁分泌。

Q: 哺乳前需要消毒乳头吗？

正常哺乳前不需要每次清洁乳头，更不需使用酒精等消毒乳头。母乳喂养本身就是一个带菌喂养的过程，有助于宝宝建立跟妈妈一样的菌群，从而产生抵抗力。过度频繁地清洗乳头反而会破坏皮肤表面的油脂保护层，引起乳头皲裂。当出现皲裂时，可用温水轻轻擦拭乳头，然后涂抹天然成分的羊脂膏保湿滋润乳头，明显伤口的地方可以外涂抗生素软膏来预防感染，喂宝宝之前，可以用清水或者湿纸巾清洁一下再喂宝宝。

Q: 哺乳后乳房护理包括什么？

1. 指导产妇在哺乳后挤一滴乳汁涂在乳头周围，并晾干。

2. 帮助产妇外置水凝胶、乳垫等乳头保护品，然后戴上胸罩以保护乳房。

3. 母乳过多时，或新生儿尚未吃空就停止哺乳时，需指导产妇将剩余乳汁及时用吸奶器吸干净或用手挤干净。

4. 将挤出的乳汁接到清洁的杯子里，倒入消毒奶瓶，存放在冰箱里，或者将乳汁吸出，储存于储奶袋中，20 ~ 30 ℃保存不超过 4 小时，4 ℃不超过 48 小时，–15 ~ –5 ℃可保存至 6 个月。

Q: 什么情况下需要挤奶？如何挤奶和按摩乳房？

1. 当发生以下情况时需要挤奶：①缓解乳胀、乳汁淤积。②母亲或婴儿生病时保持泌乳。③缓解乳房疼痛。

2. 挤奶的步骤和方法：①湿热敷乳房 3 ~ 5 分钟。②正确的手法：先洗干净手，然后用双手的拇指和其他手指配合，轻压在乳晕外的部位，再用拇指和食指同时向下施压，由轻到重，将乳汁挤出来。③当产妇发生乳房胀痛或出现硬节、硬块时需要乳腺按摩。

3. 乳腺按摩：当产妇发生乳房胀痛或出现硬节、硬块时，将双手放于产妇乳房左右，用大小鱼际肌（即手掌靠近腕部的两块肌肉）呈螺旋状按摩乳房，一边按摩，一边移动手掌；再以双手放于乳房上下，从乳房基部朝乳头方向顺序揉压，促使乳腺管通畅，利于乳汁排出。

Q: 什么时候断奶及怎么断奶？

一般认为哺乳时间以 10 ~ 12 个月为宜。随着哺乳时间延长，母乳营养成分会逐渐不能满足婴儿的生理需要，而且还会导致母亲生殖器官的萎缩。

断奶的方法以自然断奶为妥，即逐步减少哺乳次数，缩短每次哺乳时间，同时乳母少进汤类食物，使乳汁逐渐减少而断奶。

Q: 什么情况下不宜哺乳？

主要包括母亲患传染病且处于急性期，如活动性结核、梅毒未行规范治疗、艾滋病等；严重器官功能障碍性疾病，如心功能 II 级以上心脏病等；严重的产后心理障碍和精神疾病；婴儿患有代谢性疾病和乳糖不耐受，如苯丙酮尿症等不宜进行母乳喂养性疾病；另外，母亲酗酒、暴怒、服用对婴儿有影响的特殊药物等也不宜哺乳。

Q: 世界母乳喂养周为哪几天？中国母乳喂养日为哪天？

世界母乳喂养周是由国际母乳喂养行动联盟组织发起的一项全球性的活动，旨在促进社会和公众对母乳喂养重要性的正确认识和支持母乳喂养。每年在 8 月 1 日至 7 日是庆祝世界母乳喂养周，以便在世界各地鼓励母乳喂养并改善婴儿健康。

每年的 5 月 20 日是全国母乳喂养宣传日。在这一天，广泛开展宣传、咨询活动，以强化人们的母乳喂养意识，从而更好地实行计划生育和优生优育。

Q: 乳房在新生儿、婴幼儿期、青春期各有什么变化？

新生儿在出生后 5 天内，受到垂体激素的影响，暂时出现双侧或单侧乳房肿大，直径 1 ~ 2 cm，呈圆锥状，部分新生儿出现红肿、泌乳现象，一般 3 周左右自行消退。4 ~ 8 个月完全消失。

婴幼儿期乳房发育处于静止状态，仅可见一小小乳头，也有个别幼儿 4 ~ 6 岁时乳房肥大，称为乳房过早发育症，多为不同原因引起血液中雌激素增高所致。

青春期女性乳房在脑垂体及卵巢激素的作用下，乳房间质及乳腺导管逐步发育，致乳头、乳晕、乳腺逐步增大，乳房呈半球体状或圆锥状，乳头、乳晕因上皮内色素沉着而颜色加深，男性乳房也可有轻度发育，如乳头下有纽扣大小的腺体，有轻微触痛，乳房稍微突出，多在几个月或一年左右消失。

Q: 妊娠期、哺乳期、绝经期乳房有什么变化？

妊娠期在各种激素的共同作用下，随着妊娠月份的增加，乳房细胞增生，腺泡产生并开始分泌乳汁，致乳房外观更加饱满并有弹性，乳头、乳晕增大，颜色变深，乳晕腺变大，像小丘疹一样，开始分泌滑润物质保护乳头。妊娠期乳房的发育程度是决定产后乳汁分泌的主要因素。

分娩后雌激素减少，解除了对催乳素的抑制，开始泌乳，一般真正大量泌乳开始在产后 3 ~ 4 天，分娩后 1 ~ 2 天分娩的乳汁称为初乳，含有大量蛋白质，对新生儿最为适宜，此时的乳房因腺泡及导管内存在大量的乳汁而明显增大。哺乳后期，随着乳汁减少，一般 9 ~ 10 个月后乳腺开始退化，断乳后不久，乳汁分泌停止，乳房基质中纤维组织再生不足，使停止哺乳后的乳房松弛甚至下垂。

绝经后随着雌孕激素减少，乳腺小叶及末端导管缩小、减少，乳腺间质纤维化、乳房变小失去弹性而下垂。

Q: 女性乳房常见的良性疾病有哪些？

1.乳房发育异常：乳腺或乳头缺如、多乳房、乳房肥大症、多乳头症、乳房位置异常、乳房形态异常等。

2.乳腺炎症与外伤：乳房的非细菌性炎症、急性乳腺炎、积乳囊肿、浆细胞性乳腺炎、乳房湿疹、乳头皲裂、乳房外伤及脂肪坏死、乳房血肿、乳腺肉芽肿等。

3.乳腺结构不良症：乳腺增生症等。

4.乳房良性肿瘤：乳腺纤维腺瘤、导管内乳头状瘤等。

5.乳房的非腺性良性肿瘤：乳房脂肪瘤、乳房囊肿、乳房皮脂瘤囊肿、乳房错构瘤、乳房的骨瘤、乳房平滑肌瘤、乳腺颗粒细胞瘤、乳房表皮囊肿等。

Q: 什么是乳腺纤维瘤？怎样治疗？

乳腺纤维瘤又叫乳腺纤维腺病，是最常见的乳房良性肿瘤，占乳房肿瘤 50% 左右，发病年龄为 18 ~ 40 岁，是腺上皮和结缔组织不同程度增生而成，瘤体多呈圆形或椭圆形，边界清楚，表面光滑，活动良好，无触痛，大者可超过 10 cm。

乳腺纤维腺瘤治疗原则是手术切除，标本送病检明确病理诊断。

Q: 怎样看待乳腺增生症？

乳腺增生症即乳腺结构不良症，是一种非炎症亦非肿瘤的乳腺疾病，好发于 30 ~ 45 岁的中年妇女，是乳腺组织实质成分在数量上增多，表现为乳房周期性或非周期性不同性质的刺痛及不同表现的乳房肿块，临床上根据其发展过程又分为乳痛症期、乳腺增生症中度改变期、纤维腺病期、乳腺囊性增生症期。

乳痛症期即乳腺增生症（乳腺结构不良）的早期阶段，临床表现以乳痛为主要表现，好发年龄为 30 ~ 40 岁，疼痛出现时间多为月经前一周左右，疼痛为慢性钝痛及刺痛，疼痛范围在乳房上下或外侧，位于一侧或两侧乳房，疼痛与情绪、劳累，甚至气候也有一定关系，疼痛、触痛及可变的乳房结节为乳痛症期的三大主要表现。

乳腺增生症可用中、西药缓解疼痛，但必须随访，长时间发现肿块固定不变，可选择粗针穿刺活检或局部切除活检，如果病理检查为上皮细胞不典型增生或重度不典型增生，40 岁以上妇女可行保留乳头及乳晕的皮下腺切除，30 岁以下妇女可进行肿块区段切除，如果发现癌细胞存在，尽快行乳腺癌规范化治疗。

Q: 什么叫乳头溢液？

乳头溢液是非生理情况下，与妊娠哺乳无关的，乳头自发性流液，可以为一侧或双侧，可以来自一个或多个导管溢液，可以自己流出也可以挤出。

乳头溢液按照颜色与性状可分为以下几种类型。

1. 乳汁样溢液，呈稀薄白色乳汁样，多为双侧，可能为内分泌因素或服用药物所致。

2. 血性溢液，多呈棕色、褐色、红色，若为单侧单乳，多为导管内乳头状瘤引起，少数由癌变所致。

3. 浆液性溢液，多呈透明淡黄色，多为导管内乳头状瘤引起，少数为癌变引起。

4. 脓性溢液，多为不透明黏稠的黄色或黄绿色的液体，多为导管扩张或导管炎。

5. 黏稠溢液，呈白色、黄色、灰色混杂的液体，双乳多导管多见。见于乳腺导管扩张症、乳腺急性增生症或乳腺囊性增生。

发现乳头溢液可以行溢液细胞学检查，安全无创但阳性率低，也可以行病变乳管造影，此检查可为病变乳管切除手术提供帮助。

Q: 什么是急性乳腺炎？如何治疗？

急性乳腺炎是乳腺的急性化脓性感染，多见于哺乳期妇女，临床表现为乳腺局部皮肤红、肿、热、痛、硬结、触痛，严重时出现寒战、高热、头痛、脉快等全身症状，局部脓肿形成。

急性乳腺炎多发生在初产妇哺乳期，炎症初期以积极哺乳疏通乳房、局部冷热敷或中药外敷促进炎症吸收，同时抗生素治疗，脓肿形成后则需要手术引流，此期原则上需要停止哺乳。

Q: 乳房的自我检查如何进行？

时间：每月月经结束后的 7 ~ 10 天。

望诊：取站位或坐位，在穿衣镜前观察双侧乳房是否对称，皮肤是否有凹陷、"橘皮样"变、隆起、水肿等异常变化。乳头是否有回缩、糜烂、液溢及朝向改变等。

触诊：平卧在床上，被检查一侧手臂上伸，肩部用枕头垫高。对侧手指并拢伸开，手掌手指呈一平面，用手指的指腹触摸乳房及腋窝淋巴结。

异常情况包括：①双侧乳房不对称。②乳房内发现结节和肿块，大小及硬度与月经周期无关。③乳房皮肤有水肿、凹陷、不光滑等。④乳头有溢液、回缩或朝向变化。⑤乳晕区有湿疹样改变。

Q: 怎样预防乳腺癌？

目前乳腺癌是女性发病率最高的恶性肿瘤，中国抗癌学会统计数字显示，近年来我国乳腺癌正以 3% 的速度递增，发病年龄也呈年轻化趋势。

乳腺癌的预防包括三级预防。

一级预防是针对病种增强机体抵抗乳腺癌能力的措施。措施包括：①建立良好的生活习惯，避免肥胖，禁烟、少酒、规律的体育锻炼、保证充足睡眠、保持乐观的生活态度。②积极母乳喂养。③尽量避免接触放射线。④避免和少用含有雌激素的药物等。

二级预防是乳腺癌的早发现、早治疗，提高患者生存率及生活质量。措施包括：①乳腺癌的普查。②乳腺癌的自我检查。③乳腺癌早期积极、规范的治疗。

三级预防是指对乳腺癌患者，尤其中晚期患者进行积极综合治疗，延长生存时间，改善生活质量。措施包括：①乳腺癌的综合治疗。②乳腺癌术后康复治疗（心理治疗），功能锻炼，形体康复。③终末期患者的临终关怀。

▶▶▶ 第六章

妇幼保健

第一节　孕前优生

Q: 什么是出生缺陷"三级预防"？

一级预防：防止出生缺陷的发生。包括婚前检查、遗传咨询、选择最佳的生育年龄、孕期保健（包括合理营养、预防感染、谨慎用药、戒烟、戒酒、避免接触放射线和有毒有害物质、避免接触高温环境等）。通过优生科普教育和采取技术手段干预。

二级预防：减少出生缺陷儿的出生。主要通过在孕期内开展产前筛查及高风险人群羊水染色体检测、物理诊断等技术手段，早发现、早诊断和早采取措施。

三级预防：对已出生的缺陷婴儿进行有针对性的治疗。

Q: 什么是免费婚检医学检查政策？

开展婚前医学检查是为提高出生人口素质，最大限度地控制和减少人口出生缺陷，促进婚姻家庭幸福和社会和谐发展。

符合《中华人民共和国民法典》有关规定，男女双方或一方为本地户籍，并拟在本地办理结婚登记手续的（新婚、复婚、再婚）。当年办理结婚登记手续后尚未婚检的夫妇，可持结婚证到婚姻登记所在地的免费婚检定点医疗机构接受免费婚检服务。

婚检重点检查严重遗传性疾病、指定传染病、精神疾病 3 种疾病，共开展 14 项免费婚前医学检查。

Q: 免费婚前医学检查有哪些内容？

免费婚前医学检查共包括 14 项内容。

1. 咨询服务 3 项。①婚前卫生指导（与婚育有关的卫生保健知识宣传教育，性生理与卫生知识，出生缺陷防治及生殖健康知识等）。②婚前卫生咨询（对医学检查发现的异常情况提出科学的婚育医学指导意见）。③病史询问（了解孕育史、疾病史、家族史、环境危险因素等）。

2. 体格检查 3 项。①常规检查（身高、体重、血压、心率、甲状腺触诊、心肺听诊、肝脏脾脏触诊、四肢脊柱检查等）。②女性生殖系统检查。③男性生殖系统检查。

3. 实验室检查 7 项。①阴道分泌物检查（清洁度、滴虫、霉菌、淋病检查）。②血液常规检验（全血细胞计数 +5 分类）。③尿液常规检验（12 项）。④肝功能检测（谷丙转氨酶）。⑤艾滋病病毒筛查。⑥梅毒螺旋体筛查。⑦乙型肝炎表面抗原检测。

4. 影像医学检查 1 项：胸透或胸片。

Q: 什么是国家免费孕前优生健康检查项目？

为了将来的宝宝更加健康，政府将孕前优生检查项目列为免费项目，主要是为准备怀孕的夫妇在受孕之前提供一系列优生保健服务，包括优生健康教育、病史询问、体格检查、临床实验室检查、影像学检查、风险评估、咨询指导。降低出生缺陷发生的风险，提高出生人口素质。

Q: 谁可以享受免费孕前优生健康检查？

符合生育政策的农村计划怀孕夫妇和部分城镇计划怀孕夫妇，都可以参加免费孕前优生健康检查。包括新婚夫妇、已婚待孕夫妇、准备再次生育的夫妇和流动人口。

1. 农村计划怀孕夫妇至少一方具备本地农村户籍。

2. 建议夫妇在怀孕前 3 ~ 6 个月参加孕前优生健康检查。

Q: 女性孕前优生健康检查的内容是什么？

1. 常规体格检查和生殖系统检查：评估健康状况及排查生殖系统疾病，减少影响受孕及导致不良生育结局的风险。

2. 白带常规检查：检查有无阴道炎症，减少宫内感染。

3. 沙眼衣原体及淋球菌检测：检测是否感染沙眼衣原体和淋球菌，减少流产、早产等风险。

4. 血常规检查：检查有无贫血、血小板减少等，减少贫血等疾病对胎儿及孕妇造成的危害。

5. 血型检查。

6. 血糖：筛查糖尿病，减少妊娠糖尿病、流产、早产、胎儿畸形等风险。

7. 尿常规检查、肌酐检测：筛查泌尿系统疾病和评价肾功能，减少其对胎儿发育和母亲健康的危害。

8. 乙型肝炎五项检测、谷丙转氨酶检测：评估是否感染乙肝病毒及肝功能状况，避免母婴传播。

9. 促甲状腺激素（TSH）检测：检查评价甲状腺功能，指导生育时机选择，减少后代智力低下等风险。

10. 梅毒螺旋体筛查：筛查是否感染梅毒，减少母婴传播。

11. 优生四项：通过筛查风疹、巨细胞病毒以及弓形虫的抗体，初步了解备孕妇女的感染状态，在此基础上，通过预防或治疗的手段减少孕期母婴传播对胎儿、新生儿造成的近远期并发症，减少出生缺陷。

12. 妇科 B 超检查：及时了解是否存在影响怀孕的生殖器畸形。

Q: 男性孕前优生健康检查的内容是什么？

1. 常规体格检查和生殖系统检查：评估健康状况及排查生殖系统疾病，减少影响受孕及导致不良生育结局的风险。

2. 血型检查。

3. 尿常规检查、肌酐检测：筛查泌尿系统疾病和评价肾功能。

4. 乙型肝炎五项检测、谷丙转氨酶检测：评估是否感染乙肝病毒及肝功能状况，减少夫妻交叉感染和危及胎儿健康的可能性因素。

5. 梅毒螺旋体筛查：筛查是否感染梅毒，减少夫妻交叉感染和危及胎儿健康的可能性因素。

Q: 什么是产前筛查？

产前筛查是预防大多数先天缺陷儿出生的一种手段，它是通过检验孕妇血液中与妊娠有关的某些特异性标志物浓度，筛选出高危人群来实现的。目前开展筛查的项目包括 21- 三体综合征、18- 三体综合征、神经管缺陷。产前筛查具有以下特点。

1. 经济、简便，只要抽取孕妇静脉血 2 mL 即可检查。

2. 安全，对孕妇和胎儿无任何影响。

3. 易于接受。

Q: 为什么要进行产前筛查？

生一个健康、聪明的宝宝是每一个家庭共同的愿望，但是在我国仍有不少先天缺陷婴儿出生，其中，先天愚型和神经管畸形的发生率较高。遗传因素和环境因素，如噪声污染、放射污染、化学污染、微生物污染等是先天缺陷儿出生的主要原因，每一对健康夫妇都有可能生出先天缺陷儿，而且出生后尚无有效的治疗方法。建议所有孕妇参加产前筛查，减少出生缺陷儿的出生。

Q: 哪些情况及人群建议做产前诊断？

对于以下情况建议做产前诊断。

1. 35 岁以上（不限于 35 岁）。

2. 产前筛查后的高危人群。

3. 生育过染色体病患儿的孕妇。

4. 孕妇可能为某种 X 性连锁遗传病的携带者。

5. 产前检查怀疑胎儿患染色体病的孕妇。

6. 有不明原因反复死胎或流产的孕妇。

7. 生育过不明原因智力低下或多发畸形的孕妇。

8. 有明确遗传病家族史者。

9. 其他需进行产前诊断者。

Q: 什么是免费增补叶酸预防神经管缺陷项目？

叶酸是一种水溶性维生素，是机体细胞生长和繁殖所必需的物质，因最早从菠菜叶子中被提取出来而得名，随后于 1945 年被证实为叶酸，属 B 族维生素的一种。它参与人体新陈代谢的全过程，是合成人体重要物质 DNA 的必需维生素。

我国大部分地区免费为准备怀孕的妇女（包括流动人口）发放叶酸。各村卫生室或社区卫生服务站可领取。

Q: 叶酸与相关疾病有什么关系？怎样服用叶酸呢？

叶酸与胎儿畸形：孕期前3个月内缺乏叶酸，可导致胎儿神经管发育缺陷，从而增加裂脑儿、无脑儿的发生。孕前科学补充叶酸，可一定程度减少神经管缺陷等畸形的发生率。

叶酸与唐氏综合征：唐氏综合征的发生与孕妇孕期叶酸缺乏有一定关系。胚胎早期卵细胞已开始分裂，到受孕要经过两次染色体减数分裂，在女性成长的几十年中易受外界因素影响，如叶酸缺乏，则卵子DNA甲基化低下，染色体分裂，其后代更易患唐氏综合征。

备孕时需要从孕前3个月开始每天服用0.4 mg叶酸，至少服用到孕后3个月，最好整个孕期服用。如果曾经生育过神经管畸形儿或正在服用抗癫痫药物，应每天口服叶酸4 mg。另外，还可多摄入富含叶酸的食物，如动物肝肾、鸡蛋、豆类、绿叶蔬菜、水果及坚果等。

第二节　新生儿疾病筛查

Q: 什么是新生儿疾病筛查?

新生儿疾病筛查是对某些可治疗的先天性疾病、遗传性疾病进行筛检,做出早期诊断、早期治疗的有效方法。

目前已发现的遗传代谢病有 400 多种,常见的有 30 余种,总发病率约占出生人口的 1%。

先天遗传代谢病不仅影响儿童的体格发育,还影响其智能发育,如能出生后尽早诊断,通过调整饮食和药物及早控制疾病,可显著降低后遗症发生率及病死率。

1994 年颁布的《中华人民共和国母婴保健法》和《〈中华人民共和国母婴保健法〉实施办法》均明确规定开展新生儿疾病筛查,筛查工作作为优生措施列入了法规,成为母婴保健技术的服务项目。所以为每个新生儿进行疾病筛查是家长和医务工作者应尽的义务,每个新生儿均享有疾病筛查的权利。

目前我国法定筛查病种为先天性甲状腺功能减低症、苯丙酮尿症以及新生儿听力筛查。

Q: 新生儿疾病筛查有哪些注意事项?

1. 采血时间及方法:为避免新生儿血中异常代谢物尚未达到一定浓度前采血,一般应在婴儿出生后 3 日(满 72 小时),哺乳 6 次后采血。采血部位多选择婴儿足跟内、外侧缘,血滴缓慢渗透至血斑直径 ≥ 8 mm。

2. 复筛与确诊:凡筛查结果阳性者,医生会及时通知家属进行复筛,复筛仍为阳性者,会再次通知家属进一步检查以明确诊断。

3. 治疗、随访及评估:疾病确诊后,医生会通知家属立即进行治疗,并开始定期监测与随访,同时医生会向父母提供咨询及检查结果,并定期评估儿童生长发育监测和智力发育,使儿童与家长有较好的依从性。

Q: 什么是苯丙酮尿症?

苯丙酮尿症是一种较常见的氨基酸代谢异常病,为常染色体隐性遗传。

主要临床表现:患儿出生时正常,生后几个月内出现肌张力增高,反射亢进、体格和智能发育迟缓,皮肤颜色变浅白,毛发呈棕黄色,尿和汗液均有霉臭或鼠尿样臭味,1岁半以前约有半数患儿出现癫痫或婴儿痉挛症样发作,约80%患儿有异常脑电图改变。若不及早诊断和治疗,病情可进行性恶化。

诊断:血苯丙氨酸浓度若大于6 mg/dL即可诊断。

治疗:确诊后立即开始低苯丙氨酸饮食治疗至患儿6~7岁,持续至青春期更佳。

预后:疗效和预后取决于治疗的早晚,若出生后2个月内开始治疗,预后较好,若3~4岁后才确诊治疗,则不能改善智能障碍。

Q: 什么是先天性甲状腺功能减低症?

先天性甲状腺功能减低症是由于先天性因素使甲状腺激素分泌减少,引起生长发育缓慢、智能低下为特征的疾病。

临床表现:各种生理功能低下,如活动少、反应迟钝、智力低下、食量少、体温较低、脉搏和呼吸慢等;发育迟缓,坐、走、说话、出牙等均晚;身体矮小,上下部量比例落后,骨龄也落后,皮肤粗糙干燥,可伴黏液性水肿;特殊面容为鼻梁低下、眼距宽、睑裂小、唇厚、舌大;常伴有脐疝,顽固性便秘和贫血。

本病在新生儿期可有特殊表现,最突出的症状是便秘、腹胀、嗜睡、少哭、喝奶困难、体温不升、生理性黄疸延长、脐疝等。

诊断:出生1周后促甲状腺激素(TSH)> 20 μ/mL,甲状腺素(T$_4$)< 6 μg/dL即可确诊。

治疗:甲状腺片,根据年龄和病情采用不同的开始剂量。最合适的剂量应根据血TSH及T$_4$浓度为准。

预后:生后3个月内开始治疗者,90%智力可达正常,若延误至3岁后治疗,常影响最终智能发育。

Q: 什么是新生儿听力筛查?

主要是通过耳声发射、自动听性脑干反应和声阻抗等电生理学技术,在新生儿出生后的自然睡眠或安静的状态下进行客观、快速和无创的检查，以早期发现部分新生儿的听力异常。

正常出生的新生儿在出生后 48 小时至出院前完成初筛，未通过者及漏筛者于 42 天内均应当进行双耳复筛。复筛仍未通过者应当在出生后 3 个月龄内转诊至指定的诊断机构接受进一步诊断。

耳聋基因筛查是通过筛查 *GJB2*、*SLC26A4*、*12SrRNA*、*GJB3* 等基因的致病位点，早期发现由基因突变导致的迟发性听力损失高危儿以及药物性耳聋易感者，从而实现早期诊断和预警，是对新生儿听力筛查的有效补充。

第三节　避孕节育

Q: 基本避孕服务项目包括哪些内容？

基本避孕服务项目是国家为育龄群众提供的一项基本公共卫生服务项目，主要包括免费提供基本避孕药具和免费实施基本避孕手术。

Q: 什么时期适宜放置宫内节育器？

放置宫内节育环是最安全、简单、经济的避孕方式。

放置的时间通常会有下面 8 种情况。

1. 月经干净后 3 ~ 7 天。

2. 人工流产后立即放置。

3. 产后 42 天恶露完全干净，伤口愈合良好，子宫恢复正常。

4. 剖宫产术后半年，除外妊娠。

5. 宫内节育器在月经第 3 天开始放置。

6. 自然流产转经后放置，药物流产两次正常月经后放置。

7. 哺乳期放置以前一定要排除怀孕。

8. 性交后 5 日内放置，为紧急避孕的方法之一。

Q: 什么情况下应取出宫内节育器？

1. 对于绝经的女性，建议在绝经过渡期停经 1 年以内取出宫内节育器，避免宫内节育器时间过长，导致嵌顿以及引起其他不适症状。

2. 要行盆腔或者是其他脏器的磁共振成像检查的女性，一般也需要取出宫内节育器，避免对磁场产生干扰。

3. 因宫内节育器导致经量多、经期时间长、腰酸、背痛、白带异常，以及宫内节育器位置异常的女性，需要取出宫内节育器，一般需要在月经干净后的

3 ~ 7 天进行。

4.对于有再生育要求、节育器使用期限已满、希望更换其他避孕措施的女性，在月经干净后 3 ~ 7 天，排除阴道的炎症下，也可以行宫内节育器的取出术。

5.带器妊娠者在人工流产手术的同时行宫内节育器的取出术。

Q: 紧急避孕法是什么？

未采取避孕措施或避孕失败（避孕套破裂、滑脱，体外排精失控，错算安全期，漏服避孕药，宫内节育器脱落等）后几小时或几日内，妇女为防止非意愿性妊娠的发生而采用的补救避孕法称为紧急避孕法。其包括 5 天内放置含铜宫内节育器和 72 小时内口服紧急避孕药（紧急避孕药有复方左炔诺酮片，左炔诺酮片，米非司酮片），紧急避孕法可以有效地预防非意愿妊娠的发生，避免人工流产，是避孕失败的补救措施。

Q: 如何正确使用避孕套？

避孕套是男性使用的避孕工具，它可以阻止精子进入阴道，从而起到避孕的目的，此外它还可以防止性传播疾病。大多数人使用避孕套不会产生不良反应，只有极个别人会发生过敏。

避孕套使用时需要把前端小囊空气排出，同时捏住避孕套前的空泡，并把避孕套从龟头处开始向阴茎根部推套，此时可将包皮翻开，一直套到阴茎根部为止。正确佩戴可有效预防意外怀孕，但需注意以下事项。

1.使用前：要选择大小合适的避孕套，因为过大的避孕套容易在发生性生活时脱落，同时精液也会容易露出，有导致怀孕的可能；过小的避孕套会使阴茎勃起时有挤压感，从而影响阴茎勃起功能的发挥。佩戴前还要检查其生产日期及有效期、有无破损等，如发现有漏气、过期情况则不能使用。

2.使用中：如果在性生活过程中出现脱落或是滑落，要立即停止性生活，以防精液溢出而意外怀孕，必要时女方可服用紧急避孕药。

Q: 什么人不适宜使用口服避孕药？

1.心血管疾病患者。

2.肝胆疾病及肾脏疾病患者。

3.哺乳期女性。

4. 月经量过少、有不规则的阴道流血或手术后不满一个月者。

5. 甲状腺功能亢进者。

6. 偏头痛患者。

7. 癫痫、精神疾病患者。

8. 肥胖女性。

9. 35 周岁以上，有吸烟、饮酒嗜好者。

10. 糖尿病患者或有家族糖尿病史者。

11. 肿瘤患者。

Q: 人工流产的危害？

人工流产是意外妊娠后采取的补救措施，不是避孕措施，人工流产对女性的身体危害是很大的，主要有以下几个方面的危害。

1. 在进行人工流产手术后可能会由于子宫收缩不好出现阴道出血或大出血，甚至会出现休克或危及生命，因此女性最好不要经常进行人工流产。

2. 可能会出现组织残留或子宫穿孔情况，进行人工流产后如果有手术并发症出现，可能会导致感染或其他异常情况产生，而且还可能会出现妇科疾病，如急性子宫内膜炎、盆腔炎等各种疾病。

3. 在进行人工流产手术后如果不注意保护身体，可能会导致宫颈粘连、宫腔粘连、月经失调或月经量减少，甚至闭经等各种疾病产生。

4. 反复多次进行流产手术的女性，可能会出现习惯性流产或继发性不孕等各种症状表现。

Q: 短效口服避孕药会影响身体健康吗？

短效口服避孕药是最常用避孕措施之一，是雌激素和孕激素组成的复合制剂。雌激素含量非常少，孕激素的结构接近于天然孕酮，所以避孕效果较好，而且不良反应较低。代表药物主要有屈螺酮炔雌醇片、炔雌醇环丙孕酮片、去氧孕烯炔雌醇片等。这些药物可抑制排卵，从而达到避孕的目的。短效避孕药的不良反应少，个别患者服用后会出现恶心、呕吐、食欲下降、不规则出血等症状，但多数不用处理，症状可慢慢消失，正确服用有效率接近于 100%。

第四节　妇女"两癌"筛查

Q: 宫颈癌如何预防？

宫颈癌是一种感染性疾病，是可以预防、治疗、治愈的，甚至是可以消灭的，关键在于预防和消除人乳头瘤病毒（HPV）感染，及时发现宫颈癌前期病变并恰当处理。

预防措施包括以下几种。

1. 提倡安全性行为，包括推迟开始性活动年龄，初次性生活年龄最好不小于 16 岁。

2. 提倡有保护性性行为，使用安全套。

3. 最好不要吸烟，尤其是青少年。

4. 提高免疫力，减少 HPV 感染。

5. 不要早结婚，不要早生育，减少怀孕次数。

6. 养成良好生活习惯，避免多个性伴侣，远离性病患者。

7. 积极治疗宫颈疾病，如宫颈息肉、急性宫颈炎等。

对无症状的、有患宫颈癌风险的妇女进行定期筛查，做到早期发现、早期诊断和早期治疗。

Q: 宫颈癌筛查有哪些流程？

宫颈癌筛查分 3 个阶段。

1. 筛查阶段：①宫颈脱落细胞学检查，也就是 TCT 检查；② HPV 核酸检测，高危型 HPV 持续感染可以导致宫颈癌的发生，建议做细胞学检查的同时做 HPV 核酸检测。

2. 初步诊断阶段：第一阶段筛查有问题的进一步做阴道镜检查。

3. 最后确诊阶段：阴道镜检查有问题做宫颈病理检查，宫颈病理检查是诊断宫颈癌前病变及早期宫颈癌最可靠、最直观的方法。宫颈活组织取下的可疑病灶制成切片，放在显微镜下观察，可以明辨病变性质，对病变进行命名、分级，这些信息是制订和实施临床治疗方案的重要依据。因此病理检查是宫颈癌筛查诊断的"金标准"。

Q: 宫颈癌筛查从什么时候开始？间隔多长时间做一次筛查？筛查常用方法有哪些？

1.宫颈癌筛查的起始时间应该是从有性生活开始，21岁起始，终止时间是65岁，但是必须满足以下条件才可以终止。

（1）对于既往筛查充分阴性且没有宫颈上皮内高级别病变2级及以上的患者，65岁以后应停止各种形式的筛查。

（2）所谓既往筛查结果充分阴性被定义为，在过去10年间，连续3次细胞学（TCT）检查阴性，或2次联合筛查（TCT+HPV）阴性，最近的一次检查在5年之内。

（3）宫颈上皮内高级别病变2级、3级和宫颈原位腺癌病史的女性，应该在宫颈上皮内高级别病变2级、3级和宫颈原位腺癌自然消退或妥善治疗后持续筛查20年，即使超过了65岁也应筛查。

（4）已行全子宫切除，且既往没有宫颈上皮内高级别病变2级或更高级别病变的女性，应停止常规的细胞学检查和HPV检测，且没有任何理由重新开始。

2.筛查的间隔时间

（1）21～29岁女性应用单独细胞学检查，筛查应每3年一次。

（2）对于30～65岁女性，应行每5年一次的细胞学和HPV联合筛查；也可选择每3年一次的单独细胞学检查。不必每年筛查。

（3）现有的宫颈癌筛查方法有传统巴氏涂片、醋酸碘涂抹试验、TCT（液基细胞学检测）、HPV核酸检测。最好的筛查方法是TCT和HPV检测联合筛查。

Q: HPV疫苗就是宫颈癌疫苗吗？什么是HPV疫苗的价？

先了解一下HPV病毒的危害性：HPV6、HPV11亚型可以导致90%的生殖器湿疣，HPV16和HPV18亚型还可导致将近90%的肛门癌、70%左右的宫颈癌，并且还可能会导致阴道癌以及口腔癌发病。

之所以 HPV 疫苗被人们习惯称为宫颈癌疫苗，实际上 HPV 疫苗不仅可以预防宫颈癌，同时可以预防与 HPV16、HPV18 亚型相关的生殖道感染疾病。

什么是 HPV 疫苗的价呢？有些人将价认为是价格——非也；虽然二价、四价、九价疫苗的价格逐渐上升，但这里的价指的是病毒覆盖率。

Q: 哪些人容易患乳腺癌？

乳腺癌的病因尚未完全清楚，但其发病存在一定的规律性，具有以下高危因素的女性容易患乳腺癌。

1. 有乳腺癌家族史（母亲、女儿、姐妹中有乳腺癌患者）。

2. 月经初潮过早（< 12 岁），绝经较晚（> 55 岁）。

3. 晚育及未哺乳。

4. 长期服用外源性雌激素。

5. 携带乳腺癌易感基因。

6. 活检证实患有乳腺不典型增生。

7. 其他，如绝经后肥胖、长期过量饮酒等。

Q: 乳腺癌可以预防吗？

由于乳腺癌的病因尚未完全清楚，暂时缺乏较为确切的一级预防措施。根据乳腺癌的发病规律及流行病学调查分析，可以通过以下方式降低其发病风险。

1. 建立良好的生活方式：养成良好的饮食习惯，注意营养均衡，坚持体育锻炼，避免和减少精神、心理紧张因素，保持心情舒畅。

2. 积极治疗不典型增生等乳腺疾病。

3. 不擅自使用外源性雌激素。

4. 不长期过量饮酒。

5. 提倡母乳喂养等。

虽然目前没有预防乳腺癌的有效措施，但通过筛查，可以在早期发现无症状乳腺癌。

Q: 怎样才能早期发现乳腺癌？

定期的乳腺癌筛查是早期发现无症状乳腺癌的主要措施。按乳腺癌筛查及早诊早治指南要求，进行以下检查。

1. 乳腺自查：20 岁以后每月检查一次。

2. 临床体检：20 ~ 29 岁每 3 年 1 次，30 岁以后每年 1 次。

3. 超声检查：35 岁以后每年一次乳腺超声检查，40 岁以上每 2 年检查一次。

4. X 线检查：35 岁摄基础乳腺片，普通人群 2 年一次乳腺 X 线检查；大于 40 岁，每 1 ~ 2 年一次乳腺 X 线检查，60 岁以后可隔 2 ~ 3 年检查一次。

5. 建议对乳腺癌高危人群提前进行筛查：①推荐起始年龄更早（＜ 40 岁）开展乳腺筛查；②每年 1 次乳腺 X 线检查；③每 6 ~ 12 个月 1 次乳腺超声检查；④每 6 ~ 12 个月 1 次乳腺体检；⑤必要时每年 1 次乳腺增强磁共振成像（MRI）。

Q: 什么是乳腺癌筛查？其目的是什么？

乳腺癌筛查，或称作乳腺疾病普查，是针对无症状人群的一种防癌措施，而针对有症状人群的医学检查称为诊断。

乳腺癌筛查的目的是通过有效、简便、经济的乳腺检查措施，对无症状妇女开展筛查，以期早期发现、早期诊断及早期治疗。其最终目的是降低人群乳腺癌的死亡率。

Q: 什么时候开始做乳腺癌筛查？什么时候可以停止筛查？

虽然有些国外指南建议 50 岁以上，但大部分指南建议 40 岁作为乳腺癌筛查的起始年龄。

我国女性乳腺癌的发病高峰年龄为 45 ~ 54 岁，比欧美国家要提前 10 年左右，因此建议一般风险人群乳腺癌筛查的起始年龄为 40 岁。但对于乳腺癌高危人群可将筛查起始年龄提前到 40 岁以前。

对于乳腺癌影像筛查的终止年龄，大部分国外群体筛查都推荐把 65 ~ 70 岁作为筛查的上限。但是，老年人乳腺癌的发病率仍然较高，因此我国指南认为老年人是否停止筛查需要考虑个人的身体健康状况、预期寿命及各种并发症情况。如果并发症多，预期寿命有限，则不需要进行乳腺癌筛查。因此对于 70 岁以上老年人可以考虑机会性筛查。

Q: 乳腺癌的筛查方法有哪些？

1. 乳腺 X 线检查。

2. 乳腺超声检查。

3. 乳腺临床体检。

4. 乳腺自我检查。①乳腺自我检查不能提高乳腺癌早期诊断检出率和降低死亡率。②由于乳腺自我检查可以提高女性的防癌意识，故仍鼓励基层医务工作者向女性传授每月 1 次乳腺自我检查的方法，建议绝经前妇女选择月经来潮后 7 ~ 14 天进行。

5. 乳腺磁共振成像（MRI）检查。

▶▶▶ 第七章

新生儿
常见病症

第一节　正常新生儿

Q: **什么是正常的新生儿？新生儿的分类？**

新生儿从出生后脐带结扎开始到整 28 天前的一段时间定为新生儿期。绝大多数新生儿为足月分娩，即胎龄满 37 周（259 天）以上，出生体重超过 2500 g，无任何疾病。

1. 根据出生时胎龄分类：分为足月儿、早产儿和过期产儿。足月儿是指出生时胎龄满（37 ~ 41^{+6}）周（260 ~ 293 天）的新生儿；早产儿是指出生时胎龄＜ 37 周（＜ 260 天）；过期产儿是指出生时胎龄≥ 42 周（≥ 294 天）。也有提出将足月儿再分类：胎龄 37 ~ 38^{+6} 周者为早期足月儿；胎龄 39 ~ 40^{+6} 周者为完全足月儿；胎龄 41 ~ 41^{+6} 周者为晚期足月儿。

2. 根据出生体重分类：分为正常出生体重儿（2500 ~ 3999 g）、低出生体重儿（＜ 2500 g）、极低出生体重儿（＜ 1500 g）、超低出生体重儿（＜ 1000 g）和巨大儿（≥ 4000 g）。

3. 根据出生体重与胎龄关系分类：分为适于胎龄儿（出生体重在同胎龄平均体重的 10% ~ 90%）；小于胎龄儿（出生体重在同胎龄平均体重的 10% 以下）；大于胎龄儿（出生体重在同胎龄平均体重的 90% 以上）。

4. 根据生后周龄分类：分为早期新生儿和晚期新生儿。早期新生儿指出生 1 周以内的新生儿；晚期新生儿指出生第 2 ~ 4 周的新生儿。

Q: **宝宝出生后早期准备、护理、喂养、清洁时需要知道的问题？**

1. 室温在 24 ~ 27 ℃，阳光充足，空气流通，并须注意保持适当湿度，盛夏要适当降温，冬天则需要保暖。室内应每日清洁，并应当定期大扫除及消毒。

2. 宝宝的衣物（包括尿布）应以柔软且吸水的棉织品为主，衣服的颜色宜浅淡，防止染料对皮肤的刺激；衣服尽量宽松，不妨碍肢体活动，容易穿脱。

气候寒冷，室温较低时，由于宝宝头部散热较大，可以带小帽子。尿布要勤换，尿不湿选择质量好、透气性好的。

3. 出生后母乳喂养越早越好，一般认为出生后半小时左右，如果妈妈暂时没有乳汁，也要尽量让宝宝吸吮乳头，这样可以促进乳汁分泌，并增进母婴感情，有利于产妇康复。母乳喂养时应采取"竖抱位"，即头部略抬起。

4. 宝宝出生后 24 小时后可以洗浴，每次洗澡时间安排在喂奶前 1 ~ 2 小时，每日温水洗浴，水温在 37 ~ 45 ℃（据季节调节），选用对皮肤刺激小的婴儿专用肥皂或浴液，要按先上身再下身，先上肢后下肢的顺序。不建议使用爽身粉。脐带未脱落时应在洗浴后用 75% 酒精消毒脐窝并保持干燥。每次大小便后，用温水擦洗臀部及会阴部，并用棉织巾轻轻拭干，以保证宝宝舒适、干净。

5. 生病患者不应接触、护理宝宝。照顾者注意个人卫生，特别是手卫生。母亲喂奶前先洗手，并清洁乳头。

Q: 宝宝出生后多长时间排大小便？

大多数宝宝出生后不久便排尿，如喂养不足，生后第 1 天可仅排少量的尿。宝宝出生 24 小时后若还未排小便者，可用温热水洗臀部，促进其排尿。93% 宝宝在生后 24 小时内排尿，99% 在 48 小时内排尿。正常宝宝大多数在生后 12 小时以内开始排大便，宝宝出生 1 ~ 2 天大便性质比较黏稠，呈墨绿色，称为"胎便"，在生后 2 ~ 3 日断续排出，以后逐渐变黄。如超过 24 小时未排胎便应注意有无消化道畸形。母乳喂养的宝宝，大便一般呈金黄色，较稀，且每天排 6 次左右；人工喂养或混合喂养者，大便稍干一点，颜色也较深一些，相对次数也减少。

Q: 刚出生的宝宝什么时候预防接种疫苗？

宝宝在出生后 6 小时内就可以接种卡介苗（预防肺结核）和乙肝疫苗，早产、难产、先天畸形、发热、腹泻及严重湿疹者暂不接种卡介苗。如果宝宝父母患乙型肝炎，宝宝出生后 24 小时内应注射乙肝疫苗及乙肝免疫球蛋白。乙肝疫苗在宝宝出生 1 个月和 6 个月时再各复种一次，以达到预防免疫效果。接种乙肝疫苗的宝宝绝大多数无异常反应，接种卡介苗的宝宝可能会出现左臂红肿、硬结、化脓等情况，家长不必担忧，因为化脓是免疫效果成功的表现，但化脓处不要擦破，万一因洗澡或穿衣弄破，或脓太多，则要到医院做相应的处理。

Q: 新生儿期有哪几种常见现象?

1. 生理性黄疸:多在生后 2 ~ 3 天出现,一般持续一周后消失。足月儿最迟应于生后 2 周内消退,早产儿可延迟至生后 1 个月内消退。

2. 水肿:生后 3 ~ 5 日,在手、足、小腿、耻骨区及眼窝等处易出现水肿,2 ~ 3 天消失,与新生儿水代谢不稳定有关。

3. 生理性体重下降:生后 3 天开始出现体重下降,足月儿下降幅度为出生体重的 3% ~ 9%,生后第 7 ~ 10 天恢复至出生体重;早产儿下降幅度可占出生体重的 10% ~ 15%,最迟可于生后 15 天恢复至出生体重。满月的体重较出生体重至少增加 1 kg。

4. 额外牙:在正常新生儿中可出现,常见在乳牙的下门牙的位置上萌出 1 个或 1 个以上的易位切牙,该牙松动易落、无轴质。

5. 乳腺肿大:由于来自母体的雌激素中断,负反馈作用减弱,男女婴儿在促性腺激素的作用下,性激素分泌一过性增加,于出生后 3 ~ 5 天乳腺肿大,如黄豆至鸽蛋大小,或见黑色乳晕区及泌乳,2 ~ 3 周自然消退,切忌挤压,以防继发感染。

6. 假月经:部分女婴于生后 5 ~ 7 天阴道流出少量血性分泌物,也是由于来自母体的雌激素中断所致,可持续 1 周左右。

Q: 什么叫马牙、彭氏珠、螳螂嘴?

马牙:也称板牙,是当乳牙胚发育到一定程度时,牙板破裂,部分被吸收,部分逐渐增生角质化,在新生儿口腔内齿龈位置上形成由上皮细胞堆积或黏液腺分泌物积留、包囊所形成,表现为黄白色、米粒大小的颗粒,是刚刚出生的新生儿常见的生理现象。马牙并不是真正的牙,它的大小、形状及内部结构都不像牙齿,也不能行使咀嚼功能。马牙不是病,它并不是人人都长。马牙一般没有不适感,新生儿吮奶过程中牙床和乳头摩擦,经过数周后马牙便会自行消退,无须处理,尤其不宜挑破。

彭氏珠:新生儿在硬腭中线上可见 2 ~ 4 mm 大小不等的黄色小结节,亦为上皮组织细胞堆集而成,数周后消退。

螳螂嘴:新生儿口腔两侧颊黏膜隆起的脂肪垫,它是口腔黏膜下的脂肪组织,有利于吸吮乳汁,不可挑破。螳螂嘴属于正常的生理现象,随着新生儿渐渐长大,从吸吮摄食过渡到咀嚼进食时,颊部的脂肪垫便会慢慢消退。

Q: 宝宝出生后常见的皮肤问题有哪些？

新生儿常见的皮肤问题如表 7–1 所示。

表 7–1　新生儿常见皮肤问题

出生天数	24 小时内	1~2 天	2~3 天	3~5 天	5~14 天
皮肤问题	胎脂	新生儿红斑	黄疸	水肿	粟粒疹
皮肤表现	灰白色胎脂可保护皮肤，数小时内渐吸收	大小不等、边缘不清、斑丘疹样、无不适感	皮肤黄色呈现轻－重－轻－消失的变化过程	可凹性轻度水肿	针头样黄白色粟粒疹
好发部位	全身	头面部、躯干、四肢	全身皮肤，尤以头面部为著	手足、小腿、耻骨区、眼窝	鼻尖、鼻翼、颊、颜面
护理要点	褶皱处可用温开水轻擦	自行消退，无需处置	严密观察，必要时就医	2~3 天自行消退	脱皮后自然消失

Q: 新生儿需要补充水分吗？

健康正常新生儿不需要喂水。如果过早、过多喂水，会抑制新生儿的吸吮能力，使他们吸取的乳汁量减少，不利于生长发育。但当高热、大汗、呕吐、腹泻等引起失水时，应适当补充水分，以防脱水或电解质紊乱，必要时就医。

Q: 宝宝一直在哭，他/她怎么了？怎么知道宝宝吃饱了？

哭是宝宝与家长交流沟通的一种方式，用来表达饥饿、寒冷、潮湿、疼痛、心理需求等。当家长与宝宝相处一段时间后会观察到，宝宝有不同的需求时，哭声也会不同。

当宝宝吃完奶后可以安静入睡，不哭闹，就表明已经吃饱了。如果在入睡后不到 1 小时又开始哭闹，往往是奶量不足。母乳喂养的宝宝是按需哺乳，不需要限制间隔时间。人工喂养的孩子一般间隔 3 小时喂 1 次。

Q: 宝宝肚脐突出肿大是什么情况？

宝宝腹部中央以脐为中心突出疝囊，囊外正常皮肤覆盖，呈圆形或卵圆形软囊，哭闹或直立位时因腹压增高而突起较大，安静或卧位时可还纳入腹腔，称为脐疝，常见于正常新生儿中。一般在脐带残端脱落后脐部渐增大，内容物可以是肠段中大网膜。多数宝宝在 1~2 岁能自愈，特大脐疝可由手术处理。这类宝宝应避免剧烈哭闹。

Q: **男性宝宝出生后阴囊里没有睾丸属于正常现象吗?**

绝大多数男性宝宝的睾丸在出生时已下降,但也有少数下降延迟或是有部分会停滞在腹股沟内及腹腔内。睾丸未降或睾丸下降不全,也称隐睾,是指睾丸未能按照正常发育过程从腰部腹膜后下降至阴囊。未下降时应动态观察,如在 6 个月内未下降,应去医院就诊,必要时需手术治疗。

Q: **给予新生儿正确抱姿的重要性有哪些?**

拥抱新生儿,让新生儿获得安全感。各个不同的场景下,多给新生儿拥抱,无论是大人还是孩子都会获益良多。喂奶时、换尿布时、哄睡觉时……从宝宝出生到五六个月、六七个月,甚至更大,根据发育情况调整孩子喜欢的抱姿,让宝宝在父母的拥抱中安全、舒服、幸福、满足地成长。

Q: **抱姿不良会有什么后果? 新生儿抱姿要点有哪些?**

新出生的宝宝,骨骼和肌肉还没有完全发育好,各个器官发育也不够成熟,抱姿不良可能会导致宝宝脊柱损伤,还可能使宝宝出现呼吸困难、吐奶等不适。抱姿要点包括以下几点。

1. 冷静、自信、洗手,准备充分。
2. 两手位置最重要:一手护头颈部,一手托臀部。
3. 做到"头"贴胸,尽可能让宝宝的头贴近胸部。
4. 宝宝头偏向一侧,保证呼吸顺畅。
5. 换手不忘护头颈。

Q: **新生儿有哪些常用的抱姿?**

1. 摇篮抱:一手护着宝宝的头,手腕和手护好背和腰部,另一手护着宝宝的腰部和臀部。此种姿势适合妈妈给宝宝哺乳。
2. 竖抱:宝宝的头、颈椎和脊柱保持在同一水平线上,一手托住宝宝的头颈部,另一手支撑宝宝的屁股,让宝宝的头靠在大人的肩膀上,此种姿势可帮助宝宝吃奶后尽快排气。
3. 橄榄球抱:母亲坐好,让宝宝躺在身侧,面朝母亲。这时母亲弯起手臂,从下托起宝宝,将宝宝的头凑到胸前。这个姿势可避免宝宝直接压到母亲的腹部,且可使宝宝正面朝向母亲的胸部而正确地含住乳头。

4.趴式抱（飞机抱）：用手臂托住宝宝的腹部和头部，让宝宝背部朝上的姿势。此种姿势时间不宜过长，每次不超过 3 分钟为宜，可以帮助宝宝排出胃内空气，以减轻肠绞痛。

Q: 新生儿抱姿的注意事项有哪些？

3 个月以内的宝宝，由于头部很重、颈部力量弱，还不能够支撑自己的头部，因此无论采用何种姿势抱宝宝，始终要注意帮助宝宝支撑头部。

抱宝宝的时间不宜太长，每天抱的时间不要超过 3 小时，每次不超过 30 分钟，等宝宝长到 2 个月时，每天可以抱 6 小时。妈妈可以选在睡醒后抱抱，这也是给宝宝换一个姿势活动一下。

不要抱着宝宝玩手机、看电视，不要与其他人聊和宝宝无关的闲话，多与宝宝做眼神及语言交流，给宝宝专注的拥抱。

抱宝宝时，最好不要戴首饰，如手链、手表、胸针等装饰品，避免刮伤宝宝。同时，抱起宝宝后大人应多走动，并边走边轻轻摇晃，能让宝宝更舒服，但千万不要摇晃太猛、太快，以免发生意外。

第二节　早产儿

Q: 什么是早产儿？早产儿的分类？

早产儿是指出生时胎龄＜37周（260天）的活产婴儿，其出生体重大部分在2500 g以下，头围在33 cm以下。

据出生体重进行分类，可将早产儿分为低出生体重儿（体重＜2500 g）、极低出生体重儿（体重＜1500 g）和超低出生体重儿（体重＜1000 g）。

根据胎龄进行分类，又可将早产儿分为晚期早产儿（34～36^{+6}周），中期早产儿（32～33周），极早产儿（≤28～31周）和超早产儿（<28周）。

Q: 早产的常见危险因素有哪些？

早产的危险因素包括：①母亲生殖因素，如早产史和母亲年龄。②母亲疾病，如感染、贫血、高血压、子痫前期/子痫、心血管和肺部疾病、糖尿病。③母亲生活方式，如体力活动、物质滥用或吸烟史、饮食不洁、体重和压力较大。④宫颈、子宫和胎盘因素，如宫颈短、宫颈手术、子宫畸形、阴道异常出血、前置胎盘或胎盘早剥。⑤多胎妊娠。⑥胎儿因素，如存在先天性异常、生长受限、胎儿感染和胎儿窘迫。⑦产科干预如羊水穿刺操作不当等。

Q: 早产儿的外形特点有哪些？

早产儿外形特点如下。

1.头部：头大，头长为身长的1/3，囟门宽大，颅缝可分开，头发呈短绒样，耳壳软，缺乏软骨，耳舟不清楚。

2.皮肤：呈鲜红薄嫩，水肿发亮，胎毛多（胎龄愈小愈多），胎脂丰富，皮下脂肪少，趾（指）甲软，不超过趾（指）端。

3.乳腺结节：不能触到，36周后触到直径小于3 mm的乳腺结节。

4.胸腹部：胸廓呈圆筒形，肋骨软肋间肌无力，吸气时胸壁易凹陷，腹壁薄弱，易有脐疝。

5.足跖纹：仅在足前部见 1 ~ 2 条足纹，足跟光滑。

6.生殖系统：男性睾丸未降或未全降；女性大阴唇不能盖住小阴唇。

Q: 是否所有早产儿都需要住院？哪些需要住院？

不是所有早产儿都需要住院。早产儿的住院指征如下。

1.出生体重小于 2000 g 或胎龄＜ 34 周。

2.虽然出生体重或胎龄超过以上标准，但存在以下任何一种情况。

（1）新生儿窒息，产伤。

（2）体温异常。

（3）皮肤：发绀、苍白、多血质貌、黄染、出血、水肿表现。

（4）呼吸：呼吸暂停或呼吸困难（呼吸急促、呻吟、三凹征）。

（5）循环：心率/心律异常、血压异常、末梢循环不良。

（6）消化：喂养困难、呕吐、腹胀、大便异常、肝脾肿大。

（7）神经：前囟饱满，意识、反应和肌张力异常，惊厥。

（8）存在需进一步排除或治疗的先天畸形。

（9）监测发现的其他异常，如血糖、胆红素、血常规等异常。

（10）母亲为高危孕产妇：胎膜早破＞ 18 小时、产前或产时感染、药物滥用等。

Q: 早产儿的并发症有哪些？早产儿的智力会受影响吗？

早产儿的并发症有新生儿呼吸窘迫综合征、频发性呼吸暂停、低体温、电解质紊乱、血糖异常、脑损伤、黄疸、硬肿症、动脉导管未闭、肺动脉高压、暂时性甲状腺功能低下、感染、坏死性小肠结肠炎、晚期代谢性酸中毒、贫血、脑室周围白质软化、支气管发育不良、视网膜病变、胆汁淤滞综合征。

早产儿的智力会受影响，因为宝宝过早从母体出来，体温低，而且肺功能发育不健全，生活在这样的环境里，宝宝的大脑和身体会缺氧，大脑缺氧就会影响脑发育。

Q: 什么是早产儿的出院标准？出院后随访频率及随访内容？

早产儿的出院标准：生后达到相当于宫内胎龄 34 周以上，或体

重 ≥ 2000 g，生命体征稳定，可以经口足量喂养，体重持续增长，每天长20 ~ 30 g，室温下能维持正常体温，疾病已愈或可进行家庭序贯治疗。

早产儿出院后的随访频率：出院后至 6 个月为每月 1 次；6 ~ 12 个月为每两个月 1 次；1 ~ 2 岁为每 3 个月 1 次。

评估标准：2 岁以内按照校正年龄进行评估。

早产儿出院后随访内容：①根据校正月龄进行体格发育和营养状况评价。②并发症的治疗恢复情况，如贫血、胆汁淤积。③新生儿行为神经测定（NBNA）、神经运动检查、婴幼儿智能发育量表（CDCC）。④特殊检查，如眼底检查、听力评估、头颅超声或磁共振成像（MRI）、心脏超声等。⑤咨询和早期干预指导。

🅠 早产儿多久能度过危险期？

早产儿的危险期是没有固定时间的，具体是由胎儿的体重、胎龄因素决定。早产儿必须至少通过三关才算度过危险期。第一关是呼吸关，因为早产儿呼吸中枢发育不全，出现呼吸不规则，甚至出现呼吸暂停的现象比较常见；其次就是早产儿肺泡表面活性物质比较少，容易发生肺泡萎陷、通气量减少、呼吸减弱、呼吸衰竭。第二关是喂养问题，因为早产儿离开母体比较早，胃肠功能很不成熟，早产儿的喂养从稀释的奶粉开始，逐渐增加浓度、奶量，并逐渐适应他不成熟的胃肠道，要少量多餐喂养。第三关就是感染关，早产儿细菌感染风险明显高于足月儿，因为其免疫球蛋白很不足，非常容易发生感染。如果度过感染关，不发生肺炎、败血症就度过危险期了。

第三节　　新生儿湿肺

Q: 什么是新生儿湿肺?

新生儿湿肺又称暂时性呼吸增快或暂时性呼吸困难，为早期新生儿呼吸窘迫的常见原因之一，是由肺内液体吸收及清除延迟所致，主要表现为出生后不久即出现呼吸困难。本病为自限性疾病，一般 24 ~ 72 小时症状缓解消失。

Q: 什么原因可以导致湿肺?

本病与肺内的液体增加及肺淋巴引流不足有关。新生儿在母亲子宫里时，肺里面本来是水，在出生后，肺泡里的水分逐渐就会消失变成气体。在正常生产过程中，胎儿通过狭窄的产道，当头部被娩出而胸廓受挤压时，有 1/2 ~ 2/3 的肺泡液被挤出体外，1/3 是通过自身的肺毛细血管、淋巴管回吸收的。开始呼吸后，空气进入肺泡，剩下的肺泡液即被肺泡壁毛细血管吸收。新生儿经剖宫产分娩出来，肺泡内及间质内液体多，吸收延迟，或有液体运转困难，以致出生 24 小时内肺泡存留较多液体而影响气体交换，出现呼吸困难。

Q: 新生儿湿肺的高危因素有哪些?

①早产。②剖宫产。③男性。④围生期因素（围生期窒息、妊娠期高血压疾病）。⑤动脉导管未闭。⑥低蛋白血症。⑦高凝血症。⑧结扎脐带过迟。⑨麻醉镇静剂使用。

Q: 新生儿湿肺如何预防?

1. 凡婴儿出生时正常，生后 2 ~ 5 小时出现呼吸急促，一般情况好，呼吸音减低或啰音者，均应怀疑新生儿湿肺的可能。在治疗和护理上，应密切观察，早期发现，并注意与呼吸窘迫综合征及吸入性肺炎鉴别。

2. 产妇勿用过量的镇静药物。

3. 应限制不必要的剖宫产。

4. 需要时可及时做体位引流。

5. 注意避免分娩过程中产程长，胎盘或脐带原因影响胎儿血液循环，导致胎儿宫内缺氧，刺激胎儿呼吸中枢兴奋，出现喘息样呼吸，羊水或胎粪吸入。

Q: 新生儿湿肺的临床表现是什么？

患儿主要表现为呼吸窘迫，分轻、重症。

1. 轻症：多见，仅持续 12 ~ 24 小时，为出生后立即或数小时内出现呼吸急促（＞60 次 / 分）、发绀、三凹征、鼻翼煽动、氧饱和度降低等，但反应正常，吃奶基本不受影响。肺部阳性体征少，仅呼吸音减低或呼吸音粗，胸部 X 线检查可见肺泡及间质积液、肺纹理增多增粗、肺淤血、肺气肿及胸腔积液等，一般轻症可自行缓解，多为自限性。

2. 重症：少见，表现为难以纠正的严重低氧血症，呼吸急促（＞100 次 / 分）、呻吟、反应差、不吃不哭，如果 12 小时内未缓解，常并发呼吸窘迫综合征、持续肺动脉高压等，胸片显示双肺呈白肺，肺动脉压力高，病情危重时需要机械通气等治疗，病死率高。

Q: 新生儿湿肺的 X 线表现是什么？

肺部病变广泛多样，但吸收快，大部分 4 天内消失。

1. 肺泡积液征：肺野呈斑片状、面纱或云雾状密度增深，或呈小结节影，直径 2 ~ 4 mm，或呈面纱毛玻璃样片絮状阴影如白肺。

2. 间质积液：X 线呈网状条纹影。

3. 叶间胸膜（多在右肺上、中叶间）和胸膜腔积液，量少。

4. 其他征象：肺门血管淤血扩张，呈肺纹理影增粗，且边缘清楚。自肺门呈放射状向外周伸展。

5. 肺气肿征，透光度增加。

X 线表现 24 小时吸收占 71%，72 小时吸收占 97.8%，偶有延长至 4 天后吸收。肺泡和肺间质积液为最常见的 X 线征象，其特征为颗粒状、小片状广泛融合的片状影及网状、短线状致密影；肺淤血和肺气肿表现亦是常见 X 线征象。

Q: 新生儿湿肺该如何治疗？

1. 一般不需治疗，当新生儿呼吸急促和出现青紫时给予 40% 氧气，使 PaO_2 维持在 50 ~ 80 mmHg，如果新生儿过小还不能吃奶，可静滴 10% 葡萄糖注射液 60 ~ 80 mL/（kg·d），注意要间歇给氧，不主张用持续正压呼吸，以免加重肺气肿。

2. 当出现代谢性酸中毒时加 5% 碳酸氢钠，一次可给 2 ~ 3 mL/kg，静滴或稀释后缓慢静注，必要时可重复，及时纠正酸中毒。

3. 当新生儿出现烦躁、呻吟的症状，可用苯巴比妥每次 3 ~ 5 mg/kg。

4. 新生儿两肺湿啰音多时可用呋塞米 1 mg/kg，并注意纠正心力衰竭。

5. 静滴地塞米松，以减轻肺水肿。

6. 病程超过 2 天的病例可用抗生素，防止继发感染。

Q: 新生儿早期出现呼吸窘迫的病因不少，新生儿湿肺需与哪些疾病鉴别？

1. 肺透明膜病：早产儿多见，一般情况差，呼吸困难与青紫呈进行性加重，病情重，预后差，肺成熟度检查及胸部 X 线检查均有特殊改变。

2. 吸入性肺炎：多有窒息史及吸入史，常表现为复苏后出现呼吸急促，临床症状重，X 线呈支气管肺炎改变，少有叶间和（或）胸腔积液，病变消失时间较长。

3. 羊水吸入综合征：有窒息或呼吸窘迫史，呼吸急促在复苏后发生；新生儿湿肺则出生时正常，呼吸窘迫发生较晚，X 线检查亦有助于鉴别。

4. 脑性过度换气：为脑水肿所致，常见于足月儿伴窒息，气促，但肺部无体征，预后与病因有关。

Q: 什么是新生儿肺炎吗?

新生儿肺炎是新生儿常见疾病,可发生在产前、产时或产后,是新生儿死亡的重要原因之一,其以弥漫性肺部病变及不典型的临床表现为特点。大多数新生儿肺炎是出生后感染引起的,这种称为晚发型肺炎,主要是家庭中与新生儿密切接触的成员感冒或呼吸道感染后,通过飞沫传播给新生儿的。

该病如果不及时治疗会引起呼吸窘迫,甚至窒息,严重者会因为缺氧引起大脑损伤,留下永久的后遗症(如癫痫),一旦确诊,需根据患儿的实际情况使用抗生素或者抗病毒的药物,并及时辅助氧疗和气道处理,纠正缺氧和电解质紊乱,避免其他并发症。

新生儿肺炎不可小觑,治疗不及时则会有严重的后果,加之新生儿肺炎并没有咳嗽或者高温发热的常见肺炎症状,很容易被忽视或者误判,所以更应该重视。

Q: 新生儿肺炎有哪些常见的病因?

宫内感染是引起新生儿肺炎的主要原因之一。如孕期受细菌、病毒或原虫等感,羊膜早破 24 小时以上,或羊膜绒毛膜炎污染羊水。孕妇阴道内的细菌、病毒或支原体等上行感染羊膜,胎儿吸入污染的羊水也可产生肺炎。孕妇在妊娠后期受病毒、原虫或支原体等感染,病原体可经血行传播给胎儿,也可使之发生肺炎。

除了宫内感染,分娩过程中感染是另一原因。胎儿在分娩过程中吸入孕妇阴道内被病原体污染的分泌物而发生肺炎,或因断脐不洁发生血行感染。

宝宝出生后,通过接触传播,如患呼吸道感染者在接触新生儿时传给新生儿,致新生儿发生肺炎。还可通过血行传播,如新生儿患有其他感染性疾病时,病原体可经血行传播至肺而致肺炎。医源性传播也是一个途径，由于医疗器械消毒不严格或医护人员洗手不勤而将致病菌带给新生儿，引起新生儿发生肺炎。

Q: 父母如何早期发现新生儿肺炎？

新生儿肺炎早期的表现可能仅是感冒症状，如吃奶差、鼻塞、吐沫、吐奶、呛奶等，病情进展后出现明显的呼吸道症状，如呼吸急促、费力、不规则、咳嗽等，有的新生儿甚至可能出现口周、鼻周不同程度的青紫，脸色发青甚至发灰。假如新生儿出现吸气时胸骨上窝、肋间隙和剑突下凹陷这些症状，就证明新生儿出现了呼吸困难、呼吸衰竭的表现，此时提示病情危重。

有高危因素的更要特别关注，如妈妈急产、胎膜早破、妈妈和新生儿密切接触过近期曾经患呼吸道感染的人。

Q: 新生儿肺炎还可以引起哪些不适？

新生儿肺炎只要及时发现和有效治疗，可很快康复。但重症易出现下列并发症，如不及时治疗，预后不良。

1. 心力衰竭：发病时新生儿躁动不安，呼吸困难和发绀，心率加快（180 次 / 分），呼吸急促（> 60 次 / 分），肝脏增大，下肢浮肿等。应立即采取措施，控制其发展，利用强心剂、利尿剂等治疗。

2. 呼吸衰竭：宝宝烦躁不安，呼吸困难和发绀，呼吸早期加快，重时减慢，有呻吟呼吸和呼吸节律改变。病情重危时心率加快或减慢，并可出现昏迷和抽搐。

3. 脓气胸：感染金黄色葡萄球菌时，易发生脓气胸。此时，新生儿高热持续不退或体温下降后又再度上升，咳嗽频繁，呼吸急促，不能平卧，一侧胸廓饱满。

4. 缺氧性脑病：肺炎呼吸困难、缺氧严重时，新生儿会出现呕吐、头痛、嗜睡或烦躁不安，继之昏迷惊厥。脑病发病较急，来势凶猛，病情险恶，往往与多种并发症交错出现，相互影响，使病情变得更为复杂，病死率高。

5. 中毒性休克：体温骤升达 40 ~ 41 ℃或骤降，寒战、面色灰白、烦躁或昏迷、多汗、皮肤呈大理石花样改变，血压下降或测不出，同时出现多脏器功能改变，症状凶险。

6. 中毒性肠麻痹：表现为高度腹胀、呕吐、便秘和肛管不排气（不放屁）。腹胀压迫心脏和肺脏，使呼吸困难更严重。此时，新生儿面色苍白发灰，腹部叩诊呈鼓音，肠鸣音消失，呕吐物可呈咖啡色或粪便样，X 线检查发现肠管扩张，壁变薄，膈肌上升，肠腔内出现气液平面。

Q: 如何全面治疗新生儿肺炎？

1. 一般治疗：保持呼吸道通畅，尽快清除吸入物，吸净口咽、鼻部分泌物，定期翻身拍背有利于痰液排出。加强护理和监护，注意保暖。保持室内空气新鲜，有适宜而稳定的温度和湿度。

2. 氧疗：重症并发呼吸衰竭者，可用持续正压呼吸或气管插管后机械通气。低氧血症者，可视情况进行供氧。

3. 抗感染：根据流行病学、感染途径、感染指标、病情程度等综合因素决定抗感染方案。精准的病原学结果未回报前可予经验性给药。不可错过抗感染最佳时期，以免感染加重导致肺外感染病灶。

4. 对症处理：根据具体病症进行对症处理，如烦躁、惊厥者及时进行镇静、止痉，体温不升者应保温等。

5. 支持疗法：①增强抗病能力：输新鲜血或血浆，每次 10 mL/kg，根据病情可少量多次应用，用人血丙种球蛋白或人血白蛋白增加免疫功能，500 mg/（kg·d），可用 3 ~ 5 天。②保证营养及液量：保证营养供给，维持水、电解质平衡。

Q: 新生儿肺炎的居家护理应该做好什么？

部分轻症居家治疗的肺炎，住院治疗出院后的新生儿，均处于呼吸道状态敏感及薄弱的时期，日常护理非常关键，对肺炎的痊愈及新生儿的体感有重要的作用，因此要教给家长帮助新生儿尽快痊愈的具体方法。

1. 改善休息及居住环境：应该保证每天充足的睡眠时间，18 ~ 20 小时。保持环境舒适安静、阳光充足、空气流通，足月儿室温维持在 22 ~ 24 ℃，早产儿室温维持在 24 ~ 26 ℃，相对湿度在 55% ~ 65%。每天通风 2 ~ 3 次，每次 15 ~ 30 分钟。开窗通风时，将新生儿转移至其他室温适宜的房间，通风后调整室温至适宜温度后再将新生儿移入房间，不可给新生儿吹对流风。

2. 加强喂养：提倡母乳喂养，初乳中含有大量的分泌型免疫球蛋白 A，这种物质可以保护呼吸道黏膜免遭病原体的侵袭。母乳喂养对新生儿肺炎有一定的预防效果。喂奶时应保持手和乳头的清洁，以免造成宝宝腹泻。

3. 避免吐奶呛奶：喂奶一定要选择正确的姿势，将患儿的肩部抬高，选择合适的奶嘴，奶液应充满奶嘴，以免吸入过多空气，不要让新生儿吃的过快过急，以免呛奶或溢奶；喂奶后要及时拍嗝，头背部抬高，右侧卧位，哺乳后 1 小时内尽量不要让新生儿平躺睡觉。

4. 做好皮肤护理，保持适宜体温：保持新生儿皮肤清洁，脐带未脱落前，洗澡后用安尔碘消毒，直到脐带脱落，保持脐部清洁干燥，新生儿物品专人专用，衣物选择纯棉制品，采用阳光照射或沸水烫洗的方式消毒，每天定期给新生儿测量体温，避免产生捂热综合征。

Q: 如何预防新生儿肺炎？

1. 孕后期定期产检，防止宫内缺氧，是预防吸入性肺炎发生的关键。

2. 母亲孕期应预防感染，做好孕期保健，保持生活环境的清洁卫生，注意个人卫生，防止感染性疾病的发生。

3. 新生儿居住空间要洁净舒适，衣被、尿布应柔软、干净，哺乳用具应消毒，父母和照顾人员应注意卫生，注意洗手，避免接触感冒患者，若母亲感冒，应戴口罩喂奶，发现孩子有脐炎或皮肤感染等情况时，立即治疗，防止病菌扩散。

4. 正确喂奶。宝宝出生后，吞咽功能还不成熟，容易出现呛奶的情况，而发生吸入性肺炎。预防这种情况就要妈妈掌握正确的喂养姿势，在喂养时，保持新生儿上半身稍稍抬高一些（不要只抬高头部）。乳汁充足的妈妈容易出奶较多，新生儿来不及吞咽而呛奶，建议喂奶前挤出来一些后，再喂新生儿。喂奶后及时拍嗝，防止溢奶。

5. 加强脐带护理。新生儿脐带若有感染，病菌则会随血液循环来到肺部，引起肺部感染。同样的感染还可能由皮肤感染、口腔黏膜感染引起。

第五节　　新生儿黄疸

Q: 什么是新生儿黄疸？新生儿为什么会出现黄疸？

新生儿黄疸是一种症状，而不是一种疾病。其主要是由新生儿期（出生到生后 28 天）胆红素代谢特点所致，引起血中胆红素水平异常增高（＞ 85 μmol/L），从而导致皮肤、黏膜、巩膜及全身其他组织不同程度黄染的现象，其中根据血清胆红素的水平分为生理性黄疸和病理性黄疸。

新生儿黄疸是由于新生儿血液中的红细胞过多，寿命短，易被破坏，红细胞中的主要成分胆红素释放进入血液，造成胆红素生成过多；同时，新生儿肝细胞结合胆红素的能力不足，肝脏功能不健全，清除胆红素的能力不足及肠肝循环特点增加胆红素重吸收，都容易导致血胆红素浓度增高，临床易出现黄疸。

Q: 怎样区分生理性和病理性黄疸？

足月儿生理性黄疸多出现于生后 2 ~ 3 天，4 ~ 5 天达高峰，黄疸程度轻重不一，轻者仅限于面颈部，重者可延及躯干、四肢和巩膜，粪便色黄，尿色不黄，一般无症状，如血清胆红素超过 136.8 μmol/L（8 mg/dL），也可有轻度嗜睡或食欲缺乏。黄疸持续 7 ~ 10 天消退。早产儿由于肝功能更不成熟，黄染程度较重。早产儿黄疸多于生后 3 ~ 5 天出现，5 ~ 7 天达高峰，可延迟到 2 ~ 4 周才消退。血清胆红素主要是未结合胆红素增高，其增高的生理范围随日龄而异，血清总胆红素值尚未达到相应小时龄的光疗干预标准或尚未超出小时胆红素列线图（图 7-1）的第 95 百分位，红细胞、血红蛋白、网织红细胞都在正常范围。尿中无胆红素或过多的尿胆原。肝功能正常。

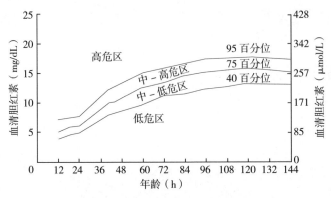

图 7-1　新生儿小时胆红素列线图

新生儿病理性黄疸或称为非生理性高胆红素血症，是指血清胆红素水平增高或胆红素增高性质的改变，某些增高属于生理性黄疸的延续或加深，而更重要的是要积极寻找引起其增高的病因。目前国际上已不再强调确定新生儿黄疸是生理性还是病理性，更重视确定黄疸的干预值。新生儿黄疸出现下列情况时需引起注意：①生后 24 小时内出现时龄胆红素值，生理性黄疸的血清黄疸，血清胆红素（TSB）＞ 102 μmol/L（6 mg/dL）；②足月儿 TSB＞ 220.6 μmol/L（12.9 mg/dL）或早产儿＞ 255 μmol/L（15 mg/dL）；③血清直接胆红素＞ 26 μmol/L（1.5 mg/dL）；④TSB 每天上升＞ 85 μmol/L（5 mg/dL）；⑤黄疸持续时间较长，超过 2 ～ 4 周或进行性加重。

Q: 引起病理性黄疸的原因有哪些？

宝宝在宫内和出生后的感染、母婴血型不合导致的新生儿溶血病、红细胞增多、出血性疾病、肝酶活性低下、肝胆发育异常、胎粪排泄异常、饥饿、喂养延迟、G-6-PD 缺乏症、遗传性疾病、代谢性疾病等都可能出现病理性黄疸。

Q: 病理性黄疸有什么危害？

胆红素具有神经毒性，胆红素能透过宝宝的血脑屏障，渗入脑细胞，从而引起急性胆红素脑病。早期出现肌张力的减低、反应差、嗜睡、吃奶差等；而后出现肌张力增高、角弓反张、抽搐、呼吸衰竭，严重可导致死亡；远期可造成严重的后遗症，包括锥体外系运动障碍、感觉神经性听力损伤、眼球运动障碍和牙釉质发育异常。

Q: 什么情况下需要就医？

宝宝有下列情况时要及时就医。

1. 生后 24 小时内出现黄疸。

2. 胆红素值明显升高。

3. 足月儿生后 2 周、早产儿生后 4 周黄疸仍未消退。

4. 胎龄小于 37 周。

5. 黄疸消退后再次出现或加重。

6. 还有一些疾病因素，如感染、窒息、缺氧、低血糖、颅内出血、喂养欠佳、反应较之前变差、嗜睡、哭闹、尖叫、抽搐、大便排泄异常、红细胞增多、溶血等。

Q: 病理性黄疸的治疗方法有哪些？治疗目标是什么？

治疗轻中度黄疸主要采用蓝光照射治疗；治疗重度黄疸可同时采用药物治疗、换血疗法等。

治疗目标：尽快降低血清胆红素水平，预防重度高胆红素血症及胆红素脑损伤的发生。

Q: 如何识别母乳性黄疸？

母乳喂养的新生儿出现黄疸，以足月儿多见。母乳性黄疸出现在生理性黄疸发生的时间范围内，峰值可高于生理性黄疸，消退时间可晚于生理性黄疸。宝宝一般情况好，精神、吃奶反应、大小便及体重增长都好，体检无异常，肝功能正常，黄疸持续 2 ~ 3 月自行消退，一般不影响健康，不需要停止母乳喂养。若停母乳喂养，黄疸在 48 ~ 72 小时可明显消退。但后续需要定期随访肝功能及宝宝的生长发育情况，否则容易与某些肝胆疾病及遗传代谢病相混淆。

Q: 在家中如何护理黄疸宝宝？

1. 适当晒太阳，但注意不要让太阳直射宝宝的眼睛。新生儿、早产儿的眼睛发育还不成熟，所以对光就会更加敏感，在强光的情况下，就需要佩戴黑色眼罩遮住孩子的眼睛。

2. 注意观察宝宝的皮肤及黄疸持续时间，加强监测。出生 3 天后出院，因胆红素还没有到最高峰，宝宝父母应注意观察宝宝的皮肤，社区医院应监测经皮胆红素，注意黄疸持续时间，若监测经皮胆红素高，持续时间较长，需及时就医。

3.观察宝宝的饮食、大小便及精神反应状况，保证宝宝喂养充足，促进胆红素排泄，若宝宝反应差、食欲不振、拒乳、体温波动大、嗜睡、易哭闹、尖叫、抽搐等，要及时就医。

Q: 光疗时应注意的问题是什么？

光疗时采用的光波波长最易造成视网膜黄斑伤害，且长时间强光疗可能增加男婴患外生殖器鳞癌的风险，故光疗时要用遮光眼罩遮住双眼，对于男婴，用遮光纸尿裤遮盖会阴部，但尽量暴露其他部位的皮肤。光疗过程中不显性失水增加，应注意补充液体，保证足够的尿量排出。监测患儿体温，避免引起发热。光疗时可出现腹泻、皮疹等不良反应，轻者暂停光疗后可自行缓解，依据其程度决定是否暂停光疗。光疗过程中还需密切监测胆红素水平的变化，一般 6 ~ 12 小时监测一次。对于溶血症或血清胆红素（TSB）接近换血水平的患儿需在光疗开始后 4 ~ 6 小时监测。当光疗结束后 12 ~ 18 小时应监测 TSB 水平，以防反弹。

Q: 蓝光照射常见的不良反应有哪些？

1.皮疹：可出现斑点皮疹或者红斑，光疗结束后可消退。

2.腹泻：较常见，光疗分解产物经肠道排出时，可刺激肠壁，引起肠蠕动增加，故大便稀薄呈绿色，光疗结束后不久即停止。

3.发热：随时监测体温，可通过箱温调节体温。

4.青铜症：胆汁淤积性黄疸宝宝光疗后可使皮肤、血清及尿呈青铜色，光疗停止后较长时间内可消退。

Q: 停止光疗的指征有哪些？

1.胎龄＞ 35 周，血清总胆红素 13 ~ 14 mg/dL；

2.标准光疗时，血清总胆红素低于光疗阈值 3 mg/dL；

3.强光疗时，血清总胆红素低于换血阈值 3 mg/dL，改标准光疗后仍低于光疗阈值 3 mg/dL；

4.强光疗时，血清总胆红素低于光疗阈值 3mg/dL。

以上 4 种情况可停止光疗，继续监测经皮胆红素值。

Q: 黄疸宝宝的换血指征是什么？

1. 产前已明确诊断严重溶血，出生时脐血总胆红素 > 68 μmol/L（4 mg/dL），血红蛋白 < 120 g/L，伴水肿、肝脾肿大和心力衰竭。

2. 出生后 12 小时内胆红素每小时上升 > 12 μmol/L（0.7mg/dL）者。

3. 总胆红素已达到 342 μmol/L（20 mg/dL）者。

4. 在准备换血的同时先给予患儿强光 4 ~ 6 小时，若血清胆红素（TSB）水平未下降甚至持续上升，或对于溶血病患儿在光疗后 TSB 下降幅度未达到 34 ~ 50 μmol/L（2 ~ 3 mg/dL），立即给予换血。

5. 已有急性胆红素脑病的临床表现者。

Q: 血清胆红素（TSB）与经皮胆红素水平（TCB）的测定在临床黄疸患儿监测中的选择？

TSB 的测定：在新生儿黄疸的风险评估及处理中均将 TSB 作为监测值。TSB 是诊断新生儿高胆红素血症的金标准。

TCB 的测定：系无创性检查，重复性强，可动态监测胆红素水平的变化，以减少有创穿刺的次数。TCB 与 TSB 值在理论上应该一致，但因新生儿皮肤色素及接受光疗后的影响，其结果不一定能与 TSB 水平完全一致，故在胆红素水平较高时测得的 TCB 值可能低于实际 TSB 水平，因此 TCB 值超过小时胆红素列线图的第 75 百分位时建议测定 TSB。

Q: 黄疸宝宝出院后的随访计划是什么？

每个新生儿出院前都应该监测一次 TCB 或 TSB，如出院前胆红素水平处于小时胆红素列线图的第 75 百分位以上，建议延长住院时间，继续留院监测胆红素水平的动态变化。出院前胆红素水平处于小时胆红素列线图的第 75 百分位以下的新生儿可以出院，但需根据出院日龄或出院前的胆红素水平制订随访计划。大部分自然分娩新生儿在出生后 48 ~ 72 小时出院，剖宫产在 96 ~ 120 小时出院，出院后 1 ~ 5 天监测胆红素水平。对于有高危因素存在的新生儿，出院后随访时间可以考虑提前。

第六节　　新生儿溶血病

Q: 什么是新生儿溶血病？

新生儿溶血病是指由母婴血型不合引起的胎儿或新生儿同族免疫性溶血性疾病，以 ABO 血型不合最为常见，其次为 Rh 血型不合。ABO 溶血病主要见于母为 O 型，子为 A 型或 B 型；Rh 溶血病主要见于母为 Rh 阴性，子为 Rh 阳性。

新生儿溶血病是因胎儿红细胞血型抗原是从父亲遗传而来，而又为母亲红细胞所缺乏的抗原，此种红细胞血型抗原在胎儿时期进入母体，或母体通过其他途径接触抗原后，就会刺激母体产生相应的血型抗体，此种血型抗体中的 IgG 抗体透过胎盘进入胎儿体内与胎儿红细胞抗原产生抗原抗体反应，破坏胎儿或新生儿红细胞而引起新生儿溶血病。

Q: 新生儿溶血病的临床症状有哪些？

1. 胎儿水肿：由严重溶血所致，少数可致死胎，存活儿可全身水肿，皮肤苍白、胸腹腔积液，皮肤瘀斑，并有心力衰竭表现，如心率增快、心音低钝、呼吸困难等。

2. 黄疸：最常见，多于出生后 24 小时出现，尤以 Rh 溶血出现早，多在生后 6 ~ 12 小时出现，48 小时内迅速加重。

3. 贫血：轻者没有临床症状，重者可因贫血引起心力衰竭，ABO 溶血者早期少有血红蛋白低于 120 g/L，而 Rh 溶血者出生后 48 小时内常降至 120 g/L 以下，大部分 Rh 溶血及少数 ABO 溶血者可在出生后 3 ~ 6 周出现后期贫血。

4. 肝脾肿大：发生在较严重溶血时，由髓外造血增生所致，以 Rh 溶血较常见。

5. 全身表现：溶血重者可有精神萎靡、嗜睡、吃奶少、少哭等表现。

Q: 如何判断宝宝有无溶血？

宝宝母亲血型 O 型，宝宝为 A 型或 B 型，或母亲血型 Rh 阴性，宝宝 Rh

阳性，出生 24 小时内出现黄疸，进行性加重，伴有贫血，化验未结合胆红素增高，血红蛋白下降，网织红细胞及有核红细胞增高，抗体释放试验阳性就可明确诊断新生儿溶血病。

Q: 新生儿溶血病怎么治？

1. 光照疗法：是降低血清胆红素最简便、有效的方法。当血清胆红素达到光疗标准时应及时进行光疗。

2. 药物治疗：①早期应用静脉注射用丙种球蛋白临床效果较好。②白蛋白增加游离胆红素的联结，减少胆红素脑病的发生。

3. 换血：当血清胆红素水平依据不同胎龄、不同日龄达到换血标准时，需要进行换血疗法。ABO 溶血症只有个别严重者才需要换血治疗。

4. 预防低血糖、低血钙、低体温和电解质紊乱。

Q: 溶血病的并发症有哪些？为什么要进行换血治疗？

溶血病的并发症：胆红素脑病及后期导致的神经功能障碍。

换血治疗的目的。

1. 换出新生儿体内致敏的红细胞及抗体，减轻溶血。

2. 降低血清胆红素浓度，防止胆红素脑病。

3. 纠正贫血，防止心力衰竭发生。

Q: 新生儿溶血病的预防措施有哪些？

新生儿溶血病的预防一般在新生儿出生之前，预防措施如下。

1. 产前进行血型检查，需要时对孕妇及其丈夫进行 ABO、Rh 血型检查，若为 Rh 血型不合溶血，必要时母体输注抗 –D 免疫球蛋白，避免胎儿出生后发生严重的溶血。

2. 既往有输血、死胎、流产和分娩史的 Rh 阴性孕妇，若 L/S > 2，可提前分娩。

3. 宫内输血，纠正贫血，继续妊娠，加强 B 超检查，观察胎儿是否发生水肿等异常现象。

4. 预产期前 1 ~ 2 周口服苯巴比妥，诱导胎儿 UDP– 葡萄糖醛酸转移酶活性增加，以减轻黄疸程度。

Q: 新生儿溶血病几天能好？孩子长大后智商是否有影响？

新生儿溶血病的治疗时间一般需要 7 ～ 14 天，治疗后可以达到生理水平，但没有固定的治愈时间，需根据患儿的具体情况而定，病情越重，治疗时间越长。

一般溶血症状恢复后的宝宝，溶血情况也会明显改善，不会影响孩子长大后的智力，可以定期观察孩子的体征。有些溶血病较重的孩子，其贫血程度也会较重，贫血持续时间较长，贫血会影响孩子智力、运动发育。贫血程度越重，持续时间就越长，将来会不同程度地影响孩子长大之后的智商发育。若同时存在胆红素脑病，对智力也会有不同程度的影响。

Q: 父母血型不一样宝宝一定会溶血吗？

父母血型不一样，宝宝不一定会溶血。新生儿溶血病主要是指母婴血型不合引起的同族免疫性溶血病，溶血主要分为 ABO 溶血和 Rh 溶血。宝宝在母体内需要依靠胎盘获取自身所需要的营养，因此宝宝在母体内不会发生溶血。宝宝出生后，需要特别注意对宝宝的血型进行检查和关注。

1.ABO 溶血：如果父亲血型是 O 型，母亲血型是 A 型、B 型，或者 AB 型，宝宝不会发生溶血。反之，母亲为 O 型血，父亲为非 O 型血，可能会发生溶血。溶血主要发生在母亲是 O 型，而宝宝和母亲的血型不一致的情况下。

2.Rh 溶血：如果母亲属于 Rh 阴性血，即熊猫血型，而父亲属于 Rh 阳性血，如果宝宝的血型为 Rh 阳性血，其红细胞进入母体的血液循环，就会诱导母体的免疫系统产生抗体，抗体又通过胎盘进入宝宝血液循环，使红细胞被破坏，从而引起出生后的宝宝 Rh 血型不合的溶血情况。

Q: 新生儿溶血病换血时血源该如何选择？

新生儿溶血病时换血血源的选择：① ABO 血型不合溶血病时，应该采用 O 型红细胞和 AB 型血浆；② Rh 血型不合溶血病时，应该采用和母亲相同的 Rh 血型，而 ABO 血型用与新生儿同型的血型或 O 型血。血液应选用新鲜全血，而临床上新鲜血来源紧缺，目前多提倡成分输血。

Q: 新生儿溶血病换血量、速度及换血途径是什么？

常用的换血量为 150 ～ 160 mL/kg，约是新生儿血容量的 2 倍。建议红细胞与血浆比例为（2～3）：1。可根据新生儿体重确定换血每次抽出和输注的血量。一般将整个换血全程时间控制在90～120分钟。换血途径可选用脐静脉或其他较粗的外周静脉，也可选用脐动脉或外周动脉、外周静脉同步换血。从动脉端抽出血，从静脉端输入血，抽与注同时进行，同步、等量、等时。在换血之后可行光疗，以减少或者是避免再次进行换血。

第七节　新生儿臂丛神经损伤

Q: 什么是新生儿臂丛神经损伤？

新生儿臂丛神经损伤俗称产瘫，是胎儿在发育和分娩过程中，受压迫或牵拉导致胎儿一侧或双侧臂丛神经损伤，导致患儿出生后出现患侧上肢功能障碍的主要临床表现，臂丛神经损伤多数病因为难产，如头位产的巨大儿、肩难产、胎位不正（枕横位、枕后位）、助产不当（如产钳等造成的牵拉性损伤）。

Q: 是不是所有的新生儿臂丛神经损伤都和分娩有关？

不一定，除了少部分和发育有关，大部分还是认为臂丛神经损伤主要发生在第二产程，与肩难产有关。巨大儿的胎头和双肩径较大，常易引起头位和肩难产。当采用产钳或胎吸等方法使胎头娩出后，其肩部在耻骨联合处受阻而不能顺利娩出，此时助产人员牵拉胎头协助肩部娩出时，过度的头肩分离暴力使臂丛神经受到牵拉性损伤。

Q: 新生儿臂丛神经损伤的临床表现有哪些？

1. 上干（$C_{5\sim6}$）损伤：也称杜－欧氏综合征，最常见，约占臂丛神经损伤的 80%。其表现为：①上肢松弛地悬垂于体侧。②肩关节内收内旋。③肘关节伸长，前臂旋向前方。④患肢不能做外展外旋及屈肘等活动。

2. 中干（C_7）损伤：表现为桡神经支配区域发生麻痹，前臂、腕和手的伸展动作丧失或者减弱。

3. 下干（$C_8 \sim T_1$）损伤：也称克伦布基麻痹（Klumpke 损伤），占臂丛神经损伤的 2%～3%。其表现为：①手瘫痪。②腕部不能动。③霍纳综合征，如同侧瞳孔缩小、无汗、眼球凹陷和上睑下垂。

4. 全臂丛神经损伤：3 个干均损伤，表现为：①患肢运动与感觉全部麻痹。②如损伤接近椎间孔可出现霍纳综合征，即患侧面部不出汗，上睑下垂，眼裂变突，瞳孔变小，尺神经分布区感觉障碍。

Q: 臂丛神经损伤可分为几种类型？如何诊断新生儿臂丛神经损伤？

臂丛神经损伤根据损伤程度可分为 4 种类型：①神经功能性麻痹伴暂时性传导阻滞。②轴突断伤伴重度轴突损伤，但周围神经元成分完整。③神经断伤伴完全性节后神经破坏。④撕脱伤伴伤及脊髓节前的连接。

依据病史中有难产史或者娩肩困难史与上肢被牵拉，出生后立即出现一侧上肢部分或完全软瘫的特殊体位，结合磁共振成像（MRI）定位、神经 – 肌电图检查结果进行诊断。

Q: 新生儿臂丛神经损伤保守治疗的措施有哪些？

1. 促进神经再生的药物：B 族维生素，神经营养因子。

2. 制动：开始 4 ~ 5 天要保护上臂直至浮肿消退。

3. 康复护理：婴儿怀抱或睡眠时勿使麻痹的上肢受压，应使用肩外展外旋，肘屈曲。

4. 物理治疗：神经肌肉电刺激。

5. 康复训练：按摩瘫肢 5 ~ 10 分钟，每日 1 ~ 2 次；操作者双手握住患儿肘部做肩关节内收位被动外旋即上举，可预防或减轻肩关节内旋挛缩，通常每天练 3 次，每次 5 ~ 10 分钟。

Q: 新生儿臂丛神经损伤的手术时机？康复的概率究竟有多大？需要观察等待多长时间？

通常认为生后 3 ~ 6 个月手术者疗效最佳，超过一年基本丧失早期神经修复的机会，治疗主要以康复训练为主，待 2 周岁后再考虑行各种功能重建手术，若出现关节挛缩后遗症，则需酌情行关节松解术。手术疗效与手术时机和损伤类型有关。

臂丛神经发生后约 80% 的患儿在一年以内可以自行完全恢复，仅 20% 左右的患儿需要手术治疗。

Q: **新生儿臂丛神经损伤能恢复吗？如何预防？**

新生儿臂丛神经损伤大部分能够恢复，局限于 C_5、C_6 神经根损伤者预后最好，但是极少部分新生儿臂丛神经损伤可能呈撕脱性损伤，不能恢复，容易留下后遗症。

建议生产前做好产道、胎儿大小、胎方位的评估，必要时尽早进行剖宫产分娩，减少新生儿臂丛神经损伤的发生。

Q: 什么是先天性巨结肠?

先天性巨结肠又称肠管无神经节细胞症或赫什朋病,是由于直肠或结肠远端肠管的神经节细胞缺如,导致病变肠管持续痉挛,丧失蠕动功能,粪便淤滞在近端结肠,使近端结肠肥厚、扩张,逐渐形成巨结肠改变,是小儿常见的先天性肠道畸形。本病男多于女,有家族性发病倾向。首次就诊多在新生儿期。

Q: 巨结肠是什么原因引起的?

肠壁神经节细胞减少或缺如是引起巨结肠的原因,是一种先天性发育停顿。目前对其病因已进行了多方面的研究,认识到巨结肠是遗传与环境因素的联合作用致病,为多基因或多因素遗传病。

1. 家族性和遗传基因的突变:分子遗传学用于巨结肠的病因学研究后,发现有多种基因的突变或与基因相连的修饰因子的突变与巨结肠发病有关,如RET原癌基因(proto-oncogene-RET)被认为是主病基因,可能与先天性巨结肠发病相关的其他基因有胶质细胞源性神经营养因子基因、内皮素3基因、内皮素受体B基因和性别相关转录因子基因、内皮素转换酶1等。

2. 神经嵴细胞移行障碍。

3. 肠神经系统发育的内在环境因素:胚胎早期阶段细胞外基质的改变;神经黏附分子减少;缺氧、缺血损伤;毒素、炎症因素。

Q: 先天性巨结肠的病理改变分哪几部分?

本病受累肠管可见典型改变,共分3部分:①痉挛段,约80%在直肠近端或乙状结肠远端部位以下。新生儿期痉挛段不明显。②扩张段,即巨结肠部分，结肠扩张、肥厚、坚韧、颜色灰白，外观似胃壁。③移行段，上述两段的过渡形态，呈漏斗状，长 3 ~ 8 cm。

Q: 巨结肠有哪些分型？

依据痉挛段的长短可将巨结肠分为：①普遍型（常见型），最多见，病变自肛门向上达乙状结肠远端，占 75% 左右。②短段型，病变仅局限于直肠近、中段交界处以下，相当于第 2 骶椎以下，距肛门不超过 6.5 cm。占 20% 左右。③长段型，病变肠段延伸至乙状结肠或降结肠，占 3% ~ 5%。④全结肠型，病变包括全部结肠及回肠末段，距离回盲瓣 30 cm 以内，占 5% 左右。⑤超短段型，亦称内括约肌失弛缓症，病变局限于直肠远端。⑥全肠型，较少见。病变累及全结肠及回肠，距回盲瓣 30 cm 以上，甚至累及十二指肠。

Q: 先天性巨结肠的临床表现有哪些？

1. 不排或胎粪排出延迟：正常新生儿几乎全部在生后 24 小时内排出第一次胎粪，2 ~ 3 天排尽。患儿由于蠕动和排便功能丧失，胎粪不能通过狭窄肠段，首先出现症状为胎粪性便秘，胎粪开始排出及排空时间均推迟，约 90% 病例出生后 24 小时内无胎粪排出。一般在 2 ~ 6 天即出现部分性甚至完全性低位肠梗阻症状，表现为胎粪性便秘、呕吐及全腹胀，呕吐物含胆汁或粪便样液体。常需洗肠或其他处理后方可排便。数日后反复。胎粪排出延迟是新生儿巨结肠的主要症状。

2. 腹胀：新生儿巨结肠患儿有不同程度的腹胀，腹胀严重程度与病变的程度以及有无有效处理有关。腹胀严重时可压迫膈肌出现呼吸困难。

3. 呕吐：新生儿巨结肠患儿若为长段型及全结肠型巨结肠，由于肠梗阻较重，可在早期出现呕吐，呕吐物为奶汁、胆汁，甚至低位肠梗阻时呕吐物为粪渣。

4. 体征：腹部膨隆明显，腹壁皮下脂肪薄，可显现腹壁静脉曲张。若有刺激可出现粗大的肠型及肠蠕动波。肠鸣音亢进。肛门指诊可觉出直肠内括约肌痉挛和直肠壶腹部的空虚感。痉挛段不长者，经直肠指检或温盐水灌肠后常有大量胎粪及气体呈"爆炸式"排出而症状缓解。

Q: 新生儿先天性巨结肠症的诊断要点有哪些？

1. 病史：凡新生儿出生后 24 ~ 48 小时无胎粪或经灌肠后才能排出胎粪，

并伴有腹胀和呕吐者，均应疑为先天性巨结肠。一般根据临床症状，结合以下检查即可确诊。

2.腹部触诊：可摸到扩张的结肠肠形。

3.直肠指诊：首先指感直肠壶腹有空虚感，无大量胎粪滞积，并且手指拔出后，随即就有大量的胎粪及许多臭气排出，这种"爆发式"排泄后，同时腹胀即有好转。

4.X线检查：新生儿腹部立位平片多显示低位肠梗阻，肠腔普遍扩张胀气，有多数液平面及呈弧形扩张的肠袢，可看到扩张的降结肠，直肠不充气，表现为盆腔空白。

5.钡剂灌肠：对于生后腹平片发现远端肠管扩张的新生儿首选行钡灌肠。巨结肠患儿远端直肠痉挛可见直肠、乙状结肠远端细窄，结肠壁的结肠袋形消失，变平直，无蠕动，有时呈不规则锯齿状。乙状结肠近端及降结肠明显扩张，肠腔扩大，袋形消失，蠕动减弱。移行段多呈猪尾状，蠕动到此消失。

6.直肠活体组织检查：①直肠肌层活检。虽可靠但新生儿因肛门狭小、直肠壁薄、操作不便；节细胞有时为未成熟型，也不易辨别。②直肠黏膜活检。仅吸取一小块黏膜，该法简单、安全可靠，不影响以后经直肠肌鞘内结肠拖出的根治术，故已广泛应用。检查方法有组织学组织化学及免疫组织化学。

7.直肠内测压检查：由于先天性巨结肠病患儿缺乏直肠扩张所引起直肠、肛门括约肌松弛力，因此当气囊充气时，刺激直肠壁后，先天性巨结肠患儿内括约肌非但不松弛，反而发生明显的收缩，使压力增高。该检查尤其适用于短段型者。此法在12天以内的新生儿有时可出现假阳性结果。

Q: 先天性巨结肠常见的并发症有哪些？

1.小肠结肠炎：是最常见和最严重的并发症，尤其是新生儿期，占30%～50%。

2.肠穿孔：有的新生儿巨结肠以肠穿孔为首发症状，多发生在盲肠或乙状结肠，即痉挛狭窄肠段的近端。

3.全身并发症：多伴有营养不良、贫血，由于全身免疫力低下，易继发各种感染。

Q: 先天性巨结肠应该与哪些疾病鉴别？

1.新生儿单纯性胎粪便秘：新生儿肠蠕动微弱，不能将特别稠厚的胎粪排出，可于出生后数日无胎粪排出，这与巨结肠前几日内的症状可以完全相同。但单纯性胎粪便秘患儿行温盐水灌肠后则能排出胎粪，以后即不会再便秘。

2. 先天性回肠闭锁：经用温盐水灌肠后没有胎粪排出，仅见少量灰绿色分泌物排出。腹部 X 线直立位平片，在肠闭锁和巨结肠均可见肠腔扩大和液平面，但在回肠闭锁中无结肠扩张，整个盆腔空白无气。钡剂灌肠 X 线显示结肠细小，呈袋状阴影（小结肠或胎儿型结肠），但这常不易与全结肠无神经节细胞症的征象相区别。

3. 新生儿败血症：新生儿可因脐部感染、败血症等继发腹膜炎，此时患儿可出现腹胀、呕吐、便秘或腹泻等症状，与新生儿巨结肠并发的小肠、结肠炎的病例不易鉴别，但无胎粪延迟排出史。X 线显示麻痹性肠梗阻表现。有时可在适当的支持疗法下进行鉴别诊断，严密观察病情，并做钡剂灌肠，方能明确诊断。

4. 先天性肠旋转不良：先天性肠旋转不良出现的呕吐和腹胀可与先天性巨结肠混淆，但胎粪排出正常。钡剂灌肠 X 线显示右半结肠位置异常，则有大的鉴别价值。

Q: 诊断了先天性巨结肠怎么治疗？

先天性巨结肠的治疗包括保守治疗、结肠灌洗和手术治疗。

1. 保守治疗：适应于临床表现尚轻、诊断未完全明确、并发感染、全身情况较差以及手术前准备等，主要是维持营养及水电解质平衡，使其能正常发育。可用肥皂糊、开塞露等刺激肛门直肠，必要时可以用温生理盐水灌肠，引起患儿排便。可采用特别的扩张器，每日扩张痉挛狭窄的肠段一次，待小儿 3 ～ 12 月龄再做根治手术。

2. 结肠灌洗：适用于诊断尚未明确者，或用于确诊病例的术前准备。导管的插入深度需超过痉挛段，用温生理盐水反复灌肠，每次 100 mL 左右，同时按摩腹部，使积粪排尽，每日 1 ～ 2 次。

3. 结肠造瘘术：肠造瘘是在非手术治疗无效、又不能实施根治性手术时的过渡性治疗措施。肠造瘘术仅适应于这几种情况：①灌肠法不能缓解症状。②经系统性治疗后小肠结肠炎继续加重。③特殊需要，如肠穿孔、特殊类型巨结肠等。

4. 根治手术：对于诊断明确，全身状况良好者，应尽早行根治术。根治性手术要彻底切除病变处狭窄肠段，重新恢复肠道连续性。

Q: 先天性巨结肠手术后应注意什么？预后如何？

术后仍应训练患儿排便习惯，并在医生指导下术后 2 周开始每日扩肛，共 3 ~ 6 个月，以巩固远期疗效。

先天性巨结肠的治疗近年来有较大改进，国外已普遍用腹腔镜行根治术，此术式损伤小，手术治疗后很少死亡。但新生儿期并发肠炎时，病情可急剧恶化，有时常难挽救生命。术后并发症，如大便失禁或便秘、感染、吻合口狭窄等偶可发生。

Q: 术后如何扩肛？采用什么方法及其频次、时间？

一般是建议至少手术两周后开始扩肛，具体时间由手术医生决定。手术后的两周内禁忌肛门指诊或扩肛，如果实在有需要，也只有手术者可以，其他人勿尝试。

扩肛一般通过手指或者专业的扩肛工具就可以进行，在合理的操作方法下，可以有效帮助患儿的肛内肌肉得到松弛，达到扩肛目的。扩肛器从小号到大号逐渐增大，每天一次，每次 30 分钟。

第九节　新生儿呕吐

Q: 什么是新生儿呕吐?

新生儿时期常见呕吐主要与胚胎期各脏器发育情况、新生儿的解剖生理特点及出生前后环境急剧变化有关。临床常见两大类原因,一类是内科性呕吐,另一类是外科性呕吐。

Q: 新生儿呕吐的原因考虑哪些方面?

新生儿呕吐主要与新生儿胃容量小、胃呈水平位、贲门括约肌发育较差、食管下段括约肌较短、压力较低、胃肠道动力差及胃酸和胃蛋白酶分泌少等生理特点有关。大脑皮质和第四脑室下的呕吐中枢受全身炎症或代谢障碍产生的毒素刺激,或颅内压升高,也可引起呕吐。

Q: 如何区分并预防吐奶、溢奶?

吐奶是新生儿的常见现象,可能由喂养不当所致,也可能由各种疾病引起。溢奶是物理原因,胃内奶液经食管反流入口腔及口角边(婴儿贲门松弛,在体位不当、胃部受压的情况下,胃内奶液被动溢出),不属于真正的呕吐。

预防溢奶和吐奶应尽可能避免过快、过量喂养,不定时喂养,或者哭闹后喂养,喂奶后更换体位、换尿布等行为。

Q: 宝宝为什么会吐奶?

对于健康的宝宝,喂乳次数过频繁、喂乳量过多、奶粉配比不当、吃奶过急过快、奶液温度不当、咽下过多空气等,都有可能导致吐奶。如果宝宝吐奶严重,或同时有其他异常,应考虑疾病可能,及时找医生诊治。较大宝宝呕吐可能与感染、肠道疾病等有关。

Q: 新生儿呕吐如何护理?

1. 合理细心地喂养:首先,母亲喂奶的姿势要正确,避免在新生儿哭闹时喂奶,避免过量吞入空气,可以有效防止吐奶。其次,奶的温度要适中,太热、太冷,以及喂奶速度太快,都是产生呕吐现象的原因。每次奶量不能过多,喂奶后将头抬高片刻,也可以是头高足低右侧位,并轻轻拍击背部排除胃内气体,还要注意喂奶后不要翻动新生儿,避免奶液在消化道内流动。

2. 呕吐护理:新生儿脏器及皮肤娇嫩,所以呕吐后应及时清理,用棉签或包有消毒纱布的手帕把口、咽内的残存奶汁以及呕吐物轻轻揩净,还可以用导管接注射器抽吸,期间的操作要轻柔,切忌损伤黏膜。如果因为呕吐而窒息,给予氧气吸入,紧急情况时可进行人工呼吸。

Q: 为什么说新生儿呕吐也有生理性原因?

呕吐是新生儿常见的症状,其可分为生理性和病理性两种原因,了解其原因,更能够准确找到治疗方案。

大多数生理性呕吐是喂养不当引起的。新生儿因食管相对较短,胃大弯起始部呈水平位,所以喂养时要注意不能喂得过快,奶量不能太多,也不能太烫或者太冷,喂完奶后要给新生儿拍嗝,不要过多翻动新生儿,采取头高脚低姿势及右侧卧位可以防止呕吐。随着月龄增加呕吐现象就会慢慢好转。

Q: 新生儿呕吐常见的病理性原因有哪些?

病理性呕吐需要引起足够重视,各系统疾病均可出现呕吐的症状,常见的原因如下。

1. 感染因素:胃肠道感染可引起呕吐。而肠道外的感染,如上呼吸道感染、脑膜炎、肺炎、脐炎、皮肤感染、肾盂肾炎、败血症等也可引起反射性消化功能紊乱而发生呕吐。

2. 消化道先天因素:消化系统疾病,如消化道先天畸形、梗阻、炎症、感染、出血、功能失调等都会引起呕吐。

3. 中枢性呕吐:分娩时的头颅产伤、颅内出血、先天性大脑发育不全都可出现呕吐,此类患儿同时可伴有和神经系统有关的症状。

4. 新生儿便秘:新生儿出生后,排便极少或胎粪排出时间延长,婴儿逐渐出现腹胀,继之呕吐。治疗时帮助排出大量黏稠胎粪,而腹胀、呕吐就会随之消失。新生儿出生后 3 ~ 5 天排便一次，此种情况也可引起呕吐，排便通畅后呕吐就消失。此病多在满月后自行缓解。

5. 新生儿咽下综合征、新生儿自然出血症：因胃内出血，血液刺激胃内黏膜而引起呕吐。呕吐物为咖啡色或鲜红色，经维生素 K 治疗之后出血就可停止，呕吐也随之消失。

6. 先天性代谢疾病：呕吐是先天性代谢疾病常见的最初的临床表现，如高血钙症、乳糖血症、苯丙酮酸尿症等。

Q: 新生儿呕吐怎样预防？

新生儿呕吐时有发生，鼓励新生妈妈掌握一些护理方法可以有效避免和改善新生儿的呕吐现象。下面是从喂奶前、喂奶时、喂奶后及特殊情况分析总结了一些技巧。

1. 喂奶前：母亲洗手，检查乳房乳晕乳头有无异常，保持环境安静，温度舒适。看孩子面色，手脚温度，避免过热或过冷，注意孩子情绪，避免哭闹状态下喂奶。若为配方奶喂养，注意奶瓶奶嘴的清洁度，注意奶嘴及吸孔大小及奶汁流量要合适，确保配方奶粉质量，确保配水清洁度及水温合适。

2. 喂奶时：姿势要正确，保持孩子呼吸道通畅，不要过急，不要过量，不要吃奶次数过多，不要边看手机或边聊天边喂奶，注意观察孩子吃奶时的全身反应，避免呛奶，注意孩子含接乳头的姿势正确与否，避免吞入大量空气。配方奶喂养避免吃奶时间久而奶变凉，天气寒冷时期可选用保温奶瓶喂养。

3. 喂奶后：通过孩子的满足感可以观察到是否吃饱，是否有奶量不足的情况。喂奶后及时拍背拍嗝帮助胃内气体排出。喂奶后尽量不要使孩子仰卧，尽量头肩抬高 40° 侧卧。喂奶后孩子哭闹的话要及时寻找哭闹原因，减少哭闹时腹压增大导致呕吐。

4. 某些疾病同时伴有的呕吐，要及时治疗原发疾病，同时避免频繁呕吐伴随的呛奶情况。如咳嗽时出现呕吐，可在咳嗽的时候空手拍背，竖抱孩子，保持呼吸道通畅。如胃肠炎出现的呕吐，适当减少喂奶次数或减少奶量。家长找不到原因、呕吐次数多、呕吐量大，需带孩子前往医院诊治，注意收集孩子呕吐的各种信息，可以拍照、摄像、记录呕吐次数、精神、大小便次数等，以此给医生提供准确的病史，对精准诊断和精准治疗有很大的帮助。

第十节　新生儿鹅口疮

Q: **什么是新生儿鹅口疮?**

鹅口疮是新生儿期的常见问题,是由白色念珠菌感染引起的口腔黏膜疾病。引发新生儿鹅口疮的因素很多,如不恰当地使用药物、抵抗力低下、免疫受抑制、乳母或家庭成员有该菌感染、分娩时或日常生活中护理不当、因各种原因接受静脉输液或入住新生儿病房等。

Q: **引起新生儿鹅口疮的常见原因有哪些?**

1.母亲因素:孕母有念珠菌阴道炎、乳头不洁、孕母产时应用抗生素、孕母手指有念珠菌感染,或者感染念珠菌的家庭成员护理孩子时没做好交叉感染预防措施。

2.新生儿因素:抵抗力低下、免疫受抑制、免疫缺陷、长期腹泻等。

3.医源性因素:如新生儿接受静脉治疗时,静脉营养液或静脉插管受念珠菌感染。

4.病房内交叉感染因素:新生儿因各种原因住院治疗,在病区内受到念珠菌感染。

Q: **新生儿鹅口疮的表现特点有哪些?**

新生儿鹅口疮的主要表现如表 7-2 所示。

表 7-2　新生儿鹅口疮的表现

好发部位	上下唇内侧、齿龈、舌面部、上颚、面颊部位,偶见波及咽部
形状	点状、小片状,有的融合成大片
颜色	乳白色
特征	周边无红肿、无渗出,微凸起
疼痛感	无疼痛感
影响吃奶	正常吸吮及吞咽、不拒奶,甚少出现拒奶

Q: 鹅口疮可导致严重后果吗?

鹅口疮可能导致某些合并症。在一部分免疫缺陷或免疫抑制的孩子身上,念珠菌感染可不局限于口腔黏膜,可蔓延至咽部、喉部、气管、支气管、肺、食管及肠道。以至于出现呛奶、声音嘶哑、呼吸困难、吐奶、吞咽困难等严重症状。

Q: 如何预防和治疗鹅口疮?

1. 孕母、产妇及家庭成员方面:所有念珠菌感染要及时治疗,并且注意预防交叉感染给新生儿。母亲喂奶前洗干净手及乳头,大人的衣物和孩子的衣物分开存放,不要同时清洗,产妇的清洁用品要专用,产妇不要用孩子的生活用品等。

2. 新生儿方面:保持口腔清洁,食具及用物严格清洗及消毒,不要乱用抗生素及激素类药物,有长期腹泻的要多注意口腔黏膜的健康状况。

3. 治疗方面:健康新生儿鹅口疮面积不大者,一般可自愈。

鹅口疮部位多或面积大者,遵医嘱用药。如用生理盐水或碳酸氢钠清洗口腔,口服益生菌扶植正常菌群,口服维生素 B_2 及维生素 C 促进愈合,口腔内涂抹制霉菌素溶液。

4. 预防重于治疗:勤观察新生儿口腔,确保早期发现,尽早就医,尽早明确诊断及准确用药。

第十一节　新生儿尿布皮炎

Q: 什么是新生儿尿布皮炎?

尿液被分解后产生的氨、粪便中的蛋白酶及酯酶可损害皮肤屏障功能产生刺激性皮炎,包裹尿布部位的皮肤受摩擦可产生接触性皮炎,这两种皮炎同属于新生儿尿布皮炎。如护理不当而继发细菌或念珠菌感染,有的甚至会引发皮肤溃疡或脓疱疮。

Q: 新生儿尿布皮炎的表现有哪些?

尿布皮炎常见部位即被尿布包裹的皮肤,如外阴部、臀部、腹股沟内侧、肛门周围。根据严重程度,尿布皮炎可分为 3 级 4 度。

0 级为正常皮肤,皮肤仅有红疹,无破损。

1 级为轻度,皮肤出现红疹。

2 级包括中度和重度,中度皮肤不只有红疹,部分出现皮肤破损。重度为大面积皮肤破损或非压力性溃疡。

Q: 新生儿尿布皮炎的危害有哪些?

局部表现为皮肤破损引起疼痛,继发感染出现新生儿肛周脓肿,新生儿败血症。

全身表现更为重要,如新生儿哭闹不止、吃奶减少、睡眠减少、烦躁不安,短期控制不好可影响生长发育。

Q: 如何预防新生儿尿布皮炎?

1.纸尿裤的选择:出现尿布皮炎尽量减少使用一次性纸尿裤,可以选择轻薄柔软的布棉尿布。平时选择纸尿裤应注意,大小合适,松紧正好,吸收性好，透气性好。

2. 及时更换纸尿裤：新生儿最好 2 小时更换 1 次；更换纸尿裤前温水清洗，轻轻拭干皮肤。

3. 护理皮肤：保持清洁干燥；涂抹保湿霜保护皮肤屏障功能；不要使用有刺激性的沐浴露或湿巾；清洗后不要擦干皮肤，要轻柔拭干；拭干后即刻（2分钟内）涂抹保湿霜，厚涂保湿霜的保湿效果及修复皮肤屏障功能更好。

ⓠ 如何治疗新生儿尿布皮炎？

准确分级分度后，采取分级治疗效果最好。

0 级，也就是无皮炎的正常皮肤，清洁皮肤后即刻涂抹护臀霜、润肤油、鱼肝油软膏等。不可使用婴儿爽身粉。

1 级，也就是轻度皮炎，局部涂抹鱼肝油氧化锌软膏促进愈合，可交替使用外用炉甘石洗剂止痒保持干燥。

2 级，中度或重度皮炎时，用加温的氧气或电吹风，可使局部损伤皮肤保持干燥，增加局部皮肤血液流动，快速促进修复愈合。增加涂抹氧化锌软膏的次数，以及厚涂氧化锌软膏都可以起到促进修复的作用。若出现细菌或真菌感染，及时就医，遵医嘱使用药物，家长自己切不可自行盲目使用抗生素。

第八章

婴幼儿营养与喂养

第一节　婴幼儿营养概论

Q: **生命早期营养和喂养的重要性有哪些？**

营养是儿童生长发育的基础。了解儿童需要的营养素及富含营养素的食物来源、掌握母乳喂养技巧、合理添加辅食、促进婴幼儿进食技能发展等核心内容，需要喂养者和儿童之间建立回应性的互动式喂养模式，遵循婴幼儿发展的年龄特点与个体差异，保证婴幼儿膳食平衡，满足 0 ~ 3 岁婴幼儿营养与喂养需求，以及培养健康饮食行为习惯，达到保障婴幼儿生长发育和近远期健康，促进潜能发展的目标。

儿童早期生长发育迅速，营养需要量大且全面，但消化系统发育还不够完善，婴幼儿时期的营养不良会导致儿童的体格和智能发育出现不可逆转的负面影响，还会增加成年后慢性疾病患病风险。因此，要明确婴幼儿营养需求，根据婴幼儿生理心理发育特点，应用积极的喂养技术，兼顾营养素、营养行为和营养环境，进行科学喂养，培养婴幼儿健康的饮食行为习惯，是促进婴幼儿健康的重要举措。

Q: **什么是营养素，营养素种类有哪些？**

营养素是人体在生命活动中需要不断从外界环境摄取食物，经过消化吸收被机体利用的营养物质。婴幼儿要从食物中摄入充足的营养素才能够健康地生长发育。

根据中国营养学会的营养素分类方法，营养素包括宏量营养素（蛋白质、脂类、碳水化合物）、微量营养素（维生素、矿物质）、其他膳食成分（膳食纤维、水、其他生物活性物质）及各营养素所包含的能量。

Q: **为什么说充足的能量是营养的基础？**

能量是我们常说的"卡路里"，我们维持呼吸、消化、血液循环、神经活动、组织合成、细胞代谢、体温维持、身体活动均需消耗能量，婴幼儿处于不断生长发育的过程中，体格的生长、器官的增大和功能的成熟也需增加能量消耗，是儿童特有的能量代谢部分。能量摄入不足，各种营养素都无法发挥作用，因此说，充足的能量是营养的基础。

能量主要来源于食物中的碳水化合物、脂类、蛋白质这三类宏量营养素，所以它们也叫"产能营养素"，这些营养物质在新陈代谢时释放的能量，为儿童生理代谢、游戏活动、生长发育提供燃料。碳水化合物（粮谷类和薯类食物）是膳食能量最经济的来源。

Q: 什么是三大宏量主营养素？真有那么重要吗？

正如字面意思，宏量营养素是身体需要量最多的营养素。

1.蛋白质是生命的物质基础：氨基酸是组成蛋白质的基本单位，蛋白质主要由 20 种氨基酸组成，可以说没有蛋白质就没有生命。处于生长发育时期的儿童对蛋白质缺乏更为敏感，如果蛋白质长期供应不足，婴幼儿会出现生长发育滞后、营养性水肿、皮肤干燥松弛、体弱无力、免疫能力降低等，智力发育也会受到影响。

2.脂类是构成脑和视网膜脂质的主要成分：脂类由多种脂肪酸构成，其中多不饱和脂肪酸如亚油酸、α-亚麻酸、花生四烯酸（AA）、二十二碳六烯酸（DHA）等对婴幼儿尤为重要。脂类促进脂溶性维生素吸收，能保温和保护内脏不受损害。富含脂肪的食物是食物中能量密度最高的食物。7 ~ 12 个月婴儿，推荐膳食脂肪提供的能量占总能量的适宜比例为 40%；1 ~ 3 岁的幼儿，推荐膳食脂肪提供的能量占总能量的适宜比例为 35%。

3.碳水化合物是膳食能量的主要来源：碳水化合物所产能量应占总能量的50% ~ 65%。它提供和储存能量，是人类最经济和最主要的能量来源，能减少蛋白质的消耗。长期能量供给不足会导致婴幼儿体重不增、消瘦、生长迟缓。如果摄入的碳水化合物长期超过身体需要，易引起超重和肥胖，因此，保持吃动平衡，定期的体格指标监测非常重要。

Q: 微量元素和微量营养素是一回事吗？

不是。家长常常到医院给儿童检查营养状况，要求检查微量元素，其实微量元素只是微量营养素的一部分，微量营养素涵盖的营养素更多，包括维生素和矿物质，其中矿物质又包括常量元素和微量元素。

1.维生素：根据其溶解性，分为脂溶性维生素和水溶性维生素。

（1）脂溶性：包括维生素 A、维生素 D、维生素 E、维生素 K。

（2）水溶性维生素：包括维生素 B_1、维生素 B_2、维生素 B_6、维生素 B_{12}、烟酸、泛酸、叶酸、生物素、胆碱、维生素 C，对婴幼儿比较重要的还有肉碱。

2.矿物质：根据在体内的含量，分为常量元素和微量元素。

（1）常量元素：钾、钠、钙、镁、磷、氯，膳食摄入量高于 100 mg/d。

（2）微量元素：碘、铁、锌、硒、铜、钼、铬、钴 8 种必需微量元素。

虽然机体需要微量营养素的量比宏量营养素少得多，但食物供给量和人体中的贮存量很有限，如果儿童膳食结构不合理，很容易造成缺乏。微量营养素在维持人体正常生理功能方面发挥着重要作用，是体内激素、酶的重要组成部分或催化剂，亚临床型的微量营养素缺乏，会对儿童的体格生长、大脑发育、免疫功能等造成不良影响。

Q: 什么是平衡膳食？

平衡膳食能满足机体能量和营养素的供给，最大限度满足婴幼儿生长发育，免疫力发育等，并降低心血管疾病、高血压、2 型糖尿病、结直肠癌等相关慢性病发病风险。要达到平衡膳食就需要食物多样、合理搭配，各类食物的品种和数量合理搭配是实现平衡膳食的关键。食物多样指一日三餐膳食的食物种类全，品样多。合理搭配是指食物种类和重量的合理化，膳食的营养价值通过合理搭配而提高和优化。

Q: 富含营养素的食物有哪些？

1.谷薯类提供的营养素：碳水化合物、蛋白质、膳食纤维、B 族维生素。

2.蔬菜水果类提供的营养素：膳食纤维、微量营养素和植物化学物。每类蔬菜提供的营养素略有不同，深色蔬菜一般富含维生素、植物化学物和膳食纤维，推荐每天占总体蔬菜摄入量的 1/2 以上。

3.鱼、禽、肉、蛋等动物性食物提供的营养素：动物性食物是优质蛋白质、脂肪和脂溶性维生素的良好来源。蛋黄有丰富的营养成分，如胆碱、卵磷脂、胆固醇、维生素 A、叶黄素、B 族维生素。

4.乳类、大豆和坚果提供的营养素：此类食物是优质蛋白质和钙的良好来源。坚果富含必需脂肪酸和必需氨基酸，还能提高膳食纤维、矿物质、B 族维生素。

第二节　　母乳喂养策略

Q: **为什么要母乳喂养，有哪些优越性？**

1. 母乳含有最适合婴儿生长发育的各种营养素：母乳是婴儿最理想的食物，纯母乳喂养能满足6月龄内婴儿生长所需要的营养素，母乳中的营养素含量和比例最适合婴儿的消化和吸收，且不增加肾脏负担。

2. 母乳喂养有助于提高婴儿免疫力：母乳含有多种抗感染的成分，可提供生命最早期的免疫物质，可促进婴儿免疫系统的成熟。可以有效避免婴儿过早接触其他奶源中的蛋白质，降低过敏性疾病的发生风险。母乳中的乳糖和低聚糖可促进肠道益生菌在肠道的定植和生长，有利于婴儿尽早建立健康的肠道微生态环境。

3. 母乳喂养可减少疾病发生风险：母乳喂养可以避免奶瓶喂养引起的过度喂养，使婴儿获得最佳的、健康的生长速率。母乳喂养持续时间越长，儿童发生超重和肥胖的危险性越低，可以预防儿童成年后肥胖和高血压、糖尿病、冠心病等慢性病的发生。

4. 母乳喂养有助于增强亲子关系，有利于婴儿的情商和智商发育：母乳中所含的二十二碳六烯酸（DHA）能满足婴儿大脑发育的需要。母乳中牛磺酸含量较多，可促进婴儿大脑及视网膜发育。母乳喂养有助于母婴情感交流，促进婴儿神经行为和心理健康的发展。

5. 保护母亲健康：哺乳过程可以消耗储存的脂肪，降低母亲产后肥胖的风险。哺乳可刺激子宫收缩，促进母亲早日恢复；有助于推迟再次妊娠；减少患乳腺癌和卵巢肿瘤的可能性。

Q: **什么是初乳，初乳为何对宝宝很重要？**

初乳非常珍贵，其质地黏稠，颜色发黄或清亮，是母亲分娩后最初7天内产生的乳汁，初乳的分泌量虽少，但刚出生的婴儿胃容量只有乒乓球大小，所以最初几天，少量的初乳完全能满足新生儿的需要，分泌量和新生儿的胃容量是完全符合的。

初乳的蛋白质含量很高，其中90%的蛋白质是 α-乳清蛋白，最适合婴儿的消化吸收。初乳中还有非常丰富的免疫物质，如乳铁蛋白、溶菌酶、白介素、分泌型 IgA 等，有助于预防新生儿感染。初乳有轻微的通便作用，可帮助清理婴儿肠腔内的胎粪，预防黄疸。初乳中还含有生长因子，有助于婴儿肠道发育，预防婴儿发生过敏。

要尽早开奶，让新生儿吃到初乳，开奶前如果新生儿喝了糖水或奶粉，婴儿有了饱腹感，新生儿的胃就会被占据，会影响吸吮母乳的动力，导致不能摄取初乳。

Q: 母乳分泌的调节是如何进行的？

1. 乳房的解剖：乳房由腺体组织、支持组织及脂肪组成，腺体组织分泌乳汁，乳汁沿乳导管到达乳头，乳导管在到达乳头前增宽形成乳窦，乳窦中可储存少量乳汁。大约有10根乳导管从乳窦通过乳头顶端向外开口。

2. 认识催乳素：当婴儿吸吮乳头时，刺激了乳头的神经末梢，并将此信息传递到大脑，促使分泌催乳素，并经血液输送至乳房，刺激乳房组织泌乳，称之为泌乳反射。

3. 认识催产素：随着婴儿的吸吮，乳头上的神经传感器受到刺激后传递到大脑垂体，大脑会分泌另一种激素——催产素，催产素为乳汁喷射激素，使乳腺周围的肌细胞收缩挤出乳汁，出现喷乳现象，这个过程称为射乳反射或催产素反射，妈妈们把它叫作"奶阵"。

4. 射乳反射：除了受到婴儿吸吮的刺激，妈妈还会受到情绪、感受的影响。听到宝宝声音、抚摸宝宝会促进射乳反射。如果妈妈总是焦虑、对喂养不自信会抑制和干扰反射，婴儿就得不到足够的乳汁。催产素可以引起母亲的子宫收缩，所以哺乳时会感受到子宫收缩引起的疼痛，可以帮助子宫恢复。

Q: 母乳喂养应采取什么姿势？

第一次母乳喂养婴儿时，妈妈可能会紧张，不知所措，甚至狼狈不堪。实际上母乳喂养的体位可以多种多样，让母亲和婴儿都感到舒服，并能保证婴儿有效吃到母乳的体位就是最适宜的。

1. 哺乳前准备：等待哺乳的婴儿应有饥饿感，更换干净的尿布。哺乳前让婴儿舔母亲的乳房，哺乳时婴儿的气味、身体的接触都可刺激乳母的射乳反射。

2. 抱婴儿的要点：让婴儿的头和身体呈一条直线，母亲应该支撑婴儿的整个身体，而不仅仅只是用手和前臂支撑婴儿的脖子和肩膀，婴儿头和颈得到支撑，托住婴儿的臀部，让婴儿的身体贴近母亲，婴儿面向母亲的乳房。

3. 托乳房的方法：手呈"C"形托乳。手贴在乳房下的胸壁上，四指托起乳房的底部，拇指放在乳房的上方；母亲可用她的拇指轻压乳房上部，这可改进乳房形态，使婴儿容易含接；托乳房的手指不要离乳头太近。

Q: 婴儿正确含接乳房的要点有哪些？

婴儿正确的含接姿势非常重要。婴儿吸吮的不是乳头，而是含住乳头和大部分的乳晕，这样婴儿吸吮时母亲才没有明显的疼痛。先用乳头轻触婴儿嘴唇，使婴儿张嘴；等到婴儿张大嘴时，再把婴儿抱近乳房；当婴儿的嘴张得足够大时，迅速地把乳房送入婴儿口中，让婴儿能够将大部分乳晕含在嘴里。

1. 良好含接状态：①婴儿将乳头及大部分乳晕含在嘴中，婴儿口上方有更多的乳晕；②婴儿嘴张的很大；③婴儿下唇向外翻；④婴儿下颌碰到乳房。

2. 良好吸吮状态：①慢而深地吸吮，有停顿；②吸吮时双颊鼓起，能听到吞咽声；③婴儿吃饱后释放乳房，表明含接乳房姿势正确，吸吮有效。

Q: 如何预防乳头皲裂？

要使婴儿将乳头及大部分乳晕含在嘴中，如果含接不良就会反复摩擦乳头皮肤，造成乳头皲裂。含接不好是乳头疼痛最重要的原因。妈妈不要用肥皂水清洗乳头，婴儿吸吮前不需过分擦拭或消毒乳头。不要给婴儿使用奶瓶、人工奶嘴或安抚奶嘴，不要等到乳房特别充盈后再母乳喂养，如果乳涨得厉害，则先挤出一些乳汁再喂哺婴儿。

哺乳后退奶时用一手按压新生儿下颌，退出乳头，每次哺乳后可挤出少许乳汁均匀地涂在乳头上，使其自然风干形成一层薄保护膜，防止乳头皲裂及感染。

如果乳头已经皲裂，先从疼痛比较轻的一侧乳房开始母乳喂养，可涂抹一些宝宝吃的维生素 AD 滴剂，严重的时候要及时就医。

Q: 如何预防乳腺管阻塞和乳腺炎？

乳汁不能及时排空就容易导致乳腺管的堵塞，继而引起乳腺炎。因此，婴儿出生后要尽早开奶，白天黑夜按需喂养，每24小时10~12次，让宝宝吃空一侧乳房后，再换到另一侧，如果婴儿没有吃空乳房，妈妈可以通过挤奶将乳房排空。如果乳汁留在乳房中，很可能会发生脓肿。同时保证良好的含接和母乳喂养姿势，确保婴儿得到足够的乳汁。妈妈也要避免穿紧身的文胸和上衣，避免睡觉时挤压、压迫到乳房。如果乳房上有小肿块，以及不通畅的感觉，可在哺乳之前温敷，增加哺乳次数。如果患乳腺炎要及时就医，防止进一步恶化。

Q: 如何助力母乳喂养？

1. 母子间皮肤早接触、多接触：生后1小时内即让母婴肌肤接触。每次喂奶时母亲抚摸宝宝皮肤，皮肤的接触有助于母亲乳汁的分泌。

2. 生后1小时内开奶，重视尽早吸吮：产后2周是建立母乳喂养的关键期，出生几天之后，大部分新生儿频繁吸吮是促进母亲乳汁分泌的最好方法，每天需要8~12次或更多。早开奶，可以使婴儿获得初乳，新生儿的胃容量约为5 mL，初乳完全能满足新生儿全部营养。大多数母亲会在分娩2~3日后开始分泌更多的乳汁。初乳有助于新生儿排出胎便。

3. 新生儿的第一口食物应该是母乳：母乳可降低新生儿体重下降和低血糖的发生。正常分娩情况下，不要给新生儿加糖水、奶粉，以免降低新生儿吸吮的积极性，使母亲乳汁淤积，引起乳腺肿胀或者刺激不够，乳汁分泌减少，配方奶也加大了新生儿发生牛奶蛋白过敏的风险。

4. 避免用奶瓶奶嘴，以免出现乳头错觉：母亲乳头和橡皮奶嘴的形状、吸吮力度、乳汁流速均不同，奶瓶奶嘴在母乳开奶前的过早使用，容易使新生儿对橡皮奶嘴形成依赖性，不再对吸吮母亲乳头产生兴趣，出现乳头错觉，甚至拒吃母乳。

5. 母婴同室，按需喂养：母婴同室有助于母亲及时观察和照顾婴儿。刚出生的婴儿不应严格规定授乳次数和间隔时间。只要婴儿想吃或母亲奶胀就应该喂奶，不分昼夜。3个月左右的婴儿会逐渐形成自己规律的进食时间。

6. 树立母乳喂养的信心：信心是做好一切事情的原动力，家庭成员要积极鼓励，创造温馨的环境，一起学习母乳喂养技巧，相信每一个母亲都能够成功实施母乳喂养。

Q: 如何判断母乳是否充足？

奶水到底够不够，宝宝吃饱了吗？这是困扰很多妈妈的问题。妈妈感觉自己的奶不胀，认为乳汁分泌不够；宝宝总是哭，是不是又饿了？妈妈总是将自己的宝宝和人工喂养的婴儿比较体重，过度焦虑婴儿体重增长不够，对婴儿的啼哭不能很好地解读，造成过度喂养，甚至过早加入奶粉。其实，判断婴儿是否吃饱的客观指标就是监测婴儿体重增长和小便次数。

1. 监测婴儿体重增长和小便次数。婴儿 6 个月前，如果每月体重增加 600 g 以上，有 6 次以上小便，表示摄入的奶量已能满足生长发育需要，提示已经吃到了足够的母乳。

2. 婴儿吃饱的其他表现：每次吸吮慢而有力，有节律的吸吮伴有吞咽声，每天吃 8 ~ 12 次奶。婴儿表情满足，能自动放开乳房安静入睡或是情绪良好，安静睡眠 1 ~ 3 小时，生后第 3 天开始每 24 小时有 6 次以上小便及 3 ~ 4 次以上大便。每次吃奶后母亲的乳房感觉变软，都是吃饱的表现。

Q: 怎样识别婴儿饥饿信号？什么是回应式喂养和按需哺乳？

婴儿发出的进食信号：婴儿饥饿发出的信号可以表现为轻度烦躁不安、张嘴、左右转头好似寻找乳房、吐舌头、吮吸手指或嘴唇、身体活动增加，甚至哭闹。婴儿身体不适，如肠绞痛、肠胀气、排尿、出汗、皮肤瘙痒、困倦、情绪不佳等也会表现出不同状态的哭闹。

回应式喂养：要及时识别婴儿饥饿所发出的进食需求，迅速做出喂养回应。应避免过度哭闹后才喂哺，婴儿哭闹严重时会难以顺利进入喂奶过程，增加喂哺的困难。回应式喂养符合婴儿进食特征，强调喂养的时长和频次由婴儿需求决定，逐渐从早期的按需喂养过渡到规律喂养模式。

按需喂养：不要强求喂奶次数和时间，特别是 3 月龄内婴儿。出生后最初阶段会在 10 次以上。婴儿停止吸吮、张嘴、头转开、露出满意的表情、安静地入睡往往代表有饱腹感，不要再强迫进食。

回应式喂养和按需哺乳好处：满足宝宝健康的生长发育和心理需要，促进亲子交流，能避免强迫喂养和过度喂养，有利于促进宝宝对进食的关注和兴趣。

Q: 婴儿要多久喂奶一次？

0 ~ 3 月龄婴儿按需哺乳。小阶段婴儿不严格规定喂奶时间和间隔，妈妈要密切观察婴儿饥饿的早期信号，及时回应。新生儿期是母乳喂养刚建立的初期，婴儿和母亲均在学习期间，勤吸吮、多增加喂奶次数，可使母亲乳头得到足够的刺激，促进乳汁分泌，有时每日喂奶次数会达到 10 ~ 12 次以上。喂奶间隔开始 1 ~ 2 小时一次，以后 2 ~ 3 小时一次，逐渐延长，喂哺次数每天应不少于 8 次。宝宝 6 个月后随着辅食添加，哺乳次数可逐步减少。

　　4 ~ 6 个月以后婴儿胃容量增大，婴儿单次吃奶量增多，吃奶间隔自然延长，喂奶次数减少，开始变得规律起来，平均每 3 小时一次，每日约 6 次，逐渐建立起规律哺喂的良好饮食习惯。4 月龄后可逐渐减少夜间哺乳，6 月龄后夜间可不再喂奶，帮助婴儿形成夜间连续睡眠能力，但有个体差异，需区别对待。如果婴儿哭闹明显不符平日进食规律，应该首先排除非饥饿原因，如胃肠不适等。

Q: 为何说不宜用母乳质地来判断母乳好坏？

　　首先，不能简单地拿母乳的质地与配方奶粉去对比，母乳呈现稀薄的状态是因为其中大部分蛋白质溶于水。也不能用任何母乳成分测定数据，简单地判断母乳对婴儿的营养价值。

　　再有，母乳的颜色、黏稠度与哺乳阶段有关，如初乳、过渡乳、成熟乳、前奶、后奶。哺乳过程的乳汁成分是有变化的，分为前奶和后奶。每次喂奶时先分泌的乳汁是前奶，前奶外观颜色较浅，较稀，它提供了丰富的蛋白质、乳糖和其他营养素。前奶含水量很大，能满足婴儿对水的需要量。后奶是将近结束时分泌的乳汁，外观比前奶较白、较稠，含脂肪较多，一顿奶中大部分的能量由后奶提供，让婴儿有饱腹感，能很好地保证体重增长。

　　所以，每次婴儿喂奶时间不能太短，喂完一侧乳房的奶，再换到另一侧，保证每次都能吃到前奶和后奶。婴儿在 24 小时内两侧乳房交替吃奶，能够满足营养需要。每个婴儿吃奶时间不完全相同，有些婴儿 5 分钟就能完成一次哺乳，有些婴儿可能需要 10 ~ 20 分钟。

Q: 纯母乳喂养的婴儿需要额外喝水吗？

　　纯母乳喂养的婴儿不需要额外喝水。妈妈经常担心宝宝不喝水会不会口渴或者上火呢？其实，母乳的含水量达到 88%，完全满足 6 个月之内的婴儿对水分的需要，即使在炎热天气里也能提供充足水分，不需要额外添加水或其他饮品。相反，水会占据胃容量，减少婴儿吸吮乳汁，致使母亲泌乳减少。通过婴儿尿量可以判断是否获得了足够的水分和营养。婴儿每天排尿次数不少于6次，尿液呈淡黄色，说明获得了足够的水分。但如果婴儿出现呕吐腹泻，丢失液体较多，那就需要在医生指导下加强喂养或是补液。

Q: 婴儿溢奶的原因? 如何预防?

发生原因：6月龄内的小婴儿常常出现溢奶现象，喂奶后婴儿口周流出少许奶液，其实是一种正常的生理现象。这与小婴儿胃容量较小，呈水平位置，胃壁的肌肉和神经尚未发育成熟有关。也有的婴儿会大口吐奶，可能与喂奶量过多、喂奶过急、婴儿吸食时吸进去很多空气、喂奶时翻动婴儿体位有关。

预防和缓解方法：按需喂养，不要强迫喂养，不要进食过多。喂奶后将婴儿头靠在母亲肩上竖直抱起，用空心掌轻拍背部，可帮助排出吞入空气而预防溢奶。喂奶时婴儿处于45°左右的倾斜状态，能减少吐奶次数。婴儿睡眠时宜右侧卧位，可预防睡眠时溢奶而致窒息。若经指导后婴儿吐奶症状无改善，溢奶吐奶频繁，同时有腹胀、哭闹不能安抚、喷射性呕吐、体重增长不良等情况，应及时就医。

Q: 婴儿真的厌奶了吗? 拒奶背后有哪些原因?

婴儿在3～6月龄后，会出现吃奶不专注，吃吃停停，不时地看周围，似乎吃的比较少，奶量比平时下降的状况，俗称"厌奶期"。其实是随着婴儿大脑神经不断发育，会逐渐对周围的人、声音、东西感兴趣，容易受影响。妈妈要找安静的地方喂哺，避免对吃奶的婴儿造成干扰。另外，3月龄后婴儿的生长速率较之前有所减慢，奶的需要量会出现小幅度下降，只要暂时的奶量减少没有出现婴儿体重增长不良，家长就不要过度焦虑，不要强迫喂养，否则会真的引起厌食。

如果婴儿严重拒吃母乳，可以考虑以下原因。

1.婴儿出现肠绞痛、乳糖不耐受、牛奶蛋白过敏、胃食管反流、鼻塞、口腔鹅口疮、出牙期等吸吮协调困难问题，这时需要及时就医，去除疾病因素。

2.给婴儿使用安慰奶嘴，过早添加奶瓶奶粉出现乳头和味觉错觉，过早添加辅食、水等。

3.母亲心理因素、药物因素、母亲的食物变化。

4.环境因素：包括环境变化、与母亲分离、环境嘈杂等。

Q: 乳量不足怎么办？

喂养技术、母亲心理因素、喂哺次数少、喂哺时间短等会导致母乳有分泌不足的可能。如果觉得乳汁分泌不够，先不要着急给婴儿加奶粉，找到影响母乳喂养的干扰因素，对症处理。

1. 检查母亲喂奶姿势和婴儿含接要点：不当的哺乳姿势和婴儿含接乳头方式可能会导致婴儿无法摄入足够的母乳，还会引起乳头疼痛，甚至损伤乳房组织。

2. 按需喂养：奶量的多少与乳腺接受刺激的强弱有关，当妈妈想要喂奶的时候，或者感到奶涨的时候，或者婴儿表现出了想要吃奶的时候，都要及时给婴儿进行母乳喂养。

3. 多吸吮：最初数周，吮吸越多，母乳分泌就越多，夜间的泌乳素含量比较高，夜间哺喂母乳更能促进乳汁分泌，4月龄前要维持夜间哺乳。

4. 注意奶中的抑制因子，要左右交替喂哺，排空乳房：当大量乳汁存留在乳房内时，有一种抑制因子就会抑制乳汁分泌。婴儿有力吸吮、排空乳房是对母亲乳汁分泌的最好刺激。每次哺乳时应强调喂空一侧乳房，再喂另一侧，宜将婴儿未吸尽的乳汁排空。

5. 保持好心情、充足睡眠：生气、焦虑、疼痛等不良感受会抑制乳汁流出。睡眠不足会使乳量减少，妈妈要注意休息，保证充足的睡眠时间。

6. 合理营养：食物多样、合理搭配满足膳食平衡。每天保证谷类、肉类、蛋类、蔬菜、水果的充足摄入，确保自己饮入足量的液体。

7. 坚持让婴儿直接吸吮母乳，尽可能不用奶瓶喂挤出的母乳。

Q: 职场妈妈如何坚持母乳喂养？

纯母乳喂养是6月龄内婴儿最理想的喂养方式。因此，母亲外出或上班后，为了保证泌乳，如果妈妈在工作地点无法喂奶，可以在每个工作日至少挤奶3次，并将挤出的乳汁存放在干净的容器中，放进冰箱或冰包中储存，以保持母乳的分泌量。母乳食用前用温水水浴加热至40℃左右即可喂哺。

Q: 存储的母乳使用时有哪些注意事项？

1. 母乳保存方法：室温储存允许保存时间是4小时；存储于便携式保温冰盒内（15℃以上）允许保存时间是24小时；冷藏室4℃储存最长时间是48小

时；冷冻室 –15 ～ –5 ℃允许保存时间是 3 ～ 6 个月。

2. 建议将挤出的母乳在 24 小时内用完，24 小时内不用的母乳要冷冻。

3. 解冻的母乳存放时间不超过 24 小时。

4. 解冻后的母乳不能再冷冻。

5. 任何在外面放置了一小时或喂后超过一小时的母乳均不能再使用。

第三节　配方奶喂养

Q: 什么是婴儿配方奶？

婴儿配方奶是参照母乳组成成分和模式，在营养组成上对牛乳的组成加以调整和改进，再按儿童不同年龄需求配制成适合婴儿生长发育所需的制品。可以作为母乳不足时的补充，但缺乏母乳中含有的免疫活性物质、酶及很多未知的活性成分。

注意不要选择非婴儿配方奶粉甚至蛋白固体饮料。不要直接用普通液态奶、成人和普通儿童奶粉、蛋白粉、豆奶粉等喂养 6 月龄内婴儿。

Q: 什么是特殊医学用途婴儿配方食品？

特殊医学用途婴儿配方食品是特殊医学用途食品中针对牛奶蛋白过敏、氨基酸代谢障碍等特殊疾病或医学状况的婴儿设计的配方食品。需要在医生指导下选用，包括部分水解蛋白配方奶粉、深度水解蛋白配方奶粉、氨基酸配方奶粉、早产儿配方、无乳糖或低乳糖配方等，这些产品均应符合《特殊医学用途婴儿配方食品通则》（GB　25596–2010）规定的能量和各营养素指标要求，能够满足特殊医学状况婴儿的生长发育需求。

Q: 什么是混合喂养（部分母乳喂养）？

混合喂养是指母乳不够时，额外添加了婴儿配方乳粉的喂养方式。混合喂养中婴儿配方乳粉只是母乳喂养不足的补充，妈妈们仍需坚持母乳喂养。

混合喂养包括 2 种方式。

1. 补授法：喂养时母乳哺喂时间不变，每次哺喂时，先喂母乳，后用配方奶补充母乳不足。这种方法能维持必要的吸吮次数，以刺激母乳分泌。补授的乳量根据婴儿食欲及母乳分泌量而定。

2. 代授法：一般用于 6 月龄以后无法坚持母乳喂养的情况，或者临时外出可以用"替代法"，即用婴儿配方奶粉完全替代一次母乳。

最好采用补授法，可使婴儿多吸吮母乳，且刺激乳腺，促进乳汁分泌，防止母乳进一步减少。不得已采用代授法时，每日母乳次数最好不少于 3 次。

Q: 什么是人工喂养（婴儿配方奶喂养）?

由于各种原因母亲不能喂哺婴儿时，可选用配方奶喂养婴儿，也称为人工喂养。

1. 喂养次数：小婴儿配方奶喂养与母乳喂养一样，生后 3 个月内多是按需哺喂，不限定次数；3 个月后婴儿可建立自己的进食规律，此时应开始定时喂养，每 3 ~ 4 小时一次，约 6 次 / 日。允许每次奶量有波动，避免采取不当方法刻板要求婴儿摄入固定的奶量。

2. 奶量估计：配方奶作为 6 月龄内婴儿的主要营养来源时，需要经常估计婴儿奶的摄入量。每天的总奶量根据体重和能量需求估算，每千克体重 100 ~ 120 mL。3 月龄内婴儿奶量 500 ~ 750 mL/d，4 ~ 6 月龄婴儿 800 ~ 900 mL/d，不宜超过 1000 mL，逐渐减少夜间哺乳。每次喂奶结束时，奶瓶中应有剩余奶，以便观察食入奶量并确认婴儿是否喝足。不必强求婴儿把奶瓶内的奶喝完，防止因过度喂养造成肥胖。

Q: 配方奶调配时有哪些注意事项?

1. 调配奶粉前，洗净双手。

2. 选用煮沸消毒后的干净奶嘴、奶瓶。

3. 选用生活饮用水等安全清洁的水，不用追求婴幼儿配方乳粉专用商品水，烧开冷却到适宜温度后冲调配方乳粉。为避免微生物感染，建议使用不低于 70 ℃的水配制，盛在已经消毒过的容器中。

4. 严格按照产品说明的方法按比例配制，避免过稀或过浓，太稀婴儿得不到足够的营养；太浓会增加婴儿肾脏的负担。

5. 不额外加糖。

6. 使用奶粉桶内提供的勺子，不同品牌的勺子会有细微差别，不要乱用。冲调时需注意乳粉罐的内层盖和取用勺子干净卫生，避免污染等。

7. 不宜用微波炉热奶以避免奶液受热不均或过烫。

Q: 配方奶喂养婴儿时有哪些注意事项？

打开的奶粉要及时食用，每次取用后要盖紧盖子或封紧袋口，将其放在避光处，不要放入冰箱内储存。奶液宜即冲即食，每次喂哺需配制新的乳液，冲泡好的乳液应立即喂养，在空气中静置时间不能超过 2 小时。剩余的奶汁应立即处理掉，及时清洗奶瓶，避免细菌生长。

奶的温度要适宜，避免配方奶温度过热烫伤新生儿，喂哺前先将奶液滴在自己的手背或腕部内侧试一下奶液温度。注意选用适宜的奶嘴，避免奶孔过大或过小，奶嘴孔大小以乳汁能缓慢连续滴出为宜。

喂养时环抱婴儿，奶瓶的位置与婴儿下颌成 45°，奶液充满奶嘴，以免婴儿吸入过多的空气而引起腹胀、溢奶。喂奶时要注意观察婴儿的吸吮、吞咽情况。有些新生儿会出现过敏现象。

配方乳粉标签上的喂哺参考值仅供家长参考。应根据婴儿生长发育情况来适当调整。

第四节　　合理添加辅食

Q: 什么是婴幼儿辅食?

辅食是指给予婴幼儿母乳之外的其他食物，对于满 6 月龄后的婴幼儿，单一的母乳已经不能完全满足婴儿对能量及营养素的需求，必须引入其他营养丰富的食物，婴儿需要由纯乳类的液体食物向固体食物逐渐转换。婴儿满 6 月龄后，消化功能和神经行为均处于发育关键期，需要不断接触不同种类的食物，习惯不同味道、不同质地的食物，逐渐学习进食半固体和固体食物，发展口腔咀嚼吞咽能力，这个过程称为辅食添加（食物转换）。这一过程从婴儿满 6 月龄开始，到 24 月龄时完成。家长一定要重视辅食添加，添加不当会造成今后的喂养困难，婴幼儿生长发育会受到影响。

Q: 婴儿 6 月龄后母乳就没有营养了吗? 继续母乳喂养可持续到几岁?

婴儿 6 月龄后，辅食添加逐渐登场。此时，并不代表母乳没有营养价值了，即使是配方奶单独喂养，也会因为不合理的辅食添加而导致婴幼儿营养供给不足和饮食行为问题。因此，母乳喂养依然推荐，当然哺乳的妈妈一定要保证合理的膳食搭配。

1. 满 6 个月继续母乳喂养：世界卫生组织（WHO）推荐的婴幼儿最佳喂养方式是生命最初 6 个月应该进行纯母乳喂养，同时自婴儿 6 月龄开始添加辅食，并鼓励继续母乳喂养至 2 岁或以上。

2. 继续母乳喂养的好处：母乳仍然可以为满 6 个月的婴儿提供部分能量、优质蛋白质、钙等重要营养素。母乳喂养继续提供各种免疫保护因子，可显著减少腹泻、中耳炎、肺炎等感染性疾病；可减少婴儿食物过敏、特应性皮炎等过敏性疾病。母乳喂养的婴儿到成人期时，肥胖及各种代谢疾病明显减少。继续母乳喂养有助于促进母子的亲密关系，促进婴幼儿神经、心理发育。

Q: 添加辅食后合适的奶量是多少？

母乳喂养量：7 ~ 9 个月婴儿每日母乳类量是 700 ~ 800 mL，不低于 600 mL，每天母乳喂养 4 ~ 6 次，母乳提供的能量应占全天总能量的 2/3；10 ~ 12 个月婴儿每日母乳类量是 600 ~ 700 mL，每天应母乳喂养 3 ~ 4 次，母乳提供的能量应占全天总能量的 1/2；13 ~ 24 月龄乳量每日约 500 mL，母乳提供的能量应占全天总能量的 1/3。

奶类应是 7 ~ 12 个月婴儿营养的主要来源。研究显示，婴儿转换食物的过程中，乳类的减少是 6 月龄后生长速度减缓的重要原因。不能继续母乳喂养的婴儿使用配方奶喂养，普通鲜奶、酸奶、奶酪等蛋白质和矿物质含量高于母乳，会增加婴儿的肾脏负担，故不宜喂给 7 ~ 12 个月婴儿。

Q: 添加辅食的重要性是什么？

1. 补充母乳中营养素的不足，满足生长发育的需要。

2. 增强消化机能，可刺激婴儿增加唾液及其他消化液的分泌量，增强消化酶的活性，促进牙齿的发育和训练婴儿的咀嚼吞咽能力。

3. 促进神经系统发育，及时添加辅助食品将有助于婴儿神经系统发育，刺激味觉、嗅觉、触觉和视觉的发育。

4. 辅食添加过程是培养良好饮食行为习惯的关键时期，逐步体验和适应多样化的食物，暴露于新食物、口味和喂养经历也是学习进食技能和良好习惯的重要时期，多样化的食物有利于培养不挑食、不偏食的好习惯。

Q: 辅食添加何时开始？

1. 添加辅食的最佳年龄是 6 月龄：婴儿满 6 个月时，胃肠道等消化器官已相对发育完善，可消化母乳以外的多样化食物。婴儿的口腔运动功能、味觉、嗅觉、触觉等感知觉，以及心理、认知和行为能力也已准备好接受新的食物。这时候婴儿看到碗里的食物时，会流口水，甚至张开嘴巴，表明婴儿对半固体食物感兴趣。婴儿口腔的神经和肌肉发育趋向成熟，能较好控制舌的运动，使食物在口中移动，开始通过上下颌的张合进行咀嚼运动。

2. 婴儿引入辅食的年龄有个体差异，与婴儿发育成熟水平有关，应综合评价婴儿的表现。有些情况下，如婴儿体重增长不良，或者每天单纯增加奶量，婴儿均不能得到良好的生长，如果婴儿不存在消化问题，可在保健医生的指导下选择辅食添加时间，一般来说，婴儿 4 ~ 6 个月是食物引入的"关键窗口期"，辅食添加不宜早于 4 个月，不要晚于 6 个月。

3. 早产儿在矫正年龄 4 ~ 6 个月时添加辅食：具体时间根据婴儿的体格生长情况、身体健康状况调整，一般不迟于 6 个月或矫正 6 个月龄。

Q: 过早和过晚添加辅食有什么危害？

过早添加辅食的不利影响：过早添加辅食，尤其是 4 月龄前，使用辅食取代母乳，意味着纯母乳喂养的时间严重缩短，婴儿吸吮减少，母乳摄入减少，导致母乳分泌不足，从而使婴儿存在营养素摄入不足的可能；过早添加辅食会增加胃肠道不适、感染、食物过敏风险；对于食欲好的婴儿也会存在过度喂养问题，使宝宝体重增长过快，会增加儿童超重、肥胖及远期代谢性疾病风险。

过晚添加辅食的不利影响：会使婴儿能量和营养素摄入不足，可能出现生长迟缓和营养素缺乏风险增加（铁、维生素 A 等）；婴儿不能及时接触辅食，使牙龈得不到食物刺激，导致出牙延迟，口腔咀嚼、吞咽技能发育落后；6 个月后婴儿的自主性逐渐显现，对食物会表示喜爱和厌恶，推迟添加辅食会错过婴儿味觉敏感期，导致挑食、偏食、喂养困难。

Q: 辅食添加应该遵循什么原则？

应根据婴儿的实际需要和消化系统成熟程度，遵照循序渐进原则进行。

1. 从稀到稠、从细到粗、从少到多：随着婴幼儿口腔及胃肠等器官结构和功能的发育，辅食性状和质地应由稀到稠、由细到粗，从米糊、菜泥、肉泥等泥糊状食物开始，逐步增加食物硬度和颗粒大小，过渡到稠粥、碎菜、肉末、烂饭等半固体或固体食物。任何新食物从少量（每次 1 ~ 2 茶匙）、每日一次开始，直至一餐。可用适合婴儿嘴大小的汤勺喂食。

2. 从一种到多种：每添加一种新的食品，要连续添加 3 ~ 5 天，注意观察宝宝的食欲、大便。可在习惯 4 ~ 5 天后再添加第二种食物，注意观察有无过敏和腹泻。单一食物逐次引入的方法有助于及时了解婴儿是否出现食物过敏及确定过敏原。

3. 1 岁内辅食不添加糖、盐等调味品：清淡口味有利于提高婴幼儿对不同天然食物口味的接受度，减少偏食、挑食的风险，同时也可减少婴幼儿摄入盐和糖的量，降低儿童期及成人期肥胖、糖尿病、高血压、心血管疾病的风险。

1 岁后逐渐尝试淡口味的家庭膳食。

4. 单独制作：婴幼儿辅食的食物味道、质地应适合婴幼儿进食能力。婴幼儿的肾脏、肝脏等各种器官还未发育成熟，成人饭菜的口味偏重，过量摄入盐分可能会增加肾脏负担。

Q: 如何添加第一口辅食，添加食物有顺序吗？

营养素的种类和食物的质地对婴儿的营养与健康都十分重要。

1. 关键推荐：满 6 月龄起必须添加辅食，从富含铁的泥糊状食物开始。

2. 添加顺序：没有特定的顺序。没有必要制定固定的婴幼儿辅食添加食物顺序，但是及时添加动物来源的食物非常重要。动物来源的食物包括肉类、蛋类等。

3. 推荐第一口食物：从富含铁的泥糊状食物开始，可以选择含铁丰富的食物，如肉泥、肝泥、强化铁米粉作为首先添加的糊状食物。7 ~ 24 月龄婴儿贫血高发，缺铁和缺铁性贫血会危害婴幼儿认知发育和免疫功能，婴儿 97% 的铁需要来自辅食，所以从富含铁的泥糊状食物开始添加。

4. 食物质地（稠度／浓度）要保证食物的能量密度：辅食应该足够稠，挂勺不掉，用小勺舀起不会很快滴落。婴儿的胃容量较小，如果辅食添加不当容易引起体重不增或增速明显减慢。稀的食物和液体很容易将胃充满，但能量密度却不达标，浓稠的食物有助于补充能量的不足。即使还没有长牙的婴儿也可以吃用蛋、肉或绿叶蔬菜等食物做的辅食。

5. 逐步添加，达到食物多样：从富含铁的泥糊状食物开始，在此基础上逐渐引入其他不同种类的食物以提供不同的营养素，逐渐添加根茎类、薯类、水果、蔬菜、蛋、禽、肉、鱼等，尤其是瘦肉类食物可以很好地补充婴儿需要的铁和锌。

Q: 为何一定要重视动物性食物的添加？

动物性食物富含优质的蛋白质、脂类、B 族维生素、矿物质。肉、蛋、鱼、禽类动物性食物是属于高营养素密度的优质辅食。婴儿从母亲体内携带来的储存铁，在生后 6 个月就会消耗掉，而乳类含铁较低，如果没用添加含铁丰富的动物性食物，婴幼儿很容易出现铁缺乏，继而出现贫血。补铁食物主要是瘦肉、动物血、肝脏，这些食物中富含血红素铁，易于被人体吸收利用。动物肝脏是良好的铁来源食物，但是由于肝脏是解毒器官，不建议过多添加。家长常说的菠菜补铁，虽然菠菜含铁量多，但不易吸收，所以不是最好的补铁食物。

Q: 如何做到辅食多样化？

不同食物含有不同的营养素和其他有益于健康的物质，食物合理搭配，多样化的膳食结构才能提供全面而均衡的营养。

婴幼儿辅食一般包括 7 类常见食物，逐渐达到每天摄入以下食物中的 4 类及以上。

谷物、根茎类和薯类、肉类、奶类、蛋类、维生素 A 丰富的蔬果（胡萝卜、南瓜、蜜橘等，不包括果汁）、其他蔬果（不包括果汁）、豆类及其制品、坚果类（婴幼儿添加坚果时注意要研磨成泥糊状）。

Q: 辅食添加中的食物过敏如何防范？

食物过敏指某些食物引起的反复规律发作的婴幼儿身体过敏的症状，常见症状有湿疹、哮喘、支气管炎、呕吐和腹泻等。婴幼儿时期，90% 的食物过敏与牛奶、鸡蛋、大豆、小麦、花生、鱼、虾、坚果 8 种食物有关。

1. 单一食物逐次引入可及时了解婴儿是否出现食物过敏及确定过敏原。每引入一种新的食物应适应 3 ~ 5 天，密切观察是否出现呕吐、腹泻、皮疹等不良反应，适应一种食物后再添加其他新的食物。

2. 尽量在一天的早些时候尝试添加新辅食，以便有足够的时间观察。

3. 应在婴儿健康时添加新辅食。婴儿患病时，应暂缓添加新品种。

4. 通过对食品进行深加工，去除、破坏或者减少食物中过敏原的含量。

5. 阅读食品标签是预防过敏的重要方法。

6. 如有过敏情形，应立即停止添加该种食物，严格回避。多数食物过敏可随儿童年龄增长而自愈，故每 3 ~ 6 个月应在医生指导下重新评估对过敏食物的耐受性，症状严重时需到医院就医并遵医嘱。

7. 目前无证据支持推迟引入致敏性辅食可降低过敏风险，早期引入易过敏食物，可诱导免疫耐受，从而减少过敏。

8. 对于牛奶蛋白过敏或过敏高风险婴儿，原则上添加辅食时间同正常婴儿一样，要在医生指导下密切观察引入食物后的皮肤、消化、呼吸等反应。可常备一本饮食日记，记录婴儿吃了什么，便于排查过敏原。

Q: 7～9个月婴幼儿膳食怎样合理安排?

添加辅食的时候需要考虑进食频次、进食量、食物质地及种类。

进餐安排:继续母乳喂养,不能继续母乳喂养的婴儿使用配方奶喂养。每天乳类700～800 mL,不低于600 mL,每天哺乳4～6次,2次谷类为主的辅食,优先添加富含铁的食物,如肉类、蛋黄、强化铁的婴儿米粉等,逐渐达到每天至少1个蛋黄及25 g肉禽鱼,谷类不低于20 g,蔬菜、水果各25～100 g。如婴儿对鸡蛋过敏,在回避鸡蛋的同时应再增加肉类30g。

食物质地:7～9个月婴儿的辅食质地应该从泥糊状开始,逐渐过渡到带有小颗粒的厚粥、烂面、肉末、碎菜等碎末状。固体食物的频率可逐步增加,摄入固体食物的量有个体差异,每次食用量以不显著影响乳类摄入为原则。

辅食频次:从6月龄开始1天1次,逐渐过渡到1天2次。

进食行为:学习咀嚼,促进牙齿生长。

Q: 10～12个月婴幼儿膳食怎样合理安排?

进餐安排:继续母乳喂养,保持每天600 mL奶,每天哺乳3～4次。保证摄入足量的动物性食物,每天1个鸡蛋(至1个蛋黄),25～75 g肉禽鱼,谷物类20～75 g,蔬菜、水果各25～100 g。继续引入新食物,特别是不同种类、口味、质地的蔬菜、水果等。

食物质地:添加碎状、丁块状、指状食物,如香蕉块、煮熟的土豆块、面包片、切片的水果和蔬菜等。增加食物稠度和粗糙度,可以带有一定的较软小颗粒,可尝试块状食物。

辅食频次:逐渐过渡到1天3次辅食,规律进食。

进食行为:建议让婴儿"手抓食物",增加趣味性,练习手眼协调能力,鼓励婴儿自我喂食。辅食喂养时间安排在家人进餐的同时或在相近时间。停夜间喂奶。

Q: 13～24个月婴幼儿膳食怎样合理安排?

进餐安排:饮食内容和形式均发生了很大变化,食物品种也日趋多样化。可继续母乳喂养,每天约500 mL奶;谷物类50～100 g/d;每天1个鸡蛋(不过敏婴儿)、50～75 g肉禽鱼;各种蔬菜50～150 g/d,尤其深色蔬菜;水果50～150 g/d,注意口味清淡;每天摄入油脂5～15 g,避免刺激性食物。可引入少量鲜牛奶、酸奶、奶酪等，作为幼儿辅食的一部分。

食物质地：从以乳类为主逐渐过渡到半固体、固体饮食。食物种类与成人相近，质地较软、佐料少，1 岁后可给予软饭、馄饨、饺子等固体食物。可尝试啃咬水果片和煮熟的大块蔬菜，注意观察孩子进食以免呛噎。

辅食频次：与家人共进 3 顿主餐，2 ~ 3 次营养丰富的辅餐（水果、牛奶、面包、饼干或自制小点心等）。

进食行为：逐步从被动接受喂养转变到自主进食。逐渐与成人同桌进餐。

Q: 25 ~ 36 个月婴幼儿膳食怎样合理安排？

进餐安排：以谷类为主，适量的肉、禽、鱼、蛋及充足的蔬菜和水果。建议每天饮奶 350 ~ 500 mL，25 ~ 36 个月幼儿膳食钙推荐量为 600 mg/d，奶及奶制品中钙含量高且吸收率高，是钙的最好来源。谷物 75 ~ 125 g、薯类适量、蔬菜 100 ~ 200 g、水果 100 ~ 200 g、肉禽鱼 50 ~ 75 g、蛋类 50 g、大豆类 5 ~ 15 g、食用油 10 ~ 20 g、食盐小于 2 g。尽量达到平均每天摄入 12 种以上食物，每周 25 种以上。控制糖、盐摄入。

食物质地：对各种营养素需求量较高，消化系统尚未完全成熟，咀嚼能力仍较差，因此其食物的加工烹调应与成人有一定的差异。

辅食频次：每天应安排早、中、晚三次正餐，上、下午各一次加餐，晚餐时间比较早时，可在睡前 2 小时安排一次加餐。两正餐之间应间隔 4 ~ 5 小时，加餐与正餐之间间隔 1.5 ~ 2 小时。加餐要选择健康的食物，如奶类、水果、面点等，不宜吃甜食。加餐分量以不影响正餐进食量为宜。

进食行为：进食上表现出强烈的自我进食欲望，注意力易被分散。食欲有波动性。幼儿有判断自己摄入多少能量和调节进食的能力。家长不要过分焦虑，不要强迫幼儿进食。

Q: 婴幼儿不爱吃饭是口腔功能发育落后惹的祸吗？

口腔功能障碍婴幼儿进食时，表现为不愿吃固体食物，吃点有渣的食物就呛着，不爱嚼东西，不喜欢吃坚硬或有韧劲的食物，食物稍微大些或粗糙些便吐出来或含在嘴里不咽，喜欢喝汤、稀饭类半流质食物，含有食物稍多则出现恶心感，时有呛咳，流口水持续的时间长。家长认为是宝宝的嗓子眼细，食欲差，实际是长期进食的食物过细，婴儿期食物转换过程引起的"口腔功能发育问题"。吸吮和吞咽不协调，舌头将食物在口腔中转运动作少，上下唇不能紧闭，不能充分咀嚼，吞咽不彻底，口腔功能障碍常伴有构音障碍。婴幼儿的进食技能发育状况与婴儿期的训练有关，家长应该有意识地训练宝宝的咀嚼能力。

Q: 怎样训练婴幼儿口腔技能，让婴儿吃饭不再是难事？

及时添加辅食，不晚于 6 个月：长期奶液流食会错过培养孩子咀嚼能力的敏感期。婴儿 4～6 月龄时学习从勺中取食，7～9 月龄时训练用杯喝水，可促进口腔动作协调，学习吞咽；婴儿开始吃辅食时会出现呛咳、作呕或伸舌，但是随着不断体验用勺进食，吞咽能力的提高，这种现象会逐渐减少。

食物质地过渡，提供与年龄及发育水平相适应的食物：辅食的质地要逐渐过渡，遵循由细到粗的原则，是培养咀嚼能力的关键。食物逐渐从泥糊状过渡到碎末状、颗粒状，不同质地的食物可帮助婴儿逐步学习吞咽、咀嚼食物，有效减少幼儿常见的进食问题（如食物长时间含于口中不咽、吞咽粗糙食物困难等）。例如，给小婴儿准备水果泥或者蔬菜泥，给比较大的婴儿准备小块儿的食物。随着婴儿长大，技能不断发展，可以将质地粗的食物与较软的食物混合在一起来帮助练习吞咽，例如在红薯泥中加入小的鸡肉丁，制作成健康且容易吞咽的混合物。

学习自我进食：绝大多数婴儿可以从 8 个月左右开始手抓食物，能促进手眼脑的协调性，有助于更快掌握独立进食技能，培养自信。喂养者应容忍洒落和狼藉，可事先在地上铺好相应的地垫以便于清扫。

固体食物添加与乳牙萌出关系：婴儿出牙早晚具有个体差异，不应以出牙作为食物质地转换的依据。这一阶段婴儿通常使用下颌和舌头咀嚼各种食物。

第五节　　婴幼儿良好饮食行为的建立

Q: 如何顺应喂养？

养育者要相信婴幼儿具有本能的、较好的感知饥饿能力，不刻板教条，不强迫进食，但也不要放手不管听之任之，科学喂养，提供多样化且与其发育水平相适应的食物，保证幼儿健康发育。

1. 在喂养过程中应及时感知幼儿所发出的饥饿或饱足的信号，依此决定开始和停止喂养。关注幼儿以语言、肢体动作等发出的进食需求，并做出恰当的回应。

2. 耐心喂养，鼓励进食。进餐时喂养者与婴幼儿应有充分的交流，尊重幼儿对食物的选择，决不强迫喂养。

3. 对食物和进食保持中立态度，不以食物作为奖励或惩罚。应允许幼儿在准备好的食物中挑选自己喜爱的食物。对于幼儿不喜欢的食物，要反复提供并鼓励其尝试。

4. 鼓励并协助婴幼儿自己进食，培养进餐兴趣。随着婴幼儿咀嚼及消化能力、运动协调能力、认知能力、自控能力的提高，进一步锻炼其自主进食能力，培养并巩固良好的饮食习惯。

5. 进餐时不看电视、不玩玩具，更不可追喂，每次进餐时间不超过20分钟。

Q: 如何培养宝宝的进食兴趣？

1. 新的辅食反复尝试。很多家长在给宝宝添加新的食物时，常常喂 1 ~ 2 次宝宝拒绝吃后就放弃了。实际上每个宝宝接受能力不同，有的宝宝喜欢尝试新的味道，接受辅食很快。而有的宝宝需要一个过程，通过很多次的尝试和反复，甚至 10 ~ 15 次，随着接触的增多，对于新食物的喜爱也会随之增加。很多时候辅食添加不顺利往往是喂养人的努力和信心不够造成的。

2. 食物多样化，膳食合理搭配。食物的味道、形状、色泽要多样，根据季节和饮食习惯更换和搭配食谱，增加烹饪食物的趣味性和多样性，提高宝宝进食兴趣和独立能力。

3.布置的就餐空间增加颜色和趣味性。例如装饰海报或者食物相关的展示品，可以传递营养的相关知识，培养宝宝良好的进餐行为。

4.有独立的就餐餐椅，有适合宝宝年龄的餐具，有相对固定的喂养照护人员，以利于与宝宝建立良好的关系。

5.定时定量进餐，不随意改变进餐时间、进餐环境。

6.家人和宝宝坐在一起吃饭，用微笑、眼神的接触及鼓励的话语来表扬其具体的进食行为。

7.情绪要良好。要在宝宝清醒和愉快时学习吃辅食，宝宝困乏或者饿得太过及心烦意乱时不宜学习吃辅食。不提及不愉快话题，不要在饭桌上批评宝宝。

8.如果宝宝偏食、挑食，可采取把不同的食物混合在一起、调节口味和烹调方法等手段，给予可以用手抓的食物以便宝宝能自己吃。

9.如果对进食兴趣不高，注意是否就餐环境容易使宝宝分心。

10.父母自身应保持良好的进食习惯，家长对食物的选择态度直接影响婴幼儿的兴趣，不要当着宝宝的面说哪种食物不好，要做积极地引导和暗示。不偏食、不挑食，言传身教成为宝宝的榜样。

Q: 减少奶瓶依赖，如何培养幼儿使用水杯？

帮助婴儿用杯子：12个月幼儿可以用吸管杯喝水，15个月起应弃用奶瓶，练习用杯子喝水。逐渐脱离奶瓶可以减少龋齿的发生，避免进食能力发育落后。

培养喝白开水的习惯：少喝甚至不喝含糖饮料，更不能用饮料替代水。饮料含糖量较高，易使幼儿发生龋齿，影响食欲，增加消化道负担，还可影响其他食物及营养成分的摄入，最终导致幼儿生长发育迟缓，过量饮用可导致肥胖。饮料不应是幼儿获取营养素的主要来源。

Q: 要注意哪些饮食卫生？

1.选择新鲜、优质、无污染的健康食材和清洁的水。

2.保持清洁。接触食物前或制备食物时洗净双手；如厕、给婴儿换尿布、接触动物之后要洗手；制备或盛食物的所有器皿表面要保持干净；保证厨房远离昆虫、害虫和其他动物。

3.食物生熟分开。用专用的刀、菜板等用品处理生食；生肉、家禽和海产品与其他食物分开；把食物贮存在有盖的容器中，避免污染，是预防肠道感染的重要措施。生吃的水果和蔬菜必须用清洁水彻底洗净。

4. 烹调彻底。禽畜肉类、水产品等动物性食物应保证煮熟，以杀灭有害细菌。剩余食物再食时宜加热，避免污染，加热固体食物应彻底，液体食物应煮沸，加热时不断搅拌。

5. 婴幼儿的食物最好是现做。食物制作完成后尽快食用，烹调好的食物室温下保存不能超过 2 小时，多余的原料或制成的半成品，应及时放入冰箱冷藏或冷冻保存。

6. 避免成人经口咀嚼后喂食婴儿。将接触过成人口腔唾液的食物喂哺给婴儿，容易将细菌、病毒等传播给婴儿。

Q: 如何保证婴幼儿进食安全？

安全烹饪：当婴幼儿开始尝试家庭食物时，注意食物烹调的软硬度，要去皮、去核、去骨。宜采用蒸、煮、炖、煨等烹调方式，应控制食盐用量，还应少选含盐高的腌制食品或调味品。

降低窒息风险：为婴幼儿备餐时，要考虑准备的食物是否有引起窒息的风险，不太容易咀嚼的食物如肉类，仍然需要切成小块儿，避免窒息风险。避免食用整粒的花生、瓜子、腰果、葡萄干、玉米粒儿、水果皮和软糖等。婴儿正在哭或笑时，不要喂食物，进食意外是造成婴幼儿窒息死亡的重要原因之一。

婴幼儿进餐时要有成人在旁照护：进餐环境要避免存在危险，防止发生烫伤、从椅背上跌落、汤勺等碰伤喉咙或眼睛等意外伤害。

Q: 什么是食育教育？有何益处？

对于稍大一点的幼儿要有意识地进行营养知识讲解。带幼儿去市场自主选购蔬菜，辨识应季蔬果，接触到颜色丰富、形状各异、口味多样的食物时，幼儿就愿意了解食物并有兴趣进食。带幼儿去田间参与植物的种植，观察植物的生长过程，采摘蔬果，介绍每种蔬果的营养价值，激发幼儿对食物的喜爱，减少对某些食物的偏见，从而不挑食、偏食。

鼓励幼儿参与到家庭或者托育机构进餐的各个过程，如摆放餐具、传递食物、分配饭菜、饭后将桌子擦干净、回收餐具等清洁工作。给幼儿提供练习各项动作技能的机会，也有助于培养幼儿自我服务的意识，建立良好的进餐行为，并促进社交能力的发展。在安全的前提下，鼓励幼儿参与食物制作过程和各种与食物相关的动手实践机会。可以通过图书、食物模型开展情境性的游戏。

▶▶▶ 第九章

婴幼儿生活养育照护

第一节　清洁护理

Q: 如何清洁护理宝宝的头发和皮肤？

给宝宝洗头时要选用婴儿专用的对眼睛无刺激的洗发水，洗头时要在宝宝头上轻轻揉洗，不要用指甲接触宝宝头皮。如果头皮上有污垢，可以在洗头前将婴儿油涂抹在宝宝头上，等污垢软化后再轻轻去除，切不可强行剥落，以免造成头皮破损。注意最后要用清水把宝宝头上的洗发水洗干净。

宝宝皮肤娇嫩，局部防御功能差，因此容易受伤，受伤后也容易引起局部感染，甚至扩散至全身（例如引起败血症）。基于以上特点，宝宝皮肤的清洁很重要，头、颈、腋窝、会阴部及其他皮肤皱褶处应勤洗并保持干燥。每次换纸尿裤特别是大便后应及时清洗，或用婴儿护肤湿巾清洁臀部，再涂上护臀膏，以防发生尿布疹。

Q: 如何为宝宝清洁眼睛？

宝宝如果有"眼屎"，家长需要为宝宝清洗，步骤如下：家长清洗双手，准备消毒棉球在温开水或生理盐水中浸湿，并将多余的水分挤掉，以不往下滴水为宜。用湿润的消毒棉球从眼内侧向眼外侧轻轻擦拭，如果睫毛上分泌物较多，可以先用消毒棉球湿敷一会儿再擦拭。

清洁眼睛时要注意以下几点。

1. 清洁"眼屎"时手法要轻柔，以免伤害宝宝眼周皮肤。

2. 消毒棉球不能反复使用，以免增加宝宝眼部感染的机会。

3. 如果只有一只眼睛有"眼屎"，要先擦洗干净的眼睛，再擦洗另一只，擦洗两只眼睛的消毒棉球要分开使用，以免交叉感染。

4. 如果"眼屎"很多，需要请眼科医生处理。

Q: 如何为宝宝清洁口腔?

1.乳牙萌出前:家长在为宝宝清洁口腔前需要认真洗手,然后在手指上包绕干净柔软的纱布,蘸温水轻轻擦洗宝宝牙床、腭部和舌背,每天至少清洁1次,清洁时要观察一下宝宝口腔中是否有异常。为减少宝宝哭闹,可将清洁口腔和洗脸、洗澡放在一起,使宝宝熟悉口腔清洁动作,将来也更容易接受刷牙。母乳喂养的母亲需注意清洗乳头,保持乳头清洁卫生。宝宝进食后如不方便清洁口腔,可喂温开水稀释口腔中残留的奶液。

2.乳牙萌出后:乳牙一旦萌出,家长就必须为宝宝刷牙,可使用纱布、指套牙刷或儿童牙刷。当乳磨牙(后面的大牙)萌出后,家长可使用儿童牙刷清洁宝宝牙齿的所有牙面,特别是接近牙龈缘的部位。

2岁宝宝因手部精细运动能力尚未成熟,还不能真正将牙齿刷干净。因此,家长可以教宝宝刷牙,但承担刷牙任务的主体是家长。如果宝宝自己刷牙,家长需要在宝宝刷完后查遗补漏,再彻底清洁1次。宝宝睡前刷牙后不再进食。

家长帮宝宝刷牙使用的方法最简单的是圆弧刷牙法,牙齿各个面均需刷到,特别是最后一颗磨牙的里面,刷牙时宜选择小头牙刷,这样牙刷才能在口腔内灵活转动,刷到所有牙齿的表面。提倡一人一刷一口杯,不与其他人共用,避免细菌传染。

可以使用牙线清理两颗牙齿的邻面,正确使用牙线是安全有效清洁口腔的方法,可以预防龋病发生。建议每天至少使用1次牙线。

Q: 如何为宝宝清洁耳朵?

宝宝的耳屎大多呈黏稠状,清理时要注意以下几点。

1.用湿的洗澡巾或毛巾擦拭耳郭、外耳道(耳道以外的地方)。

2.洗澡后用干棉棒放入宝宝耳道不超过 1 cm 处,轻轻旋转即可吸干水分及去除部分污垢。

3.如果宝宝耳屎坚硬或者频繁抠耳朵,需要请耳鼻喉科医生处理,不要自己拿棉棒清理宝宝耳朵,以免损伤耳道或鼓膜。

Q: 如何为新生儿进行脐部护理?

新生儿断脐后,一般 7 天左右自然脱落,10 ~ 14 天创口愈合。脐带残端是宝宝的一个开放伤口,如果护理不当,容易引起感染,轻者出现脐炎,严重者会引起败血症而危及生命。因此家长要注意保持宝宝脐部的清洁干燥，这是预防脐部感染最好的办法。

脐带脱落前，脐带和周围的皮肤要保持清洁干燥，纸尿裤不要盖到脐部，可以把上缘向下翻折，避免尿液污染脐部创面。家长在给宝宝进行脐部护理前一定要先洗手，然后用一只手提起脐带结扎的残端，另一只手用75%酒精棉签充分擦拭脐带与肉连接的地方，由内向外做直径 3 cm 环形消毒两遍，如果棉签脏了，要及时更换。

脐带脱落之后，每天也要用 75% 的酒精棉签消毒直至分泌物消失，保持干燥。清洁的时候要用一只手将脐窝周围的皮肤皱褶撑开，另一只手用棉签蘸取酒精，从脐窝中心开始，由内向外做直径 3 cm 环形消毒两遍。

注意，宝宝洗澡后，应以干燥的棉签擦拭肚脐根部，之后再进行常规护理。脐带未脱落或刚脱落时，避免衣服和纸尿裤摩擦宝宝脐部。如果宝宝脐部有水或脓性分泌物渗出、有异味、周围皮肤红肿，甚至伴有发热、吃奶不好等症状，应及时就医。

Q: 如何清洁护理女宝宝的臀部？

家长为宝宝进行臀部清洗前需要做好以下准备工作：①认真清洗双手。②准备好婴幼儿专用的洗屁股小盆和纯棉纱布，先加冷水再加热水，将水温控制在 37 ~ 40 ℃。③夏天可适当开窗通风，冬天将室温调节到 25 ℃。④准备好新的纸尿裤，必要时也要准备换洗用的衣物。

家长给女宝宝清洗臀部要注意以下要领：①先用纸巾擦去臀部上残留的粪便污渍。②举起宝宝的双腿，用纱布清洗大腿褶皱处。③清洗尿道口和外阴，注意一定要由前往后擦，即从尿道口向后清洗到阴道口、肛门。这样的顺序可以降低细菌感染的机会，因为 0 ~ 3 岁的女婴雌激素分泌水平低，阴道上皮较薄，自然防御力较低，"从前往后"的清洗顺序能够避免感染，也能降低发生外阴炎的概率。④清洗大腿根部，往里清洗至肛门处。⑤用另一块干净的干纱布以按压的方式由前往后擦干臀部。让臀部暴露在空气中 1 ~ 2 分钟，随后换上干净的纸尿裤。

Q: 如何清洁护理男宝宝的臀部？

家长为男宝宝进行臀部清洗前需要同清洁女宝宝一样，先做好准备工作。

①认真清洗双手。②准备好婴幼儿专用的洗屁股小盆和纯棉纱布，先加冷水再加热水，将水温控制在 37 ~ 40 ℃。③夏天可适当开窗通风，冬天将室温调节到 25 ℃。④准备好新的纸尿裤，必要时也要准备换洗用的衣物。

给男宝宝清洗臀部要注意以下要领。①先用纸巾擦去臀部上残留的粪便污渍。②如果可以，将包皮轻轻翻开，用纱布沾水清洗龟头，动作一定要轻柔。③由上往下清洗阴茎，家长可用手指轻轻提起，但不可用力拉扯。④用手轻轻将宝宝的睾丸托起再清洗。⑤举起宝宝的双腿，清洗臀部及肛门处。⑥用另一块干净的干纱布以按压的方式轻轻擦干阴茎和睾丸处的水渍，再拭干大腿褶皱处、肛门处和臀部的水渍。⑦让臀部暴露在空气中 1 ~ 2 分钟，随后换上干净的纸尿裤。

Q: 如何为宝宝修剪指甲？

为宝宝修剪指甲要选用婴儿专用指甲剪，以防剪伤指甲周围皮肤。宝宝指甲的生长速度不同，一般一周剪一次即可，如果发现指甲有开裂，就要随时修剪。给宝宝剪指甲最好在洗澡后宝宝安静躺着时或者睡着以后。修剪时光线要充足，避免因看不清而剪伤宝宝，修剪时还要注意指甲两边不要剪得太深，以免引起皮肤损伤。修剪后家长要用指腹试一下宝宝指甲是否光滑，如果不光滑还要用婴儿指甲锉磨平。

第二节　婴幼儿洗澡

Q: **宝宝洗澡前，家长需要准备什么？**

家长为宝宝洗澡前，首先要选择一间温暖（室温 26 ～ 28 ℃）、避风的房间，准备浴盆、水温计，浴盆中放温水（37 ～ 39 ℃，先放凉水，再放热水，水位大约深 5 cm）、婴儿洗发露、婴儿沐浴露、浴巾（2 条）、毛巾（1 条）、纸尿裤、润肤露、护臀膏、换洗衣物，物品均要放在触手可及的地方。家长除去首饰，确保指甲不会划伤宝宝，洗净双手。将宝宝放在舒服的台面上，例如床、尿布台、洗手台，台面铺上松软的浴巾，注意不要让宝宝掉下台面。

Q: **宝宝洗澡的步骤有哪些？**

1.家长用水温计测试好水温后，用浴巾将宝宝包好，只露出头部，将宝宝夹在腰侧处，一手托头、颈及背部。

2.用托着宝宝手的大拇指和食指将宝宝的耳郭盖住外耳道，将毛巾蘸湿清洗眼睛、鼻子、额头、脸蛋，再清洗头发，清洗后迅速擦干。

3.撤下浴巾，左手托住宝宝头、肩部，右手托住宝宝臀部并将宝宝的脚先放进水中，然后逐渐将宝宝身体其他部位放入浴盆，依次清洗颈部、腋下、上肢、前胸、腹部（新生儿脐带未脱落前注意保护脐带）、背部、下肢、外阴部、臀部，特别要注意皮肤皱褶处的清洗。

4.清洗后将宝宝抱到台面，用浴巾擦干身上的水，再用干净的浴巾盖住宝宝躯干部位。

5.给宝宝涂抹润肤露，用棉棒清洁外耳道的水珠，新生儿要注意脐部护理。

6.擦干臀部，涂护臀膏，穿上纸尿裤和衣服。

Q: 宝宝洗澡应注意什么？

1. 宝宝生病时和注射疫苗当天不要洗澡，吃完奶 1 小时后再洗澡。

2. 洗澡时家长要做好监护，防止宝宝烫伤和跌落，洗澡中途不能离开宝宝。

3. 洗澡时家长动作要轻柔且迅速，一般 10 分钟以内洗完，并注意保暖。

4. 洗澡时注意不要让水进入宝宝耳朵、鼻子、口腔、眼睛。

5. 注意清洗宝宝耳后、皮肤皱褶处，皮肤有湿疹时可以不用沐浴露，只用清水洗即可。

6. 春秋季节宝宝皮肤易干燥，洗澡后要涂抹润肤露。

7. 不推荐在宝宝颈部、腋下用爽身粉，女宝宝会阴部不可用。

Q: 如何为宝宝进行抚触？

宝宝洗完澡或吃完奶 1 小时后可以进行抚触，注意室温不能低于 25 ℃。家长摘掉戒指、手表，剪短指甲，洗干净手，在手上涂抹抚触油开始给宝宝进行抚触。抚触时可以播放轻柔的音乐，也可以给宝宝唱儿歌或与他讲话。如果宝宝哭闹可以停止。抚触的步骤如下。

1. 头面部：用两手拇指指腹从宝宝眉毛上缘向两侧太阳穴按摩；两手拇指从下颌中央向外上方按摩，使宝宝下唇呈微笑状；一手托住宝宝的头，用另一只手的指腹从前额发际向上向后按摩至宝宝耳后。

2. 胸部：两手分别从宝宝胸部两侧肋下缘向同侧肩部按摩，避开乳头。

3. 腹部：两手依次从宝宝右下腹至上腹再到左下腹顺时针方向按摩。如果宝宝腹泻，可以逆时针按摩。

4. 四肢：两手交替抓住宝宝的一侧上肢，从上到下滑动并挤捏，对侧及双下肢相同。

5. 手脚：依次用四指按摩宝宝手背、足背，并用拇指从宝宝手掌面或脚跟部向手指、脚趾方向按摩，对每根手指、脚趾进行搓动。

6. 背部、臀部：使宝宝趴下，双手掌分别由颈部开始向下按摩至臀部，再以脊柱为中心，两手四指并拢，由脊柱两侧水平向外按摩至骶尾部。

Q: 抚触对宝宝有什么好处？

皮肤有灵敏的触觉，是宝宝认识外界世界的重要途径，在和妈妈建立亲密的依恋关系过程中也占有重要的地位。通过对宝宝皮肤进行按摩刺激，可以促进血液循环及中枢神经系统发育，促进宝宝肌肉及动作协调，还可以增强宝宝的免疫力，促进食物的消化和吸收，增加睡眠，减少宝宝哭闹，促进宝宝体格和心理发育。通过抚触，还可以增进亲子感情交流。

第三节　　睡眠照料与行为培养

Q: **新生儿的睡眠有什么特点？**

正常的足月新生儿还没有形成睡眠昼夜节律，睡眠缺乏规律。这时新生儿每天除了哺乳与排泄所占的 4 小时的觉醒外，其余时间都是在睡眠状态，每天平均睡眠 16 ~ 18 小时，并分布于全天 24 小时之内。一般来说，母乳喂养的新生儿每次睡眠时间为 2 ~ 3 小时，人工喂养的新生儿为 3 ~ 4 小时。新生儿在睡眠中会出现微笑、吸吮动作或突然抽动一下身体，如果不是很频繁，都是正常现象。

Q: **婴儿的睡眠有什么特点？**

宝宝出生 3 ~ 4 个月之后，在外界光、声音、喂养等诸多因素的共同作用下，睡眠与外界环境越来越同步，白天清醒的时间在延长，睡眠更多的集中于夜晚，睡眠昼夜节律初步形成。在睡眠中，宝宝会出现肢体抖动，有时还会做吸吮动作、扮鬼脸、抽动鼻子或微笑，家长不需要担心，这并不是宝宝睡觉不踏实，而是宝宝处于活跃睡眠过程的正常表现。

出生 5 ~ 12 个月的宝宝，随着年龄的增长，睡眠向成人模式发展，由刚出生时一整天无规律的小睡状态，逐渐变为晚上主要睡觉，白天主要活动，而且晚上连续不间断睡眠的能力也越来越强。6 月龄以后的宝宝具有了夜里一觉睡到天亮的能力，通常不需要夜间喂养了。

0 ~ 3 个月的宝宝推荐睡眠时间为每天 13 ~ 18 小时，4 ~ 11 个月宝宝推荐睡眠时间为每天 12 ~ 16 小时。当宝宝患病、出牙或所处环境改变时会使宝宝原来的作息规律被打乱，发育过程中的明显进展也可能会打乱原有的作息规律，例如学会爬或拉着家具站起等阶段，都可能会出现暂时性睡眠不安。

Q: 幼儿的睡眠有什么特点？

1 岁时，宝宝基本上可以建立比较稳定的睡眠模式，即长时间的夜间睡眠和白天 2 次短暂的小睡模式。在 1 ~ 2 岁，白天小睡固定为 1 次，夜间可连续睡眠 10 小时，总睡眠时间减少为大约 12 小时。随着年龄增长，宝宝浅睡眠的时间逐渐缩短，深睡眠的时间延长。到儿童期（2 ~ 12 岁）每天平均睡眠10 ~ 12 小时，白天小睡逐步消失，少数可保留到成年。

Q: 如何为宝宝准备舒适的睡眠环境？

适宜的睡眠环境是保证宝宝高质量睡眠的前提。家长应尽量让宝宝在自己所熟悉的环境中睡觉，给他（她）布置一个温馨、舒适、安静的睡眠环境。

1. 保持室内空气新鲜，应经常开门、开窗通风，新鲜的空气会使宝宝入睡快、睡得香。

2. 室温以 20 ~ 23 ℃为宜，过冷或过热都会影响睡眠。

3. 卧室环境要安静，室内的灯光最好暗一些，夜晚睡眠时不要开灯，窗帘的颜色不宜过深。

4. 宝宝和父母要同屋不同床，为宝宝选择一个适宜的床单独睡。床的软硬度要适中，最好是木板床，以保证宝宝脊柱的正常发育。床栅栏的间距不要超过 6 cm，并且不要在床上放置抱枕、大枕头、毛毯等，防止宝宝睡眠时这些物品阻挡宝宝的正常呼吸或盖到宝宝脸上造成窒息。

5. 睡前避免剧烈运动，以免引起宝宝过度兴奋，可以安排 3 ~ 4 个睡前活动，时间控制在 20 ~ 25 分钟，有助于培养宝宝良好的睡眠习惯。

6. 睡前将宝宝的脸、脚和臀部洗净，给宝宝换上宽松、柔软的睡衣，并排一次尿，必要时换上干净的纸尿裤。

7. 被褥要干净、舒适，与季节相符。冬季要有保暖设施，夏季须备防蚊用具。

Q: 如何培养良好的睡眠习惯？

良好的睡眠习惯需要家长从新生儿期开始培养，睡眠规律的宝宝不仅生长发育好，也有利于亲子关系、家庭关系的和谐发展。

1. 识别宝宝要睡觉的信号：宝宝想睡觉时会表现得比较烦躁，出现揉眼睛、打哈欠、发呆或哭闹等表现，如果这些信号得到家长的及时回应，为宝宝入睡做准备，不仅会让宝宝的安全感提升，还会使宝宝更容易入睡。

2. 睡觉时间：从 3 ~ 5 个月起，宝宝的睡眠逐渐形成规律，家长可以为宝宝在上、下午固定时间各安排一次睡眠，每次 1.5 ~ 2 小时。每天晚上让宝宝在同一时间入睡，一般不晚于晚上 9 点。如果睡得太晚，不利于宝宝入睡，即便宝宝睡了足够长的时间，但是可能大部分睡眠时间处于浅睡眠，很少处于深睡眠，影响睡眠质量。不提倡家长让宝宝一直保持清醒状态到很晚再睡觉，因为宝宝越累反而越兴奋，越难入睡；但也不提倡过早上床，以免导致入睡困难，或因早睡而致晨醒较早。节假日也要保持固定、规律的睡眠作息。

3. 睡前活动：宝宝无法识别时间，需要依靠日常活动来感受外界的变化，以此来调整生物钟。因此合理、规律的睡前活动将帮助宝宝学会睡眠，这些活动可以在宝宝 6~8 周时开始训练。

家长可以在每天睡前为宝宝安排适合年龄的睡前活动（如相互亲昵、做抚触、讲故事、玩游戏、唱歌等），活动内容每天基本保持一致，固定有序，每天以相同的顺序在睡前固定时间内进行，如果宝宝知道下一步会做什么，就会让他们感觉很放松，容易入睡。这些睡前活动时间控制在 20 分钟内，活动结束时，尽量确保宝宝处于较安静状态，至少保证睡前 10 分钟是在卧室里度过的。在宝宝犯困时放在床上，不要拍抱、摇晃，培养其自主入睡的习惯。

Q: 宝宝入睡困难怎么办？

睡眠潜伏期是指从上床准备睡觉到实际入睡所需时间。在睡眠条件适宜的情况下，睡眠潜伏期大于 20 分钟就是入睡困难，这是婴幼儿期常见的睡眠问题，可见于 10% ~ 30% 的婴幼儿。入睡困难的宝宝常常同时伴有频繁夜醒的问题，如果不及时纠正，往往会迁延影响较长时间，导致后期更多的睡眠障碍。如果宝宝出现了入睡困难，家长可以按照以下方法进行训练。

1. 每天按时将醒着的宝宝放在床上，培养宝宝学会独自入睡。

2. 如果宝宝白天睡的时间太长，家长应该及时将熟睡中的宝宝唤醒，特别是下午，避免宝宝晚上睡觉时间太迟，而且应该尽量少睡，多和宝宝一起玩耍。晚上将宝宝放在床上之前，至少要让他保持 4 小时的清醒状态，在这段时间可以给宝宝洗澡、交流等。

3. 家中可以存在正常的响声，不要绝对的安静。

4. 如果宝宝夜间醒来，不应马上给他喂奶，请先等上片刻，给他一个自己安静下来的机会，如果宝宝继续哭闹，家长可以抚摸他或者给他喂水等，至少等 1 小时后再给他喂奶。以后每天将这一喂奶时间往后推迟一些。一般来说，6 月龄时就无须夜间喂食了。

5. 早上在他习惯的时间叫醒他，不让他补觉。

最初几天可能宝宝还是不能马上入睡，可以允许他多待 1 小时，但是必须待在自己的房间，家长可以陪宝宝看书、讲故事等，不能离开卧室。到了宝宝正常睡觉的时间，家长就关灯。如果宝宝入睡过程没有出现哭闹的情况，家长可以将入睡时间逐步向前移。只要坚持下去，3 ~ 4 天后就能取得明显的效果。

如果宝宝仍然不好入睡，或者表现得非常烦躁并且难以安抚，家长就需要带宝宝到医院进行检查。

Q: **宝宝频繁夜醒怎么办？**

夜醒是指婴幼儿睡眠维持困难，不能连续整夜睡眠，是婴儿期最常见的睡眠问题。大多数宝宝在出生后 3 ~ 6 个月已初步建立睡眠觉醒昼夜节律，开始将主要的睡眠时间集中和固定于晚上，2 ~ 3 岁时晚上觉醒次数明显减少。

部分宝宝夜醒后会有再入睡困难，常需要安抚物（如安抚奶嘴）才能再次入睡，有些还需要喂食、拍抱、摇晃等。如果不能满足要求，则难以入睡甚至哭闹。反复出现夜醒会影响宝宝的生长发育，可成为癫痫患儿发作或频繁发作的诱因。宝宝频繁夜醒首先要避免或正确解决各种生活应激事件，以免对宝宝产生刺激；其次要建立规律的作息制度，提供给宝宝良好的生活环境和睡眠条件。

在干预的过程中，家长在宝宝进入睡眠时尽量避免过度的参与和不必要的干扰，6 ~ 9 个月的宝宝在没有家长的干预下入睡非常重要。在实施干预时，家长首先尽量逐渐与宝宝分床，减少夜间过度帮助。避免不良的助睡方法（如宝宝一哭就喂食或拍抱）。当宝宝哭闹时，家长不要急于干预，可以先观察 3 ~ 5 分钟，确定宝宝有什么需求后再处理，特别是不要拍抱或摇晃，让其逐步学会自行入睡。对于夜间需要喂奶、喝水、小便的宝宝，可以采取提前唤醒的方法，也就是在了解宝宝因某种原因夜醒习惯后，在其自然觉醒前 15 ~ 20 分钟将其唤醒，再使其入睡。

如果上面这些方法不能改善，家长应带宝宝到医院进行详细的医学检查。宝宝的睡眠方式具有高度的可塑性，发育正常的宝宝在大多数情况下夜醒往往是暂时的，而且早期给予针对性、渐进性的行为干预常有良好和快速的效果。

第四节　大小便护理

Q: 宝宝正常的大便是什么样的？

6月龄以内的宝宝因为肠道生理特点及喂养方式不同，没有固定不变的排便标准，如果宝宝吃奶好、精神好、体重增长正常，那就是健康的。

1. 大便颜色：母乳喂养的宝宝大多是排金黄色糊状的大便，混合喂养和人工喂养的宝宝有时排出黄褐色、绿色的大便也是正常的。如果宝宝大便是乳白色、浅柠檬黄色、暗红色、柏油样黑色的，需要及时就医。

2. 大便性状：健康大便可以是糊状、泥状、软条状，质地均匀，可以混有浅色的奶瓣，母乳喂养时奶瓣细小，吃配方奶时奶瓣稍粗大，吃辅食后可以看见不消化的碎菜末，有时干燥的大便表面会出现少量白色黏液，这些都是正常的。如果大便呈蛋花汤样、羊粪球状，或者出现脓血性黏液，需要及时就医。

3. 大便次数：母乳喂养的宝宝，大便次数可能比配方奶喂养的宝宝多。添加辅食以后，大便每天 1～3 次，呈糊状或软条状。即使有些宝宝每天排便多于 3 次或几天一次，只要大便性状正常，宝宝精神好、吃喝无异常、体格发育正常，一般不需要特殊干预。

Q: 宝宝便秘怎么办？

6月龄以内母乳喂养的宝宝，大便一般是糊状松软的；配方奶喂养的宝宝如果大便干燥，可以尝试选择部分水解配方奶粉或含有益生元的配方奶粉。

6月龄后开始添加辅食的宝宝可以增加蔬菜泥、水果泥、碎菜末等富含膳食纤维的食物，辅食中可以加入植物油。如果有些宝宝辅食接受困难，可以在医生指导下尝试补充膳食纤维类营养产品或药物治疗。家长不要随便给宝宝使用开塞露、中药泻药等。

钙剂、铁剂也会导致便秘，家长不要盲目给宝宝服用，需要由医生评估是否需要补充及告知如何补充。

Q: 宝宝腹泻怎么办?

如果宝宝每日排便次数增多,大便呈稀汤样,说明宝宝腹泻了。宝宝若不伴有呕吐、发热,可以先服用口服补液盐,以补充肠道丢失的水和营养素。每次腹泻后可以喝 50 ~ 100 mL,多拉多喝,少拉少喝,家长可以通过观察宝宝小便颜色、口唇湿润度来判断宝宝补液是否充足。配合口服蒙脱石散止泻,益生菌(双歧杆菌、嗜酸乳杆菌、鼠李糖乳杆菌等)改善肠道功能,恢复失衡的肠道微生态。宝宝腹泻时不要"忌口",仍然要保证奶量,如果喝奶后腹泻明显,可以选择无乳糖奶粉,等腹泻好转后再恢复成原来的喂养。

如果宝宝出现以下情况,需要及时就医。

1. 频繁呕吐。

2. 腹泻量很大,超过进食量。

3. 体温 39.5 ℃以上,服用退烧药仍无法降温。

4. 烦躁、哭闹或嗜睡。

5. 排尿明显减少。

6. 口唇干燥、面色苍白、手指脚趾发凉。

7. 大便或呕吐物中有血性物质。

8. 怀疑食物中毒。

9. 居家治疗 3 天,腹泻仍无改善。

Q: 如何为宝宝更换纸尿裤?

1. 更换纸尿裤要及时,一般早晨起床后、睡觉前、每次洗澡后都要更换,喂奶时宝宝可能会因进食引起胃肠反射容易排便,因此每次喂奶后也要及时更换。

2. 如果是粘贴式的纸尿裤,解开纸尿裤两侧的魔术贴后要将其贴回纸尿裤的背部,防止刮伤宝宝。

3. 为宝宝清洁一下臀部后再穿,特别是有粪便时。如果没有条件清洗,也可以用婴儿湿巾进行清洁。女宝宝清洁时要注意从前往后擦拭。如果宝宝有红屁股,要涂上护臀膏。

4. 穿粘贴式纸尿裤时,把纸尿裤铺在宝宝臀部及腰下,拉伸两边对称贴好;如果是拉拉裤,直接给宝宝穿上即可。纸尿裤穿好后注意用手理顺大腿两侧的防漏隔边。

5. 纸尿裤前沿在脐下一指处为宜,松紧度以插入二指为宜。大腿和纸尿裤的空隙以能伸入一指为宜。

Q: 什么时候可以对宝宝进行如厕训练？

宝宝在 18 ~ 24 月龄，生理和心理发育逐渐成熟，此时具备了训练大小便的基础。家长可以先进行排便训练，因为排便比排尿更有规律，而且宝宝对排便的感觉更强烈。训练最好选择在夏季进行，因为气温高，即使宝宝尿湿裤子也不会太冷，家长也方便给宝宝穿脱衣服和清洗晾晒。一般来说，平均训练时间为 9 个月，一般宝宝 3 岁之前能够学会自主如厕。

当宝宝出现以下信号时，家长就可以对宝宝进行训练了。

1. 开始模仿成人坐马桶。

2. 纸尿裤脏了会觉得不舒服，主动要求更换。

3. 会用"尿尿""臭臭"等词语或动作来表达上厕所的需求。

4. 白天至少有 2 ~ 3 小时及以上时间或者午睡后纸尿裤是干的，说明宝宝具备了短时间控制排尿的能力。

5. 可以独自走到卫生间或儿童马桶处，并平稳坐到马桶上。

6. 能自己脱裤子。

7. 在如厕训练中能执行家长的简单指令。

Q: 怎样进行如厕训练？

1. 为宝宝选择合适的坐便器：最好是宝宝脚能放在地上、底部宽大不宜侧翻的坐便器，家长要告诉宝宝坐便器的用途，并教会宝宝"尿尿""坐马桶"等简单词语。

2. 培养如厕兴趣：家长可以利用宝宝喜欢模仿的特点，通过绘本、玩具等培养宝宝上厕所的兴趣。家长也可以给宝宝做出示范动作或凭经验抓住宝宝排便的时间，提前几分钟进行提醒。

3. 多鼓励：培养宝宝排便的卫生习惯要循序渐进，逐步引导宝宝自己完成。如先学会向成人表示便意、自己脱裤子、使用卫生纸、洗手等。只要有点滴进步，就要给予鼓励和表扬，不要让宝宝有太大的压力，以免造成紧张、焦躁不安的心理反应。

4. 逐渐培养控制排便的能力：控制排便包括定时大小便、主动坐盆等。定时大便最好在早餐前进行，逐渐形成习惯。睡觉前不要喝太多水，睡觉时提前给宝宝排尿，以免尿床或影响睡眠。

Q: 新生儿如何保暖？

　　新生宝宝自身的体温调节功能还不完善，因此宝宝的保暖很重要，但是裹得严严实实并不是保暖的最佳方式，过度保暖会使宝宝体温升高，因此家长要掌握新生宝宝的正确保暖方式。

　　1.头部：25%的热量是从宝宝头部散发的，因此外出时要给宝宝带上帽子，最好选择柔软透气的棉布帽子。

　　2.腹部：给宝宝穿上柔软贴身的棉布内衣不仅可以吸汗，还透气保暖，减少体内温度的丢失。睡觉的时候可以给宝宝穿连体衣或放在睡袋里，防止宝宝蹬被子使肚子着凉。

　　3.脚部：宝宝的脚部保温能力差，可以给宝宝穿上棉质的袜子。

Q: 如何为宝宝选择衣物？

　　1.材质：家长最好给宝宝选择透气、吸汗的纯棉衣服，尤其是贴身内衣。

　　2.款式：1岁以内的宝宝尽量选择纯色、简单、宽松、接缝少、无线头的衣服，并且要便于穿脱，建议穿连体衣。1岁以后宝宝尽量穿宽松且利于活动的裤子，如背带裤、运动裤，宝宝会走路以后裤子不要太长，避免绊倒。1～3岁宝宝的衣服可以色彩鲜艳，有利于宝宝对颜色的认知。3岁以后的宝宝需要学习穿脱衣服，因此应选择易穿脱的套头衫和裤子。宝宝衣服上的配饰要安全，尽量不要有别针、绳带等。

　　3.厚度：1岁以内的宝宝在春、秋、冬季可以比成人多穿一件，夏季比成人少穿半件，也可以通过触摸宝宝颈背部来判断穿衣厚度是否合适，如果颈背部温热无汗，说明穿衣适宜，如果有汗，甚至衣服都湿了，说明穿多了。1～3岁的宝宝运动量增多，代谢旺盛，穿衣服可以比成人稍少，也可以通过触摸宝宝颈背部来判断穿衣厚度是否合适。外出时可以给宝宝备一件外衣，方便随时增加衣服。

Q: 如何为宝宝穿脱衣物？

由于宝宝身体柔软，四肢屈曲，有时候不是很配合穿衣，因此家长给宝宝穿衣服的时候要一边和他说话一边穿，这样可以分散宝宝的注意力以取得宝宝的配合。

1.连体衣：给宝宝穿连体衣时，先把衣服上所有的扣子解开，并平整地放在床上，然后把宝宝放在上面，逐一从衣服的袖口、裤腿处轻柔地拉出宝宝的四肢，最后扣好扣子。

2.套头衫：解开上衣领口的扣子或将领口撑成环状，先把领口后部套到宝宝后脑勺，再向前往下拉把宝宝的头套进去，动作要轻柔，避免挂住宝宝眼睛和耳朵。然后家长将手从袖口伸进去握住宝宝的手慢慢拉出来，最后整理好衣服。

脱衣服的时候可以先将宝宝的两个袖子分别脱下，然后撑开领口，将衣服从宝宝下巴和面部穿过，注意不要划住宝宝面部。

Q: 如何正确抱婴幼儿？

3个月以内的宝宝主要是横抱，也可以采用角度较小的斜抱；3个月以上主要是竖抱。不管哪种抱法，动作要轻柔，并要保证宝宝的安全。

1.横抱的动作要领：家长用一只手托住宝宝的腰部和臀部，另一只手放到宝宝头颈下方，慢慢地把宝宝抱起，注意头不要后垂，使宝宝横躺在家长的臂弯里，家长稳稳地托住宝宝的头、颈、背和臀部。

2.竖抱的动作要领：先将宝宝抱直，趴在家长的肩膀上，胸腹部贴住家长的前胸，家长用一只手臂绕过宝宝的背部护住宝宝对侧上肢。如果宝宝的头还不能竖稳，应托住宝宝的头部和颈部，另一只手托住宝宝的臀部。当宝宝稍大一些，可以比较好的控制自己的头部时，让宝宝背靠住家长的胸部，家长用一只手托住宝宝的臀部，另一只手护住宝宝的胸部，宝宝面向外，可以更好地观察世界。

Q: "三浴"对宝宝的好处有哪些？

"三浴"是指利用自然界的空气、阳光、水对宝宝进行体格锻炼，也就是空气浴、日光浴、水浴。

空气浴是一种非常简单易行的方法，新鲜空气氧含量高，能促进新陈代谢，利用空气与人体皮肤表面温度之间的差异形成刺激，气温越低，刺激强度就越大，寒冷空气可以增强宝宝体温调节能力，锻炼呼吸系统和增强心脏活动，提高宝宝对寒冷刺激的耐受性。

日光中的红外线可以使宝宝血管扩张，血液循环加快，新陈代谢增强，促进宝宝的生长发育。日光中的紫外线有杀菌作用，可以提高宝宝皮肤的防御能力；还可以帮助宝宝皮肤制造维生素 D，从而促进机体对钙、磷的吸收，预防佝偻病的发生；紫外线还有刺激人体造血、促进人体血液循环的功效。

水浴是利用水的温差和水的机械作用来锻炼身体，通过水的刺激，可增强宝宝体温调节功能，提高神经系统兴奋性，促进血液循环，增强宝宝对外界气温变化的适应能力。

Q: 如何进行空气浴？

空气浴适合任何年龄的宝宝，持续时间根据宝宝的年龄和身体状况来决定，可以先从 5 分钟开始，逐渐增加。宝宝进行空气浴最好从夏天开始，可以给宝宝一个气温从热到温再到冷的过渡，使机体逐步适应。可以带宝宝先从室内开始锻炼，适应后再带到室外进行。如果是冬天，可以在室内进行，先开门、开窗通风换气，使室内空气清新，使室温逐渐下降，一般每 3 ~ 4 天下降 1 ℃，最低室温 12 ~ 14 ℃，体弱儿不可低于 15 ℃。家长可以结合主被动操、游戏、走路等活动一起进行空气浴。

家长为宝宝进行空气浴时一定要注意以下几点。

1. 要根据宝宝身体状况、季节、天气变化等情况安排空气浴。

2. 要循序渐进，空气浴过程中密切注意宝宝的反应，如有面色苍白、皮肤发紫等情况须立即停止。

3. 宝宝患有急性感染性疾病、代偿不全的心脏疾病时不适宜进行空气浴。

Q: 如何进行日光浴？

家长在给宝宝进行日光浴前，应该先进行 5 ~ 7 天的空气浴。持续时间可以根据宝宝年龄和耐受情况来定，一般从 5 分钟开始，逐渐延长到 30 分钟。夏季可以在上午 8 ~ 9 点、下午 3 ~ 5 点进行，冬季可在中午进行（如果在室内进行，需要开窗）。给宝宝选择干净、空气流通但没有强风的地方，尽量露出宝宝的皮肤，如头、手、脚、臀等部位。

家长为宝宝进行日光浴时一定要注意以下几点。

1. 在为宝宝进行日光浴前，要先打开门、窗，等宝宝适应后再出门。

2. 要防止阳光直接照射宝宝的眼睛，太阳光太强时，可以给宝宝带上太阳帽，或者在房檐、树荫下进行，以保护眼睛。

3. 日光浴后要及时给宝宝喂水。

4. 不要隔着玻璃晒太阳，尽量让阳光直接接触宝宝皮肤。

5. 在进行日光浴时，要密切注意宝宝的反应，如果宝宝日光浴后出现虚弱、大汗淋漓、神经兴奋、睡眠障碍、心跳加速等情况，应减少或停止日光浴。

6. 宝宝身体虚弱、生病时，如发热、严重的贫血、心脏病及消化系统功能紊乱时，不适宜进行日光浴。

Q: 如何进行水浴？

常见的水浴有温水浴、冷水擦浴、冷水淋浴和游泳等几种，考虑到家长的接受程度，在此先介绍温水浴和游泳。

1. 温水浴：给宝宝进行温水浴时，室温要保持在 24 ~ 26 ℃，水温 35 ~ 37 ℃，时间 10 分钟左右。采用浸浴的方式，把宝宝放在盛好水的澡盆中，半卧位，让宝宝颈部以下的身体全部浸入水中，家长此时一定不要离开宝宝，以免发生溺水。浸浴至宝宝皮肤轻微发红即可，结束后立即用大毛巾包裹好宝宝并擦干。可以每天进行一次。

2. 游泳：游泳是通过宝宝皮肤与水的接触，促进其脑神经生长发育、骨骼发育，增加肺活量，提高宝宝免疫力，促进亲子感情交流。

宝宝游泳前，要保证室温在 26 ~ 28 ℃，水温在 38 ℃左右，水深大于 60 cm，以宝宝足不触及池底为标准。检查游泳圈型号是否匹配，保险扣是否安全，双气道是否充气均匀，把泳圈按在水中检查是否漏气。

游泳时将游泳圈套在宝宝颈部，使泳圈内径与宝宝颈部间隔约 2 手指，用一块小毛巾垫在宝宝下颌，使宝宝感觉更舒适。家长将宝宝缓慢放入水中，以免宝宝受到惊吓，家长可以先拉住宝宝的手，等宝宝适应后再慢慢松开手。在游泳期间，家长必须全程看护，以免出现意外。

Q: 什么是清洁与消毒？

清洁是指在消毒灭菌之前，用物理方法去除污染物体表面的有机物、污迹和尘埃，减少微生物的过程。清洁可以消除大量潜在的病原微生物，以保证接触物品的安全性，减少接触感染的机会。常用的清洁方法有水洗、机械去污、去污剂去污。

消毒是指消除或杀灭外环境中的病原体，使其无害化。它是切断传播途径、防止传染病扩散或蔓延的重要措施之一。常用的消毒方法有物理消毒（如煮沸、高压蒸汽灭菌、紫外线、电离辐射灭菌）、化学消毒（含氯消毒剂、氧化消毒剂等）。

Q: 宝宝的居住环境有什么卫生要求？

宝宝的居室是其停留时间最长的地方，宝宝特别是小婴儿可移动范围有限，对外界环境适应性较差，对生活环境中的有害物质较敏感，因此要特别注意宝宝居家环境的卫生。

1. 开窗通风：应根据季节、气温、风力大小决定通风时间和开窗的大小。冬季至少每半天通风一次，每次 10 ~ 15 分钟，或者始终开一小扇窗户。夏季可以全天通风，使用空调的房间应保持每半天通风一次，每次 10 ~ 15 分钟。注意不要让宝宝待在通风口处，户外空气不好时也不要开窗。

2. 清洁消毒：每日常规清洁、消毒，每周要彻底清洁一次，使用专用卫生工具，定期进行空气消毒。宝宝的卧室尽量不用扫把来扫，可用拖把直接拖以避免扬尘。桌椅也尽量用湿布擦拭。按照消毒剂的使用说明定期进行物体表面、地面的消毒。宝宝要使用专用的便盆，便后应立即倒掉并用清水冲洗，每天消毒一次，用含氯消毒液浸泡 30 分钟后用清水冲洗干净。

Q: 如何对婴儿床进行清洁与消毒？

家长每天用清水和干净的湿布清洁婴儿床，每周可以用含氯消毒液擦拭一次。定期清洗、晾晒被褥，一周一次为宜。清洗时要使用符合检测标准的中性无磷洗衣液，最好是婴幼儿专用的。如果被单上有大小便污渍，应先清除污渍后再进行清洗。被单清洗后不要用 84 消毒液浸泡，因为它有很强的刺激性，很难彻底漂洗干净。清洗后最好用晒太阳的方法除菌。

Q: 宝宝的衣物应该怎样清洗？

宝宝的衣服不要和大人的一起清洗，最好手洗，使用婴幼儿专用洗衣液或肥皂，不要用 84 消毒液等消毒产品。洗完后要彻底漂洗干净，必要时可以用一些婴幼儿专用衣物柔顺剂，减少衣物产生静电，使宝宝穿起来舒服一些。衣服漂洗干净后，最好用晒太阳的方法来除菌，如果是阴雨天，也可以使用烘干机或在晾到半干时用熨斗或挂烫机熨一下，通过高温达到消毒的作用。

Q: 如何清洁、消毒宝宝的餐具、奶瓶？

1. 定时消毒：最少每天一次，最好在早上进行。

2. 消毒前的准备：餐后将奶瓶、奶嘴、碗、勺子等彻底洗净，奶嘴要里外洗刷干净，注意用水冲过奶嘴孔，确保孔内没有奶液残渣。一定要把餐具清洗干净后才能进行彻底消毒。

3. 消毒方法：①沸水消毒：这是一种有效杀死致病菌的方法，一般建议将餐具放在沸水里煮 15 分钟。但奶嘴不应煮得太久（2 ~ 3 分钟），否则会令其表面黏性增加，出现细孔，加速物料老化。如果器具没有完全浸泡在水中，或表面积聚气泡，就不能彻底且有效地杀死病菌。沸水消毒时要注意，先将清水煮沸，再放入要消毒的餐具，确保所有器具都完全浸泡在水中。②蒸汽消毒：使用蒸汽消毒锅是最好的消毒方法，家庭中也可以用普通蒸锅。水蒸气能有效杀死病菌，无须加入任何化学品。餐具上不会残留化学品，不会影响婴幼儿健康。使用蒸汽消毒时，可以蒸 15 ~ 30 分钟。

Q: 如何清洁、消毒宝宝的玩具？

宝宝的玩具要定期进行清洁、消毒。清洗后根据玩具材质选用不同的消毒方法。耐热的木质玩具可在开水中煮沸 10 分钟左右；塑料和橡胶玩具可在 0.2% 的漂白粉溶液中浸泡 20 ~ 30 分钟；怕湿怕烫的毛绒玩具可在烈日下暴晒 4 ~ 6 小时，借助太阳紫外线的照射来消毒；电动电子玩具可定期用酒精棉球擦拭婴幼儿经常抚摸的部分。

第十章

婴幼儿体格、心理、行为发育

第一节　　体格发育

Q: 何为生长发育?

宝宝的生长和发育是存在于从受精卵到成人的整个成熟过程中的。体格生长，也就是身体的生长，是指宝宝身体各器官、系统的长大和形态变化，可用数值表示，像身长（身高）、体重、头围等。发育，是指细胞、组织、器官功能的分化与成熟，是器官功能的完善和系统能力的提高，比如脑发育表现为运动、语言、认知等能力的发展。发育水平可用生理成熟度或心理成熟状况评估。体格生长与发育过程二者密不可分，共同反映机体的动态变化。

Q: 宝宝生长发育的规律是什么?

宝宝的生长发育是一个连续的过程，但各年龄期的生长速度并不一致，从而形成了不同的生长阶段；宝宝各系统、器官发育先后、快慢不一，医学上称作"发育不平衡"，比如神经系统发育早些，淋巴系统发育先快而后慢，生殖系统发育相对较晚；生长发育遵循由上而下、由近而远、由粗大到精细、由简单到复杂、由低级到高级的规律；生长发育虽有一定的规律，但因遗传、性别、环境等因素而存在着较大的个体差异。

Q: 儿童时期机体生长发育的基本特点是什么?

儿童时期机体生长发育过程中个体差异、性别差异及年龄差异都是非常大的；宝宝对疾病造成损伤的恢复能力相对较强，对于较严重损伤的转归，可在生长发育过程中自然改善或者完全修复；但因儿童期各系统、器官发育仍不成熟，自身防护能力较弱，易受各种不良因素影响，容易导致疾病发生和性格行为的偏离。

Q: 体格生长有哪些常用评价指标？

1. 体重：是宝宝身体各器官、系统及体液的综合重量，可直观地反映宝宝的营养状况。

2. 身长（身高）：是宝宝从头顶至足底的总长度。通常 3 岁以下宝宝仰卧位测量，称为身长；3 岁以上宝宝可立位测量，称为身高。

3. 头围：是宝宝头的最大围径，可反映脑和颅骨的发育程度。

4. 胸围：是宝宝平乳头下缘经过双肩胛下角下缘绕胸部一周的长度，反映胸廓、胸背肌肉和皮下脂肪及肺的发育程度。

5. 腹围：以宝宝脐部为中心，绕腹一周的长度。婴儿期胸围与腹围接近，之后腹围渐渐小于胸围。

6. 上臂围：是宝宝上臂的中点绕上臂一周的围径，是上臂肌肉、骨骼、皮肤和皮下组织的综合测量。上臂围的变化也可反映宝宝的营养状况。

Q: 宝宝体重增长是等速增加吗？

宝宝体重增长不是等速增加的，而是随着年龄的增加，体重增长速度逐渐减慢。正常足月婴儿在 0 ~ 3 月龄体重增加最为迅速，体重平均每月增加 800 ~ 1200 g，3 月龄体重约等于出生时的 2 倍；4 ~ 6 月龄每月体重增加速度减慢一半，体重平均每月增加 500 ~ 600 g；6 ~ 9 月龄每月体重增加速度再减慢一半，体重平均每月增加 250 ~ 300 g；9 ~ 12 月龄，体重平均每月增加 200 ~ 250 g；至 12 月龄时体重约等于出生时的 3 倍。0 ~ 1 岁是宝宝出生后体重增长最快速的时期，是第一个生长高峰。出生后第 2 年体重增加 2 ~ 2.5 kg，体重平均每月增加 200 g，2 岁时体重约等于出生时的 4 倍。2 岁至青春期前，体重稳速增长，每年体重增长约 2.0 kg；青春期开始后体重增长迅猛，每年体重增长为 4.0 ~ 5.0 kg，持续 2 ~ 3 年，是第二个生长高峰。

宝宝体重估算公式：

3 ~ 12 月龄体重（kg）=（月龄 +9）÷ 2

1 ~ 6 岁体重（kg）= 年龄（岁）× 2 + 8

7 ~ 12 岁体重（kg）=[年龄（岁）× 7 − 5]÷ 2

Q: 儿童身高增长的规律是怎样的？

儿童身高的增长规律与体重较为相似，年龄越小增长速度越快。出生时平均身长 50 cm。出生后第 1 年身长增长最快，0 ～ 3 月龄身长平均每月增加 4 cm，婴儿 3 月龄时身长 62 cm 左右。4 ～ 6 月龄身长平均每月增长 2 cm；6 ～ 12 月龄身长平均每月增长 1 cm，1 周岁身长约 75 cm。第 2 年身长增长速度较前减慢，平均增加 11 ～ 12 cm，2 岁时身长约 87 cm。2 岁至青春期前期，平均每年增加 5 ～ 7 cm。受内分泌因素影响，青春期出现身高增长高峰，通常男孩比女孩晚 2 年。在身高增长高峰时期，男孩 1 年身高平均增加约 9 cm，女孩平均增加约 8 cm。

儿童身长（身高）估算公式：

2 ～ 6 岁身长（身高）（cm）= 年龄（岁）× 7+75

7 ～ 10 岁身高（cm）= 年龄（岁）× 6+80

Q: 如何正确测量头围大小？

宝宝头的最大围径为头围。测量时宝宝取坐位或立位。测量者位于宝宝前方或右方，采用无伸缩性的软尺进行测量。测量者左手拇指固定软尺零点于宝宝头部右侧眉弓上缘处，经右侧耳上、枕骨粗隆，再从左侧眉弓上缘回至零点，然后读出头围数字，精确到 0.1 cm。测量时软尺应紧贴宝宝皮肤，并左右对称。宝宝如有小辫子，测量时应将辫子散开，勿将辫子和女孩儿头上的蝴蝶结压在软尺下，以免影响头围读数。所用的测量软尺要标准，有 0.1 cm 的刻度，测量前要检查软尺刻度是否准确，若软尺使用过数十次，还要检查是否因反复牵拉或汗水浸湿而影响了软尺刻度的准确性。

Q: 什么是囟门？囟门的发育特点有哪些？

宝宝出生时，头顶上摸起来软软的，像没有骨质的"天窗"，这就是医学上所说的"囟门"。前囟是两块额骨与顶骨间形成的间隙，外形似菱形或长斜方形，是颅骨最大的缝隙。出生时前囟斜径 1.5 ～ 2.0 cm，前囟大小个体差异很大，其范围 0.6 ～ 3.6 cm；在出生后数月，囟门随头围增大而变大，6 个月以后逐渐骨化变小，一般在 12 ～ 18 月龄闭合，也有个别儿童推迟至 2 岁左右闭合。后囟是由两块顶骨和枕骨的骨缝构成，外形似三角形，一般在出生时或出生后 2 ～ 3 个月闭合。

囟门大小与脑发育、骨缝的发育及骨的生长相关。正常儿童前囟大小没有性别差异，前囟发育与身长、体重及头围水平也无明显的相关性。若出生时摸不到前囟要注意是否为颅骨畸形。单一的前囟大小没有任何临床意义及诊断价值，需要结合头围、行为发育等其他系统的临床表现进行综合判断。

Q: 儿童脊柱是直的吗？

宝宝脊柱是由肌肉和韧带连接椎骨形成的，脊柱是有生理弯曲的，并不是直的。脊柱最初的 4 个弯曲结构在胎儿期已经形成。出生时已具有扁平弓的胸曲和腰曲，以及骶骨凹和腰部与骶部之间的曲折。随着宝宝抬头、坐和站立等大运动发育形成脊柱的自然弯曲。3 个月婴儿能抬头时脊柱出现第一个弯曲——颈椎前凸；6 个月婴儿会坐时脊柱出现第二个弯曲——胸椎后凸；到 1 岁能行走时脊柱出现第三个弯曲——腰椎前凸。脊柱的这种自然弯曲至 6 ~ 7 岁时才会被韧带固定。

脊柱的生理性弯曲可以帮助脊柱吸收、缓冲运动过程中产生的压力，有利于身体保持柔韧性和平衡。儿童站、立、行走姿势不正确及一些骨骼疾病均可影响脊柱的正常形态。

Q: 宝宝体格生长有哪些影响因素？

宝宝的体格生长是一个复杂的过程，易受到体内外各种因素的影响，每个宝宝的生长都遵循一定的生长规律，但也存在个体差异。

遗传，就是父母将自己的基因遗传给自己的宝宝，宝宝生长的"轨迹"、特征、潜力和趋势都是由父母的遗传基因决定的。男孩女孩生长发育各有其特点，一般女孩平均身长（身高）、体重较同年龄男孩小。

宝宝的生长离不开充足的营养，营养是最重要的影响因素，年龄越小受营养的影响越大。若营养摄入长期不足会引起体重不增或下降，严重者会影响身高的增长。

胎儿的生长会受到孕妇的营养及某些疾病的影响。出生后患有疾病，尤其是内分泌疾病，如甲状腺功能减退，会引起宝宝身材矮小、智力落后；还有一些慢性疾病，如哮喘等，也会影响宝宝的生长发育。因此，疾病对生长发育的抑制作用十分明显。

社会经济发展水平也是影响宝宝体格生长的重要因素，通过改善健康服务条件、减少疾病而发生作用。和睦、平等、民主的家庭氛围，良好的情绪也有利于宝宝身心健康。

Q: 体格生长的评价方法有哪些？

我国常用的判断儿童生长、营养状况的体格评价方法有以下四种。

1.离差法（标准差法）：将儿童的身高、体重测量值与评价标准中的平均值（M 值）及标准差（SD）做比较，确定身高、体重测量值所处的位置，从而评价儿童的体格生长情况。通常采用五等级划分法和三等级划分法（表 10-1）。

表 10-1　体格生长等级划分法

等级	< M−2SD	M−2SD ~ M−1SD	M ± 1SD	M+1SD ~ M+2SD	> M+2SD
五等级	下	中下	中	中上	上
三等级	下	中			上

2.百分位数法：百分位数法指的是某一个孩子在一群从小到大排列的正常同龄、同性别儿童中所处的位置，以第 50 百分位（P50）为中位数，常用百分位数等级为 P3、P10、P25、P50、P75、P90、P97。例如将 100 个孩子按身高由低到高排列，处于第 10 百分位的孩子，他的身高就在倒数第 10 名。

3.曲线图法：以儿童的年龄或身长（身高）为横坐标，以生长指标为纵坐标，定期测量儿童的身高、体重和头围，将每次测量值记录下来，并画成曲线图，更直观地了解儿童的生长趋势。

4.指数法：用数学公式将身高（无法测量站立身高的小婴儿，可测量孩子平躺时的身长）、体重、胸围、坐高等几项生长指标联系起来，以此来判断宝宝营养状况、体质、体型等。

体质指数（BMI）= 体重（kg）÷（身高^2）（m^2）

身高胸围指数 = [胸围（cm）÷ 身高（cm）] × 100

身高坐高指数 = [坐高（cm）÷ 身高（cm）] × 100

Q: 体格生长的评价内容有哪些？

儿童体格生长评价主要内容包括生长水平、生长速度及匀称度（表 10-2）。

1.生长水平：儿童身高、体重在同年龄同性别儿童中所处的位置，是儿童目前生长的现实水平。

2.匀称度：包括体型匀称和身材匀称两方面，如以体重 / 身长（身高）表示一定身高的相应体重增长范围，可反映儿童的体型。

表 10-2　生长水平和匀称度的评价

指标	测量值		评价
	百分位数法	标准差法	
体重/年龄	小于 P3	小于 M−2SD	低体重
身长（身高）/年龄	小于 P3	小于 M−2SD	生长迟缓
体重/身长（身高）	小于 P3	小于 M−2SD	消瘦
	P85 ~ P97	M+1SD ~ M+2SD	超重
	大于 P97	≥ M+2SD	肥胖
头围/年龄	小于 P3	小于 M−2SD	过小
	大于 P97	大于 M+2SD	过大

3. 生长速度：将儿童在不同年龄点的身高、体重测量值在生长曲线图上记录下来，并连接成一条曲线，与生长曲线图中的参照曲线进行比较，即可判断孩子在此段时间的生长速度是正常、增长不良还是过速。纵向观察生长速度来掌握孩子的生长轨迹。

（1）正常增长：儿童自身生长曲线与参照曲线相比平行上升。

（2）增长不良：儿童自身生长曲线与参照曲线相比上升缓慢（增长不足：增长值为正数，但低于参照速度标准）、持平（增长值为零）或下降（增长值为负数）。

（3）增长过速：儿童自身生长曲线与参照曲线相比上升迅速（增长值超过参照速度标准）。

Q: 什么是追赶生长？

宝宝出生后是沿着自身特定的轨道生长的，在生长过程中，如果出现阻碍生长的不良因素，比如疾病、营养不良、激素缺乏等，生长轨道偏离原来方向，从而引起生长落后。将这些不良因素去除以后，宝宝将以超过同年龄儿童正常速度的方式生长，并能迅速调整到原有的生长轨道上来。这种现象称作追赶生长，又称赶上生长。主要见于早产儿，由于提前分娩，在宫内营养不足，在宫外因为疾病因素使生长偏离，当疾病痊愈后，如果出院后能合理喂养、给予充足均衡的营养，大部分早产儿生后 2 ~ 3 年体重、身长、头围可达到足月儿生长水平。生后第一年是早产儿追赶生长的最佳时期，尤其是 6 月龄内。追赶生长对儿童时期生长发育具有非常重要的现实意义。

Q: 如何正确测量儿童身高?

1. 测量前准备:3 岁及以下儿童测量身长,量床最小分度值为 0.1 cm。3 岁以上儿童测量身高。儿童测量身长前应脱去外衣、鞋、袜、帽。

2. 测量身长:儿童仰卧于量床的中央,助手将儿童头扶正,头顶接触头板,面向上,两耳在同一水平。测量者立于儿童右侧,左手握住儿童双膝,使腿伸直,右手移动足板使其接触双足跟部,注意量床两侧的读数应保持一致,然后读数,精确到 0.1 cm。

3. 测量身高:儿童应取立正姿势,双眼直视正前方,挺胸收腹,两臂自然下垂,脚跟并拢,脚尖分开约 60°,脚跟、臀部与两肩胛间三点同时靠着立柱,头部保持在正中位,使测量板与头顶点接触,读出立柱上刻度的数字,视线应与该数字平行,精确到 0.1 cm。

Q: 如何正确测量儿童体重?

1. 准备:体重测量应使用杠杆式体重秤或电子体重秤。测量体重前需要校正体重秤零点。儿童应空腹,排空大小便,脱去外衣、鞋、袜、帽,婴儿去掉尿布。冬季注意保持室内温度,让儿童仅穿单衣裤,准确称重并减去衣服重量。

2. 测量:测量时儿童不能接触其他物体,婴儿可取卧位,婴幼儿可取坐位,年长儿立位测量。若使用杠杆式体重秤进行测量,放置的砝码应接近该儿童体重,调整游锤,使杠杆保持正中水平,将砝码及游锤所示的读数相加;若使用电子体重秤进行测量,待数据稳定后进行读数。记录体重时要减去衣服重量。以千克(kg)为单位记录体重,至小数点后 1 位。

Q: 生长评估不仅要看"点",更要看"线",什么是生长曲线图?

宝宝的身高体重是爸爸妈妈最关心的问题了,想要了解宝宝的生长情况,这就需要爸爸妈妈认识一下生长曲线图(图 10-1、图 10-2)了。生长曲线图横坐标代表宝宝的月龄,纵坐标代表宝宝的身高、体重、头围。对宝宝身高、体重和头围进行定期、连续地测量,将每一次测量值——"点"记录下来,再连成"线",绘成曲线图来了解宝宝的生长情况,及时发现生长偏离现象。

图 10-1、图 10-2 中每一条线代表了一定百分位数宝宝的身长和体重。例如中间一条线,代表第 50 百分位,表示有 50% 的宝宝身长、体重在该值的上下。

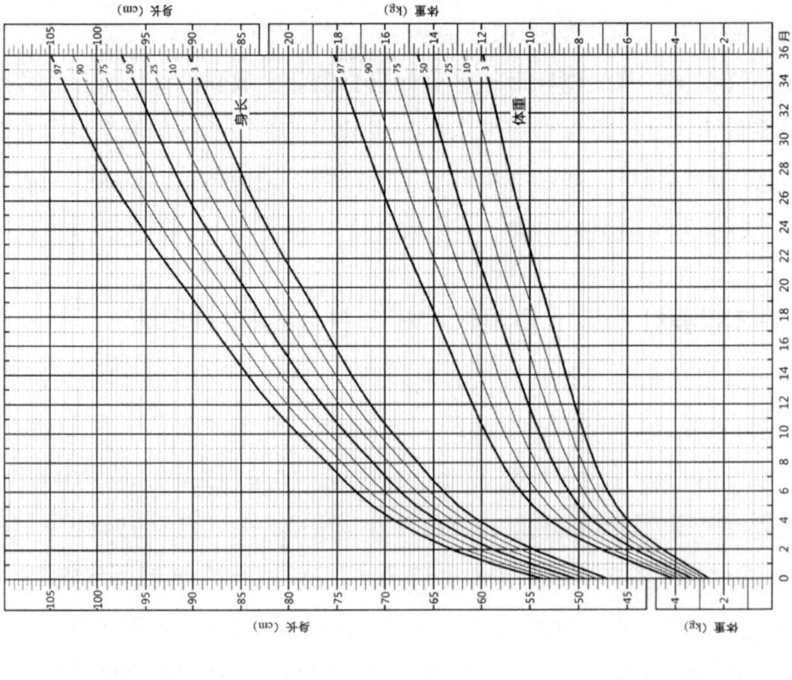

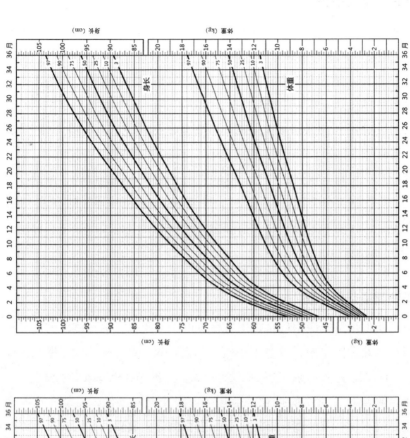

图 10-2 0 ~ 3 岁女孩身长、体重百分位标准曲线图

图 10-1 0 ~ 3 岁男孩身长、体重百分位标准曲线图

（资料来源：首都儿科研究所生长发育研究室制作；根据 2005 年九市儿童体格发育调查数据研究制定；参考《中华儿科杂志》2009 年 3 期。）

Q: 什么是骨龄?

正常儿童的骨化中心随年龄增长按一定时间和顺序先后出现,该年龄简称骨龄。出生时腕部没有骨化中心,股骨及胫骨远端已有骨化中心,因此,小婴儿和骨发育明显延迟的儿童检查时应加拍膝部 X 线片。6 ~ 8 岁前儿童腕部骨化中心数约为"年龄(岁)+1"。

骨龄评估能较准确地反映儿童的生长发育水平和成熟程度。它不仅可以判断儿童的生物学年龄,而且还可以尽早了解儿童的生长发育潜力及性发育的趋势,在内分泌疾病、发育或营养障碍、遗传性疾病及代谢性疾病的分析与诊断方面,骨龄尤为重要。同时,对于一些身材矮小患者的治疗有很大的指导意义。

Q: 婴幼儿生长发育中头围的增长特点有哪些?

婴幼儿头围变化反映脑和颅骨的发育程度。出生后半年是头部发育最迅速的时期。正常足月新生儿头围平均为 34 cm,出生后前半年增加约 9 cm,后半年增加约 3 cm,1 周岁时头围平均约 46 cm,第 2 年头围增长速度较前减慢,增长 2 cm 左右,2 周岁时头围约 48 cm,5 周岁时约 50 cm;15 周岁时头围接近成人,为 54 ~ 58 cm。若出生时头围< 32 cm,3 岁后头围< 45 cm,通常称为小头畸形。大脑发育不全时头围通常偏小。头围过大时应注意是否有脑积水。

Q: 定期监测儿童生长发育的重要性?

定期监测和评估儿童生长发育状况可尽早发现是否存在生长偏离,并能及时采取有效措施,如去除病因、营养指导、随访及转诊等,对儿童及时进行诊断和干预治疗,因此开展系统规范的生长发育监测显得尤为重要。

根据儿童的不同情况,生长监测的频率也有所区别。根据国家《0 ~ 6 岁儿童健康管理服务规范》的要求,对于健康的 0 ~ 6 岁儿童,新生儿出院后 1 周内保健人员进行家庭访视,此后分别在 1、3、6、8、12、18、24、30、36 月龄进行随访,4 ~ 6 岁儿童每年进行一次健康管理。根据常见的危险因素,将高危儿分类,并根据不同类型进行定期监测,并增加监测频率。

第二节   心理发育与行为发育

Q: 刚出生的宝宝可以看到东西吗？

刚出生的宝宝能否看到东西，要想知道这个问题，首先我们来了解一下视觉的发育。视觉的适宜刺激是光线，光线经过角膜、房水、晶状体和玻璃体折射后到达视网膜，通过视神经将信息传入大脑，大脑再经过复杂的处理，形成对外界事物的视觉感知。要想看到美好的事物，需要复杂的过程，并且需要视觉功能逐渐发育成熟。新生儿出生时已有视觉，但不敏感，对光刺激有反应，有瞳孔对光反射。视力在出生后逐渐发育。生后 1 周，头、眼可向亮光方向转动；生后 2 个月可注视大物体；生后 3 个月会看移动的铅笔；生后 4 个月会看自己的手，用手接触物体；1 岁时视力为 0.20 ~ 0.25，3 岁时为 0.6，5 ~ 6 岁时视力发育接近完善，视力达到 1.0，并建立完好的立体视觉功能。

Q: 婴幼儿的听觉是如何发育的？ 如果出生时听力筛查没通过，是不是宝宝听力一定有问题？

婴幼儿的听觉器官在出生时已基本发育成熟，但它与大脑皮质的纤维联系还很少，需要很长时间的发育才能达到成年人的听觉能力。新生儿娩出后，因外耳道残留羊水，听觉不灵敏，这时做听力筛查可能通不过。一周左右羊水完全排出后，听觉就会有明显的改善。足月新生儿听觉的灵敏度虽不如成人，但已相当好，表现为对强烈的声音出现反应，50 ~ 90 dB 的声响可引起新生儿呼吸改变、惊吓反射、眨眼或表现为啼哭。在新生儿耳旁柔和呼叫或说话，觉醒状态的新生儿会慢慢将头和眼睛转向发声的方向，有时也会用眼睛寻找声源，同时增加活动。婴儿听觉的集中出现在 1 个月左右，这时哭叫着的婴儿如听到和他说话的成人声音，就会停止哭叫安静下来。到 3 个月时听觉更完善，能感受发声的不同方位，并向声源转头。4 个月时能分辨成人发出的声音。8 ~ 9 个月婴儿已能分辨各种声音，对严厉或和蔼的声调做出不同的反应。

Q: 婴幼儿的运动发育及其规律是什么？

运动发育是指身体肌肉控制动作、姿势和运动能力的发展，包括大动作和精细动作。运动的发育有其规律性：①头 - 尾规律，即动作的发育自上而下。如先能抬头，然后才会坐、直立、走路。②由近到远，即离躯干近的肌肉动作先发育，然后肢体远端的肌肉再发育。如先能抬肩，然后才会手指取物。③从泛化到集中，由不协调到协调。如看到胸前的玩具，婴儿会手舞足蹈，但不能把玩具拿到手，较大的婴儿则伸手即取到玩具。④先正后反，正面的动作先于反面的动作。例如，先能从坐位拉住栏杆立起，然后才会从立位时坐下；先学会向前走，以后才会倒退走。

Q: 宝宝大动作落后到什么程度就需要看医生呢？

大动作是指涉及胳膊、腿、足部肌肉或全身的较大幅度的动作，如坐、爬、站、走、跑、跳等。这些动作按一定顺序出现。①抬头。婴幼儿最先出现的大动作是俯卧位时抬头。新生儿俯卧位时能抬头 1 ~ 2 秒钟；4 个月时抬头很稳，并能自由转动。②翻身。大约 5 个月时能从仰卧翻到俯卧；6 个月时能从俯卧翻到仰卧。③坐。8 个月时独坐很稳，并能向左右转身。④匍匐、爬行。7 ~ 8 个月时已能用手支撑胸腹，使身体离开床面或桌面；8 ~ 9 个月时能手膝爬。⑤立、走、跳跃。5 ~ 6 个月扶立时，两下肢能负重，并能上下跳动；10 个月左右能扶着物体侧向行走；15 个月时独走稳；2 岁时能双足并跳。

大动作的发育遵循一定的规律，并按顺序逐步发展如果 4 个月的宝宝不能抬头；6 ~ 7 个月的宝宝不能以下肢支撑体重；超过 8 个月的宝宝不能翻身和独坐；10 个月以上的宝宝仍用足尖着地，足掌不能放平；到了 13 个月还不能独站；18 个月还不能独走。这些情况下建议带宝宝看专科医生，进一步明确诊断，寻找原因，以尽早进行治疗。

Q: 婴幼儿的精细动作在不同月龄是如何发展的？

精细动作是指用手及手指的运动。要想知道宝宝的精细动作是否正常，是否达到良好的精细动作发育水平，首先来了解精细动作的发展过程。精细动作的发育也有一定的规律。①先用手掌尺侧握物，然后用桡侧，再用手指；②先用中指对掌心一把抓，后用拇指对食指钳捏；③先能握物，后能主动放松。

新生儿两手握拳很紧；3 个月时能有意识地取物；3 ~ 4 个月时婴儿在胸前玩弄及观看两手；4 个月时能抓住玩具，握物时大拇指参与；5 个月时能在手所及的范围内抓住物体，并将物体放入口中；6 ~ 7 个月时能独自摇晃或玩弄小物体，双手开始配合，并出现换手、捏、敲等探索性动作；8 个月时可用拇指、食指平夹取物；9 ~ 10 个月时开始用拇指、食指指端取物；10 个月时能将手中的物体放下；12 个月时可用拇指、食指指端捏起细小东西；15 个月时可用勺取物，能几页几页地翻书；18 个月时能叠 2 ~ 3 块积木，会拉脱手套、袜子；2 岁时能叠 6 ~ 7 块积木，能握住杯子喝水，可一页一页地翻书，用勺正确，模仿画垂直线和圆；3 岁时会使用一些"工具性"玩具，如用小锤子敲打小柱子、玩泥胶，开始用筷子进餐，可叠 9 ~ 10 块积木，在别人的帮助下会穿衣服。

Q: 如何判断宝宝精细运动发育迟缓？

由于营养和训练等种种条件的不同，宝宝在动作发展的快慢上有着很大的个体差异。那什么情况下要怀疑宝宝精细运动发育迟缓呢？如果宝宝 6 个月时不能伸手抓物，9 个月时不能将物体换手，7 ~ 10 个月时只会用一只手抓玩具，12 个月以上不能用拇指、食指取小丸，这些情况下要考虑宝宝精细运动可疑迟缓，需进一步到专科门诊就诊，明确诊断。宝宝运动发育情况如表 10-3 所示。

表 10-3　小儿运动发育的里程碑

大运动	3 ~ 4 个月	竖直抱头
	4 ~ 6 个月	能翻身
	6 ~ 8 个月	独坐
	8 ~ 10 个月	可以手膝爬，可以扶站
	10 ~ 14 个月	独站稳，牵一只手能走
	15 ~ 18 个月	走得稳
	2 岁	能快跑，能用力扔球
大运动	2 ~ 3 岁	能踢球，能双脚向前跳，能自己上下楼梯，会骑儿童三轮车
	3 ~ 5 岁	独脚站数秒
精细运动	4 ~ 6 个月	可以全手掌抓物体
	6 ~ 8 个月	玩具能在两手间交换
	10 ~ 12 个月	拇指、食指合作捏小物体
	15 ~ 18 个月	用笔在纸上乱涂，能自己用杯子喝水

	1.5 ~ 2 岁	用勺吃饭，能一页一页翻书
精细运动	2 ~ 3 岁	能系扣、解扣，能穿串珠
	3 ~ 5 岁	会使用筷子，会穿鞋袜、短裤等简单衣服，画简单图案

Q: 宝宝语言发育过程是如何进展的？

语言是人类在充分的语言环境刺激作用下特有的一种高级神经活动，是表达思想、观念的心理过程。语言是婴幼儿全面发展的重要标志。语言的发展可分为语言准备期及语言发展期两个阶段。语言发展期从 1 岁左右能说出第一批真正能被别人理解的词开始，之前为语言准备期。

Q: 宝宝语言准备期是什么阶段？

语言准备期就是语言产生的准备时期，包括 2 个阶段。

1.反射性发声阶段：宝宝大约从出生后 5 周起，就会发出类似元音的 a、o、u、e 等，然后发出 p、m、b、h、k 等辅音，这些发音无任何意义，只要一张口，气流从口腔中出来就能发出。

2.牙牙学语阶段：大约 5 个月时，宝宝以发音作为游戏，出现元音和辅音的结合，如 ba、pa、ma。到 9 个月时牙牙学语行为达到高峰。通过牙牙学语，宝宝学会调节和控制发音器官的活动，为以后真正语言的产生和发展创造条件。语言理解的准备：8 ~ 9 个月时，宝宝已开始表现出能听懂成人的一些语言，并做出相应的反应，例如，问"爸爸在哪里？"时宝宝头会转向爸爸；宝宝接近 1 岁时才能真正理解词的意义。

Q: 宝宝语言发展期是什么阶段？

正常小儿在听懂别人说话很长一段时间以后才会说话，有时只会说几个词，但能听懂几百个词。1 ~ 1.5 岁出现不完整的单词句，用一个单词表达比该词意义更丰富的内容。1.5 ~ 2 岁时出现"电报句"，即 2 个或 3 个词组合的句子，表达的意思比单字词明确些，但句子断续、简略、不完整。16 ~ 20 个月，当词汇量达到大概 100 个时，进入"词语爆炸期"。2 ~ 3 岁的语言基本上是完整句，形容词、代词、连接词也逐渐增多；由松散的句子逐步成为结构严谨的句子；开始出现自我意识，会说"我"。3 岁时已能简单叙述发生过的事情；词汇积累的速度加快，理解的词汇量为语言表达的 2 倍。

Q: 如何早期发现宝宝语言发育落后？

宝宝说话的早晚受多种因素的影响，比如父母的教育和关注、性别、遗传等，而且儿童语言发育需要良好的语言环境。什么情况下要怀疑宝宝语言发育落后呢？如果 12 个月的宝宝无任何手势（如挥手再见或摇头），18 个月以上的宝宝不会说单词（名词），24 个月的宝宝不会组合两个不同音节的词（动词），30 个月的宝宝不会说短句，3 岁以上的宝宝不能自发与人交流，4 岁以上的宝宝外人（非家庭成员）不懂其说的话。儿童语言发育情况如表 10-4 所示。

表 10-4　儿童语言发育里程碑

3 个月	笑出声
4 ~ 6 个月	会自己发 "o" "a" 等音
6 ~ 8 个月	会发出 "baba" 等音
9 ~ 12 个月	会欢迎、再见
12 ~ 15 个月	能模仿叫 "爸爸" "妈妈"，会说 "不"
15 ~ 18 个月	说 3 ~ 5 个单字，能有意识地叫 "爸爸" "妈妈"
1.5 ~ 2 岁	能指认五官，会说 "谢谢"，会说较长的句子
2 ~ 3 岁	会表达大小便需求，会使用 "你、我、他"
3 ~ 5 岁	会背完整的儿歌，喜欢说话，提很多问题，会说反义词

Q: 如何早期发现宝宝发育迟缓？

下面列举出儿童心理行为发育问题的预警征象（表 10-5），出现任何一条都应当及时就诊。

表 10-5　0 ~ 3 岁儿童心理行为发育问题预警征象筛查表

年龄	预警征象
3 个月	1. 对很大的声音没有反应 2. 不注视人脸，不追视移动的人或物品 3. 逗引时不发音或不会笑 4. 俯卧时不会抬头
6 个月	1. 发音少，不会笑出声 2. 紧握拳不松开 3. 不会伸手及抓物 4. 不能扶坐
8 个月	1. 听到声音无应答 2. 不会区分生人和熟人 3. 不会双手传递玩具 4. 不会独坐

续表

年龄	预警征象
12 个月	1. 不会挥手表示"再见"或拍手表示"欢迎" 2. 呼唤名字无反应 3. 不会用拇指、食指对捏小物品 4. 不会扶物站立
18 个月	1. 不会有意识叫"爸爸"或"妈妈" 2. 不会按要求指人或物 3. 不会独走 4. 与人无目光对视
2 岁	1. 不会说 3 个物品的名称（无有意义的语言） 2. 不会扶栏上楼梯 / 台阶 3. 不会用勺吃饭 4. 不会按吩咐做简单的事情（不会跑）
2 岁半	1. 兴趣单一、刻板 2. 不会说 2 ~ 3 个字的词语 3. 不会示意大小便 4. 不会跑（走路经常跌倒）
3 岁	1. 不会双脚跳 2. 不会模仿画圆 3. 不会玩"拿棍当马骑"等假想游戏（不能与其他儿童交流、游戏） 4. 不会说自己的名字

Q: 宝宝 3 岁了，一起看图片的时候注意力不集中怎么办？

注意是心理活动对一定对象的指向和集中。注意分为无意注意和有意注意。无意注意是指没有目的、不需要人的意志活动参与的注意过程；有意注意是指自觉的、有目的的、需要人的意志活动参与的注意过程，如看书时的注意活动就是有意注意。婴儿时期以无意注意为主，随着年龄的增长、生活内容的丰富、活动范围的扩大、语言的发育，逐渐出现有意注意，婴幼儿和学龄前儿童注意的稳定性较差，容易分散，注意的范围不大，容易转移，并且经常带有情绪色彩，任何新奇的刺激都会引起他们的兴奋，分散他们的注意。到 5 ~ 6 岁时宝宝才能独立控制自己的注意。了解了注意的发展过程，爸妈们就能知道自己宝宝的注意力是否有问题了。

Q: 婴幼儿的记忆是如何发展的?

记忆是人脑对经历过事物的识记、保持、再认或重现，它是进行思维、想象等高级心理活动的基础。人们如果没有记忆，就不可能积累经验和增长知识。

记忆从新生儿期就开始了，新生儿出生后第 2 周对哺乳姿势的条件反射就是最早的记忆。3 ~ 4 个月开始出现对人与物的认知。5 ~ 6 个月的婴儿已能再认妈妈。1 岁时能再认几日乃至 10 日前的事物。3 岁时可再认几个月以前的事。大多数人对童年生活的回忆只能追溯到 4 ~ 5 岁。3 岁前的记忆主要是无意记忆，接近 3 岁时在外部环境的要求下有了有意记忆的萌芽，如成人要求孩子背儿歌、记住成人简单的委托等。

Q: 婴幼儿有自己的思维和想象力吗?

思维是客观事物在人脑中概括的、间接的反映，是人的高级认知活动，是人类智力活动的核心。思维是借助语言实现的，也是人类区别于动物的基本界限。想象是在客观事物的影响下，通过语言的调节，在头脑中创造出过去未曾遇到过的事物的形象，或者将来才能成为现实的形象的思维活动。幼儿期的思维是直觉行动思维，思维是在行动中进行的，不能在行动之外进行思维。新生儿和小婴儿还没有想象，1 ~ 2 岁时有想象的萌芽，但想象内容很贫乏，只是重复生活中的经验。3 岁左右想象活动的内容有所增加，可以玩一些想象性的游戏，但想象内容贫乏、简单，缺乏明确的目的，多数是片段、零散的，想象容易和现实混淆，也容易脱离现实。5 岁以后儿童则以有意想象为主，内容更丰富，并且更符合客观逻辑。

Q: 父母经常吵架，会影响到 2 岁多的宝宝吗?

我们来了解一下宝宝情绪和情感的发展过程。新生儿只有最基本的情绪反应，情绪的状态主要取决于需要被满足的情况和健康的情况。一般吃饱、睡足就有愉快的、肯定的情绪；相反，当饥饿、瞌睡和身体不适时就会哭闹。婴儿已具备愉快、兴趣、惊奇、厌恶、痛苦、悲伤、愤怒、惧怕等 8 ~ 10 种基本情绪。1 ~ 6 月龄的婴儿看到人脸时会发出社会性微笑，逐渐从看到人脸笑发展为见到熟人微笑；3 ~ 4 月龄时开始有悲伤和愤怒的情绪；5 ~ 7 月龄出现惧怕情绪；6 ~ 8 月龄时见到陌生人会害羞或焦虑，与母亲分开时会悲伤；1 岁左右看到新奇的事物会表现出惊奇。随着自我意识和社会化的发展，幼儿表现出更多的社会化情绪；12 ～ 18 月龄时会表现出自豪、不安、内疚、嫉妒等情绪；2 岁左右能清楚地表达骄傲、同情；3 岁时对某些物体、动物及黑暗等产生恐惧；2 ～ 3 岁儿童还开始认识到情绪和愿望满足的关系，如自己未被满足愿望时会通过愤怒发泄，以引起别人的注意。所以说 2 岁的宝宝是可以体会到害怕、恐惧情绪的，还是建议给宝宝提供愉快的家庭生活、融洽的家庭气氛，避免其情绪高度紧张。

Q: 不同的养育环境对婴幼儿的影响不同，婴幼儿是如何学习的？

在解剖学上，出生时婴儿已具备了成人脑所具有的沟和回，但比成人的浅。在组织学上，婴儿已具备了大脑皮质的 6 层基本结构，但轴突和树突形成不足。随着大脑的发育，神经元的不断分化，婴儿的大脑拥有比成人更多的神经联结，却远不如成人的大脑有效率。父母在孩子生命早期的所作所为将影响宝宝人脑中重要的神经网络的形成。通过周围环境的刺激，神经元突触选择性的消除一些没有用处的神经联结，余下的逐渐稳定下来。大脑具有学知识的能力，如果孩子的生活环境是充满敌意和混乱的，那么他们就会优先发展有助于适应这种环境的技能；如果孩子的生活环境是只有少量的交流或者根本没有互动的，他们可能就无法掌握将来社交所需要的能力；如果孩子的生活环境是充满爱、平静和安全的，这样会利于他们形成良好的性格。生命早期的大脑具有可塑性，即大脑可以被环境或经验所修饰，不断塑造其结构和功能。所以请正确的养育宝宝，无条件地去爱宝宝，引导他们恰当地表达感情。

Q: 什么样的宝宝更好抚养呢？

这和宝宝本身的气质有一定的关系。气质是个性心理特征（能力、气质、性格）之一，是人生来就具有的明显而稳定的个性特征。不同的宝宝有不同的气质类型。

1. 易养型：生物功能规律性强，容易接受新的事物和陌生人，情绪多为积极，反应强度适中，适应快。该类型的儿童易于抚养。

2. 难养型：生物功能不规律，对新的事物和陌生人反应为退缩，适应较慢，经常表现出消极的情绪，反应强烈。该类儿童抚养有较大的麻烦和困难。

3. 发动缓慢型：对新事物和陌生人的刺激最初反应为退缩，适应慢，反应强度低，消极情绪较多。

4. 中间型：介于易养型与难养型之间，如果偏易养型，则为中间偏易养型；如果偏难养型，则为中间偏难养型。

所以宝宝好不好抚养，和宝宝属于哪一种气质类型有关。但是气质无好坏之分，易养型宝宝有积极的方面，也有消极的方面，比如行为、情感不稳定；难养型宝宝除了有消极方面，也有积极的方面，比如敏感、情感丰富。

Q: 孩子的性格是先天的吗？

性格是个性的核心部分，是指对己、对人、对事物比较稳定的态度。性格并非由先天决定，而是在后天的生活环境中形成的。一个人的性格形成之后，就有相对的稳定性，但也有一定的可塑性。孩子的性格发展经历 5 个阶段：信任感—不信任感（婴儿期）、自主感—羞愧及怀疑（幼儿期）、主动感—内疚感（学龄前期）、勤奋感—自卑感（学龄期）、身份感—身份混淆（青春期）。在婴儿期，婴儿的生理需要（如吃、抱等）应及时满足，使其产生信任感。幼儿期要发展自主性，要让孩子的自理能力和独立能力得到发展，家长不能对孩子行为限制过多、批评过多或者惩罚过多。

Q: 什么时候培养儿童和父母的关系，还有和同伴的关系？

亲子关系和同伴关系都属于儿童社会性发展，也称之为儿童的社会化，是每个儿童成长为负责任的、有独立行为能力的社会成员的必经途径。①亲子关系是指儿童与其主要抚养人（主要是父母）之间的交往关系，是儿童早期生活中最主要的社会关系。最初的亲子关系建立于婴幼儿与抚养者的交互作用中，在这个过程中，婴幼儿在抚养人的支持和回应中健康成长，并形成良好、安全的依恋关系，反之会形成回避型或反抗型依恋。②同伴关系是儿童除了父母及亲属以外的一种重要的社会关系，也是儿童实现社会化的重要手段。相对亲子关系而言，同伴关系更自由、更平等、更能发展其社会交往能力。同伴关系出现在 1 岁左右，婴儿之间开始简单地交往，如相互注意、"对话"、给予玩具、简单模仿等；2 岁左右开始出现相互合作，开始一些社会性的游戏，主动加入、轮流替换、模仿和互补行为。随着婴幼儿学前活动、认知能力的提高及活动范围的扩大，与同伴交往的时间和同伴数量越来越多，同伴交往在其生活中所占的地位也越来越重要。在同伴交往中，尝试与练习自己已学会的社交技能和策略，并根据对方的反应做出相应的调整，以提高自己行为的表现性和反应灵活性，保证交往活动的顺利进行。

第十一章

婴幼儿常见的发育问题

Q: 为什么孩子总是挑食?

挑剔进食简称挑食,是指儿童对食物种类的偏好,对自己喜爱的食物毫无节制,而对自己不喜欢的食物一概拒绝,是一种不良进食习惯,而不是一种疾病。严重挑食或偏食的时间过久会因食品单调导致营养不良或肥胖、胃肠功能紊乱。

一般常见的原因有:①家长影响:导致儿童挑食的因素是多方面的,可能是因为家长食品种类选择单一、食物制作方式单一、食物质地不符合儿童需要、辅食添加时间错过味觉发育敏感期及咀嚼发育关键期等。另外,挑食有一定的家族性,许多挑食儿童的亲属挑食的比例高于其他人群,挑食可能是儿童模仿父母、兄弟姐妹或养育者的结果。有些儿童已经出现了对某些食物的偏爱倾向,但父母出于对儿童的溺爱和迁就,明知这种偏爱不对,但担心儿童饥饿经常给其做或买这些食品,这样儿童的偏爱倾向就容易被逐渐强化而固定下来,成为不良习惯。②微量元素铁和锌缺乏:铁缺乏影响胃肠道消化酶功能,导致儿童出现食欲缺乏;锌缺乏可以导致味觉减退,使儿童对清淡的蔬菜更感无味,而偏爱口味重的食物。

Q: 挑食怎么预防?

挑食强调早期预防,从小培养良好的饮食习惯。

1. 从婴儿期添加辅食做起。添加辅食时应多样化,初次给予婴幼儿的辅食要专门制作,不适宜婴幼儿咀嚼能力的加工方式或成人膳食会引起婴幼儿反感和拒食。一种食物连续添加的时间不宜过长,以免儿童吃腻或产生依赖。

2. 在幼儿期,对儿童喜欢吃的食物应限量,并间隔其他食物。在食物的采购、制作上应注意多样化,使儿童保持新鲜感。饭前不吃零食和饮料。有偏食倾向时要及时纠正。膳食中注意含锌、铁等微量元素食物的补充，有利于预防挑食。同时要注意创造良好的饮食环境，照顾者的饮食习惯对儿童有潜移默化的影响，父母及家人要做好表率作用，注意不要强迫儿童进食，更不能责骂。

Q: 孩子挑食，家长应该怎么办？

如果家里有挑食的孩子，家长应该带孩子到专科医院进行营养评价及指导，对儿童的体格生长进行全面评价，尤其是生长曲线图监测身高和体重增长情况，了解膳食营养素摄入情况，进行必要的实验室检测，如微量元素、血红蛋白、食物过敏、肠道菌群失调等，根据结果给予相应处理。

另外，应改善家庭进食环境，因为家庭环境、进食习惯对孩子有很大影响，要改善孩子的挑食必须先改变家庭环境，发挥父母及其他家人的榜样作用，创造良好的进食环境，促进孩子改变不良进食行为。要做到进食时避免孩子分心（避开电视、玩具），规定进食时间（＜25分钟）；逐步引入新食物（15次左右），鼓励自己进食（＞1岁），体验饥饿感，获得饱腹感；限制两餐之间的零食，餐前不喝饮料，两餐间隔一定时间（3小时左右）；提供适合其年龄的食物，允许与年龄相符的进食狼藉、营造快乐进食。

也可以采用认知行为治疗的方法，比如对有挑食习惯的儿童，父母应对其讲述挑食对生长发育和身体健康的危害，让儿童充分认识挑食的原因、危害及预防方法，从而达到自觉或愿意配合克服和纠正挑食的不良习惯。可以对其爱吃的食物进行负强化或不强化，对不爱吃的食物进行正强化，多给予表扬、鼓励、物质奖励等。有计划地让儿童尝试某种不喜欢吃的食物味道，从不吃到吃，再到能吃一点，直到正常进食。

Q: 婴儿正常哭吵和过度哭吵怎么鉴别？

哭是人类正常行为的一部分，在婴幼儿期哭吵所占的时间比例则更多。婴儿哭吵的原因有很多，饥饿、不适、疼痛或者需要获得关注。但是，一旦哭吵持续时间过长、次数过多或者没有可解释的原因时，就会引起父母甚至医生的担忧。在婴儿出生后的前4个月，过度哭吵是家长关注最多的问题之一，曾有研究报道其发生率为1.5%～40%，1个月的婴儿是哭吵发生率最高的人群。

如何来鉴别婴儿正常哭吵与过度哭吵呢？有些学者对婴儿哭吵进行了研

究，发现了一些类似的规律，婴儿哭吵的高峰年龄是婴儿 2 个月的时候，之后逐渐下降，到 4 个月后就相对稳定了，6 个月以后就越来越少了，而 9 个月以后哭吵基本以夜间为主了，从每天的哭吵规律来看，大部分的哭吵都集中发生于下午晚些时候及傍晚的时候。从哭吵的时间来看，正常婴儿 2 周时每天总计哭吵 2 小时，至 6 周时到达高峰，几乎每天总计 3 小时，至 3 个月时，大约每天总计 1 小时。如果婴儿每天哭吵持续 3 小时以上，一周至少 3 次，并且这一情况持续 3 周以上，用常规的安抚方法如喂养、怀抱等无法控制，就需要注意婴儿过度哭吵了。

Q: 婴儿过度哭吵的原因有哪些？

婴儿过度哭吵的具体原因尚不清楚，可能是生理、心理及行为问题综合所致。

1. 胃肠功能紊乱：包括牛奶蛋白过敏、肠道吸收不良及胃食管反流等。

2. 发育与气质问题：有大量研究也报道了婴儿哭吵与发育及气质类型有密切关系。那些气质上较敏感、易激惹和紧张、适应性较差的婴儿因为感觉阈值低而容易哭吵，他们面对环境中不适当的感觉输入时更脆弱，易受到伤害。

3. 抚养问题：在过度哭吵的婴儿中，有些存在持续母婴关系不良的情况，这类婴儿通常会在 2 个月时哭吵达到高峰，且哭吵情况并不会短期内随年龄增加明显下降。另外，在父母育儿方面，有些父母不懂得用适当的应答满足婴儿的需求，这样就增加了婴儿哭吵的时间。而过分的、不适当的应答婴儿，例如当婴儿在大哭大叫时抱起他，这一行为可致婴儿以后反复、持续哭吵。

Q: 婴儿过度哭吵，给予家长的建议和指导有哪些？

一旦诊断明确，就应该给予家长一些建议和指导。更为重要的是给予父母心理支持，帮助其认识这一情况。

1. 婴儿没有病：带婴儿看医生，排除健康方面的问题。哭吵可能是因为婴儿情绪上的不适，这可使父母减轻先前的担忧和焦虑。

2. 父母应了解有关婴儿哭吵的知识：所有小婴儿都比较容易激惹，有某种程度的啼哭，一天哭吵累计时间 2 ~ 3 小时。正常婴儿在哭吵的时间及强度、对刺激的敏感性、是否容易安抚等方面都有差异。疲乏也是哭吵常见的一个原因。婴儿哭吵会影响父母的情绪和行为。父母对婴儿哭吵的反应是不相同的，包括羞愧、发怒、害怕、试图安抚孩子、经常过多地喂奶等，这样一些不良的应答方式容易造成婴儿的过度哭吵。

3.过度哭吵是能够减少的：对过度哭吵婴儿的照料，父母可能需要改变方式。不要对婴儿照顾过度，也不要在不适当的时候给予婴儿照顾。因此，父母应当改善策略，例如，不应当在婴儿过度哭吵时把他抱起来或喂奶，而代之以用安抚奶嘴、重复的声音安慰、奶瓶喂热水等刺激较小的方法。父母应学会这些处理的方法，纠正以往不适当的应对方式。

Q: 孩子总发脾气，原因是什么？

生气或发脾气在婴儿期就可见，以幼儿和学龄前儿童更为常见，是最早出现的情绪之一。发脾气是指儿童在受到挫折后哭叫吵闹的现象。

发脾气的原因主要与儿童本身的发育水平及外界环境尤其是抚养人的不正确应答密切相关。

1.从发育的角度看，儿童阶段尤其是婴幼儿阶段，由于神经系统发育不完善、不成熟，其情绪反应往往不稳定，在需求不能得到满足的情况下，容易发脾气，这时如果没有得到正确的应答，则会不断强化，甚至导致经常暴怒发作。

2.家庭养育过程中的溺爱是引起儿童暴怒发作的主要原因，父母或祖父母对儿童的各种要求一味满足，使儿童缺乏自我调控情绪的能力，长此以往养成习惯，一旦条件无法被满足就会发脾气甚至暴怒。

3.发脾气是通过学习过程不断强化的，儿童刚开始偶尔发脾气，可能是由于受挫折或者要求未被满足。若此时家长为暂时缓解其情绪满足其要求，则会强化儿童发脾气的行为，让孩子主观上认为只要发脾气就能被满足要求，这就增加了儿童下次又以发脾气为手段，要挟家长让步的可能性。

4.一些儿童因为被忽视等原因，为了获得家长或抚养人的更多关注而发脾气，以引起注意。

Q: 孩子发脾气，家长应该怎么办呢？

1.父母应该了解儿童情绪及调控发展的过程，在儿童不同年龄阶段，告诉他们学会用正确的方式表达自己的意愿。父母可以使用角色扮演和读绘本等方法，引导孩子学会控制愤怒、解决冲突的方法。

2.建立良好的榜样：父母要有良好的、稳定的情绪，营造民主的家庭氛围，不要因一点小事情就当着孩子的面发脾气甚至动手，更不能迁怒于孩子，对孩子随便打骂。

3. 暂时隔离法：当孩子发脾气严重时，可以使用暂时隔离法，这一方法比较适合 2 ~ 6 岁的儿童，当儿童发脾气时，将儿童置于设置简单、与外界没有联系的隔离室或空房子中数分钟，不发脾气 15 秒左右即可解除。实施该法时需要注意，一定不能在孩子脾气爆发的阶段放弃并满足孩子的要求，这样会更进一步强化其行为。

4. 正性强化法：在儿童发脾气的情况减少时，应立即采用正强化的方法，如奖赏、赞扬等巩固良好的行为。

5. 正确的养育方式：平时要注重培养孩子的自我调控情绪能力、生活自理能力，教孩子学会等待，学会与人分享，学会理解他人。与孩子说话时要用商量、引导的语气，尽量不用命令或指责的语气。父母应客观地分析孩子的各种需求，合理的应予以满足，不合理的则应坚定地拒绝。

Q: 孩子总是打人怎么办？

婴幼儿阶段的孩子语言表达能力有限，出现不满意时会通过肢体动作来表达情绪；在日常生活中，孩子会模仿成人或别的小朋友打人，误以为这是一种沟通方式；有的孩子则是为了寻求关注而出现打人行为。那么家长该怎么来引导孩子呢？

1. 当孩子打父母的时候：为了防止孩子将来打别的小朋友，这时家长就要明确告知孩子不许打人，并了解孩子打自己的原因，同时告知孩子正确的表达方式。

2. 当孩子打别的小朋友时，应及时制止孩子，并明确地告诉孩子打人是不对的，当着孩子的面安抚被打的孩子，及时向被打的孩子及其家长道歉，并鼓励他们用语言来表达愤怒和不满。

3. 当孩子打人时，不建议采用批评、指责，甚至打骂等方式来惩罚孩子。孩子打人时，父母需要观察并明白孩子打人的原因和目的，及时介入孩子之间的冲突。

4. 父母给孩子做示范：可以通过玩角色扮演游戏，比如妈妈和孩子玩玩具，妈妈可以表现出和孩子争抢玩具并且生气打人，这时停下来问："你希望我打你吗？你觉得打人对不对？你希望我怎么和你借玩具？"可以反复练习，让孩子学习如何和小朋友相处。

Q: **孩子总是吸吮手指，正常吗？**

吸吮手指是指儿童自主或不自主地反复吸吮拇指、食指等手指，是一种幼稚行为，婴儿期吸吮手指行为的发生率可高达 90%，这一时期出现这一行为属于正常生理现象，通常被认为有助于婴儿自我安抚，可以减少婴儿哭吵、帮助入睡。吸吮手指常在与父母分开、疲劳、思睡、沮丧时发生。随着年龄的增长，这一行为的发生率逐渐下降，4 岁时的发生率仅 5%。但如果这一问题持续存在，成为难以克服的吮吸手指行为，并且干扰儿童的其他活动，或者引起牙齿咬合不良等口腔方面的问题时，应视为异常。

Q: **吸吮手指的原因有哪些？**

1. 婴儿不能把自己从周围环境的客体中分出来，将自己的手指视为与乳头一样的外部客体而吮吸，常从最初的生理反射演变而来。

2. 养育忽视：婴儿被忽视，也有可能导致吮吸手指行为发生，例如当婴幼儿因为饥饿而哭闹时，家长如未能及时给予哺乳，婴儿就会把手指当作进食对象而吮吸，长此以往养成吮吸手指的习惯。

3. 情绪问题：有的儿童因为紧张、害怕等情绪问题，也容易形成吸吮手指的习惯。

4. 不良的睡眠习惯：有的家长在培养孩子入睡习惯时，在没有睡意的情况下，让其躺于床上，在此过程中有的孩子会将手指含在口中，久而久之，便形成固定的吸吮手指入睡的习惯。

5. 单调的环境：有的孩子缺乏父母陪伴，缺乏适合年龄的玩具或游戏活动，也会通过吸吮手指满足心理上的需求。

Q: **吸吮手指的家庭干预技巧有哪些？**

父母应细心观察孩子吸吮手指的规律，找出原因，去除病因并对症治疗。

1. 解除可能引起儿童情绪紧张和焦虑的诱因，缓解其紧张情绪；父母不要过度焦虑，过度的阻止反而会强化其行为。

2. 纠正不良的婴幼儿喂养习惯：如因饥饿而哭吵要及时给予喂哺。

3. 培养良好的睡眠习惯：培养入睡习惯时要注意，不要过早让其躺在床上，应该待孩子困倦时再将其放到床上，争取做到上床就能睡着。

4. 给孩子提供合适的、感兴趣的玩具，转移对手指的关注。

5. 父母应经常陪伴孩子、和孩子进行亲子游戏，让孩子感受到安全感，让孩子和其他孩子一起玩，减少孩子通过吸吮手指自娱自乐的可能。

6. 父母应告诉孩子吸吮手指的坏处，例如，手指携带了细菌，会引起手指肿胀、疼痛、变形，会影响牙齿的发育等。

使用以上方法仍难以克服者，可以采用厌恶疗法，即在手指上涂上苦味剂、酸味剂等，当孩子吸吮手指成了厌恶刺激，可收到一定的疗效。治疗过程中要给予孩子关爱，避免讥笑、训斥、恐吓；父母要及时鼓励和表扬孩子的微小进步。

Q: 孩子常常哭到憋气，是什么原因？

孩子常常哭到憋气，在排除了疾病因素以后，应考虑屏气发作。屏气发作是指儿童在恐惧、疼痛、情绪受挫或严重气愤时发生剧烈哭闹，之后突然出现呼吸暂停的现象，常常伴有口唇发绀或发白、全身强直、意识丧失、抽搐发作。发作通常持续 30 ~ 60 秒，严重者可以持续 2 ~ 3 分钟。大多发生于 6 ~ 18 个月婴幼儿，3 ~ 4 岁以后随着孩子语言表达能力的增强与剧烈哭闹现象的减少，屏气发作自然缓解，6 岁后少见。在孩子中发病率为 4% ~ 5%。那是什么原因使孩子屏气发作呢？

1. 儿童气质：有学者认为该行为是没有语言表达能力的儿童发泄愤怒的一种方式，往往难养型气质的儿童更多出现屏气发作。

2. 亲子关系：出现该行为的儿童往往与父母之间存在明显的矛盾冲突，通常是初次发作后受到父母不适当的强化而持续存在下来。如当儿童出现屏气发作后，父母给予了过度关注或者满足了儿童的要求，这样会导致屏气发作的频繁发生。

3. 有报道称缺铁性贫血可能会增加屏气发作的频率，使用铁剂治疗后，屏气发作的频率减少。

Q: 宝宝出现屏气发作，家长应该怎么办？

家长首先应带孩子看医生，除外癫痫、心律失常等疾病。对该行为的矫正重点是解决儿童与父母及环境之间的冲突。首先要改变不良的养育方式，避免对孩子过分溺爱，有限制地满足孩子的要求，避免给予过度关注，否则一旦要求被拒绝，幼儿就发脾气、哭闹，进而诱发屏气发作。其次要避免疼痛、恐惧等诱发因素，预防屏气发作。利用角色扮演、游戏、讲故事等方法，让孩子学会正确处理挫折及解决问题的方法。父母也应该了解屏气发作的相关知识，要知道这种现象对儿童并无损害，屏气发作时孩子一旦失去知觉，便开始恢复呼吸，不要过分紧张焦虑，不要给予过度的关注，否则易导致孩子屏气发作的频繁发生。对伴有贫血的孩子，应在医生指导下服用铁剂，可改善症状。

Q: 宝宝为什么会出现"夹腿"？应该怎么治疗？

通常家长所说的孩子"夹腿"，在医学上叫习惯性擦腿动作，是指儿童摩擦会阴部（外生殖器区域）的习惯性行为。婴儿期发作表现为在家长怀抱中两腿交叉内收并伴有擦腿动作。幼儿期则表现为将两腿骑跨在凳子或木块上，或者将被子、枕头或衣物塞到两腿之间，以达到挤压自己外生殖器的目的。女孩有时两腿交叉上下移擦。儿童进行摩擦动作时常两颊泛红，两眼凝视，额部微微出汗，呼之不应，如果强行制止则会遭到不满和反对。

会阴部的局部刺激往往是该病的诱因，如外阴部的湿疹或炎症、蛲虫病、包皮过长、包茎或衣裤过紧等均有可能诱发。但也有不少病例无明确诱因可寻。

那么家长应该怎么办呢？①采取忽视态度：家长不要过度恐慌和焦虑，更不要过度关注孩子的症状，可以分散儿童注意力；②注意儿童外生殖器的清洁；③给儿童穿较宽较长的衬衣，使其手不能触及外生殖器；④帮助儿童养成良好的睡眠习惯，困倦时上床，醒来后即起床，尽可能减少孩子清醒时在床上的时间。

随着年龄的增大，这种习惯性动作会逐渐减少，最后消失。

Q: 宝宝有夹腿的表现是不是性早熟的征兆？

不一定是。宝宝夹腿常见的原因是会阴部的局部刺激，如外阴部的湿疹或炎症、蛲虫病、包皮过长、包茎或衣裤过紧等。宝宝因局部发痒而摩擦，在此基础上发展为习惯性动作。幼儿性早熟所致的夹腿比较罕见，可能是由于外阴部分泌物增多，导致局部潮湿，如果卫生条件差，还可引起局部不适，进而导致夹腿症状的发生。除局部分泌物增多之外，性早熟的女孩还会出现乳房增大及乳晕颜色加深、身高过高、长高速度过快等表现。如果同时出现这些性早熟的表现，一定要去医院及时检查寻找病因。

Q: 宝宝在妈妈离开后就会不高兴、发脾气，正常吗？

宝宝离开妈妈时出现的不高兴、发脾气等焦虑、不安或不愉快的情绪反应，称为分离焦虑，是指宝宝与其依恋对象分离时所表现出来的焦虑情绪。分离焦虑除了哭闹，还会表现为紧张、烦躁、恐惧，没有主要依恋者陪伴就不肯入睡，做与分离有关的噩梦，没有照养人陪伴就会坐立不安、咬指甲、心慌等。有的宝宝还会出现躯体症状，比如肠胃不适、头痛等。正常宝宝也会出现分离焦虑，是幼儿社会化过程中的适应性反应，也是一个情感的里程碑，6 ~ 24 个月的宝宝正处于分离焦虑较严重的阶段，尤其是在将近 2 岁的时候，对于陌生人会非常排斥，总是去寻找自己最熟悉的、与自己关系最亲近的人，但这种焦虑会随着时间的推移和对新环境的逐渐熟悉而自行缓解，不会影响宝宝的健康和社会能力的发展。如果宝宝因为害怕分离不愿或拒绝上学，担忧某种不现实的不幸事件发生，在与主要依恋者分离前后过度、反复的焦虑、哭喊、发脾气等，则需要注意分离焦虑障碍，需要带宝宝看专科医生。

Q: 对于分离焦虑，家庭中有什么样的干预技巧？

首先，父母要给孩子提供一个稳定的、有安全感的环境，要培养良好的亲子关系。父母要逐步培养孩子的自理能力，多带孩子户外活动，扩大孩子的社交圈，培养孩子的社交能力。可以提供一个过渡性物品让孩子依赖，比如抱在怀里的洋娃娃等。每天外出时，不要偷偷摸摸走，要高高兴兴地离开，这样孩子就会把你的来去当成是一件快乐的事情，另外，要尽量给他安排一个有趣的活动来分散他的注意力。家长要寻找孩子产生分离焦虑的诱发事件，对于担心父母生病的宝宝，要告诉孩子爸爸妈妈很健康；对于担心到托幼园尿湿裤子的宝宝，可以请生活老师协助，定时陪伴孩子去洗手间，避免尿湿裤子的情况发生，从而减轻孩子的焦虑。对于合并有躯体症状的孩子，比如睡眠不安、厌食等，可以向专业机构寻求帮助，借助游戏或音乐疗法消除孩子的躯体症状及焦虑情绪。

Q: 宝宝 3 岁了，睡觉时还尿床，正常吗？需要看医生吗？

儿童排泄问题与其他儿童发育里程碑一样，自主控制排泄功能也是需要复杂的神经生理调节功能相互协调、完善后才能得以发展。对于发育正常的儿童来说，一般 2 ~ 3 岁开始有稳定的自主控制排泄功能。

宝宝尿床，首先我们要排除一些器质性疾病，如泌尿道感染、泌尿道畸形、隐性脊柱裂、大脑发育不全、癫痫等，器质性疾病引起的遗尿所占的比例很小。排除疾病因素后，其实绝大多数宝宝的尿床与生理、心理、社会等多种因素有关。那么家长应该怎么做呢？

1. 调整孩子的生活习惯：①睡觉前 2 ~ 3 小时尽量不要让宝宝喝水，尤其是有利尿作用的甜碳酸饮料，晚餐清淡、少盐，避免汤、粥等含水量多的食物。另外，多汁的水果也尽量放在白天吃。②使宝宝养成睡前排尿的习惯，这样可以让膀胱腾出足够的空间，避免入睡后尿液分泌量大于膀胱容量。③保持大便通畅，给宝宝多吃一些软化大便的食物，鼓励养成每天早餐后排便的习惯。④白天尤其是晚上睡觉前不要让宝宝玩得太累、太兴奋，以防孩子睡得太沉而尿床。

2. 不要伤宝宝的自尊心：不可采用打骂等惩罚的手段，这样只会使宝宝感到委屈，加重心理负担，遗尿症状不但不会减轻，反而会加重。父母一定要顾及宝宝们的自尊心。

3. 及时更换尿湿的被褥：夜间发现宝宝尿床后，要及时更换尿湿的被褥，不要让宝宝睡在潮湿的被褥里，潮湿被褥会使孩子更易尿床。

总之，3 岁左右的宝宝偶然尿一次床是正常现象，父母不要对宝宝尿床表现出过于忧虑和给予过多指责，更不能训斥、惩罚宝宝，帮助宝宝建立信心非常重要。

Q: 2 月龄的宝宝肌张力高，是脑性瘫痪吗？

首先我们来了解什么是脑性瘫痪，脑性瘫痪是指一组持续存在的导致活动受限的运动及姿势发育障碍综合征，该综合征是因发育中的胎儿或婴儿脑部受到非进行性损伤所致。主要表现有运动发育落后、肌张力异常和姿势异常，另外常伴随脑功能障碍及发育异常，如智力低下、听力及视力障碍、语言障碍、癫痫等。新生儿期肌肉以屈肌为主导地位，其后逐渐发展为伸肌和屈肌的平衡。新生儿屈曲的姿势直到 6 月龄时逐渐伸展，所以，如果 6 月龄以内的宝宝肌张力偏高，但不伴有运动发育落后、姿势异常等表现，就不考虑脑性瘫痪，需定期到专科门诊进行随访。

Q: 语言障碍的定义是什么？什么叫语言发育迟缓？

语言障碍是指在理解和（或）使用口语、书面语言或是其他符号系统时有困难，语言发育偏离了正常的顺序。语言发育迟缓指儿童语言发育顺序正常，但比正常速度要慢，未达到与其年龄相应的水平。有些儿童表现为语言的理解困难，对他人说的话不解其意；有些儿童能够理解手势或姿势的含义，但迟迟开不了口，不会表达；还有些儿童说话虽然流利，但内容浮浅，词汇贫乏，词不达意，难以交流。除了语言缺陷外，患儿情绪上易发脾气、急躁，行为问题也比较多见，如注意分散、冲动、有攻击性和自我伤害行为。

Q: 我家宝宝 23 个月了，只会叫妈妈，这正常吗？

孩子的语言理解和表达均遵循一定的进程，会话的能力是先理解后表达，先说名词、动词，后说代词、形容词、介词、助词。若超过一定的月龄仍未具备该能力，提示可能存在语言发育迟缓，需要做进一步评估。一般孩子在

6 ~ 8 个月对呼唤名字有反应，最晚不超过 12 个月；1 岁时能听从简单指令，最晚不超过 18 个月；12 ~ 16 个月能自发表达 3 个单词，最晚不超过 18 个月；24 个月会说简单的句子，最晚不超过 3 岁；24 ~ 30 个月能回答简单问题，最晚不超过 3 岁。

Q: 语言发育迟缓常见的原因有哪些？

1. 听力损失：听觉是语音感知的重要途径，听力受损的儿童不能正常地感知语音，从而影响早期语音和语言的发展。

2. 智力障碍：轻度智力障碍患儿的语言发育遵循正常的程序，但发育速度较慢，词汇和语法技能差；中至重度智力障碍患儿常有遗传性疾病、代谢性疾病或神经系统发育异常，在语言理解及表达方面均存在显著的落后。

3. 孤独症谱系障碍：以社交、沟通障碍及重复、刻板行为为特征。严重的孤独症患儿没有语言，即使有语言，也是语用技能差，无法发起、保持谈话。

4. 特发性语言障碍：指语言发育明显落后于同年龄儿童的发育水平，除语言障碍外，其他方面的发育正常，语言能力明显低于其认知发育水平。

5. 环境因素：在儿童发育的早期如果脱离语言环境，如家人缺乏与儿童的语言交流、语言环境剥夺、儿童遭受虐待和忽视等，由于儿童缺乏语言刺激，无法学习和发展语言，最终导致语言障碍。

Q: 宝宝 3 岁了，说话仍不清晰，正常吗？

首先我们要了解目前宝宝的语言情况、发音的清晰度，了解宝宝的认知、运动、社交和行为情况。要进行常规的体格检查，检查是否有唇、腭裂，舌系带异常等。另外要进行听力测试，排除听力问题。如果宝宝的认知、运动、社交等在正常范围内，没有听力损失，没有唇、腭裂或舌系带异常，就可以进行口腔运动功能训练。通过鼓腮、吹泡泡、吹喇叭、用吸管吸食等方法加强口腔肌肉力量；通过用手或柔软的小棒按摩口腔外的脸颊、下颌和口唇周围等增加口腔本体感觉；通过让宝宝做舌操，使舌头上下左右地运动提高口腔协调功能；定期到专科门诊随诊，必要时进行语音矫正训练。

Q: 2 岁宝宝最近说话总结巴，是什么原因呢？

大部分儿童，尤其是 2 ~ 4 岁的宝宝，说话不流利是发育性的，是宝宝在发展过程中常见的一种行为问题，想要纠正口吃，应该先知道为什么会口吃，知道了原因，就不会太紧张了。

1. 2岁的宝宝思维迅速发展，但是语言机制还不完善，当他急于表达自己的思想时，容易出现语言流利性问题。这种口吃为阶段性的口吃，随着孩子语言能力的进步，这种口吃现象会减少，终至消失，不必担心。

2. 宝宝情绪紧张（受到强刺激，如严厉的批评，甚至打骂），在"追问"时用重复的字或拖长音来调整自己语言的表达方式，说出来的话就有断续现象。

3. 宝宝模仿、逗乐，形成了不良习惯。

4. 由于家长不愿听到宝宝讲出"结巴的话"，就很注意听他讲话，纠正他的发音，反而使宝宝紧张，加重口吃。

一般来说，两三岁宝宝出现口吃现象与心理障碍没有直接关系，家长可以放心。但是，如果不正确对待的话，反倒容易引起心理问题。因此，家长一定要正确对待。

如果宝宝是在3岁半之后出现的口吃，有口吃家族史，口吃持续1年以上，伴有其他语音或语言的问题，如发音错误、表达难以使人理解等，则考虑流利障碍，需要到专科门诊就诊。

Q: 孩子出现了口吃，家长应该怎么办？

1. 家长应该了解口吃的相关知识，大部分儿童的口吃是发育性的，一般不需要特别矫正，如果4岁以后症状仍持续存在，需要进行专业的干预。

2. 为儿童营造一个放松的语言环境，改变家人与儿童的交流方式，家长要做到语速缓慢、语言简单，另外不要刻意指出儿童的讲话不流利，让儿童用自己的词汇慢慢将想要表达的话说出来，不要轻易打断或催促，在他表达困难时适当给予提示。

3. 家长不要过分关注及紧张，如果过分关注和紧张，会给儿童造成心理负担，加重儿童口吃。

4. 要耐心倾听患儿讲话的内容，及时对他说的话做出反应，避免惩罚、歧视、模仿、取笑或逗乐。

5. 当孩子有进步时，一定要及时表扬，这样可以增加孩子的自信心。

Q: 宝宝2岁，听课不到5分钟就东张西望，坐不住了，是多动症吗？

不一定。因为正常宝宝也可以出现多动，且活泼好动是宝宝的天性，特别是

2～3 岁的男孩，偶尔会表现出注意力不集中、多动，可能与外界无关刺激过多、疲劳、学习目的不明确等有关。多动症在医学上称为注意缺陷多动障碍，发病年龄为 4～18 岁，是一种慢性神经发育障碍，主要表现为与年龄不相符的注意力缺陷，不分场合的、无目的性的过度活动，行为冲动，环境对其行为的限制差。注意缺陷多动障碍患儿的这些行为至少持续半年以上，在 2 个以上场合出现症状，且有社会功能的受损，比如学习成绩差、与智力不相匹配，和同学相处差等。

Q: 培养孩子注意力的方法有哪些？

孩子注意力的培养应该从小就开始进行，这样才能在学龄期控制好自己的注意力去完成任务要求。所以，作为父母，要重视孩子注意力的问题。可以尝试一下这几种方法。

1. 排除外来干扰：给孩子提供一个安静的学习环境，让孩子远离电脑、手机，收起容易引起孩子走神的物品。家长做表率，自己先坐下来，不玩电脑、手机，关掉微信，静下心来看看书或者写写文章，孩子在父母的示范作用下也会全身心地投入。

2. 加强目的性教育：培养学习兴趣，明确学习目的，引导孩子带着任务去学习或做事。学习的兴趣越浓厚，学习的目的越明确，注意力就越稳定、越集中，如果孩子在学习或做事时没有任务或者目的，他就会有一种盲目感，自然就很容易走神。

3. 引导孩子积极进行思考：家长要引导孩子在遇到问题的时候积极进行思考，思维越活跃，注意力就越集中、越稳定。

Q: 孩子喜欢一个人玩，不和小朋友玩，是孤独症吗？

孤独症是一组以社会交往障碍、言语和非言语交流障碍、狭隘兴趣与刻板行为为主要特征的发育障碍性疾病。最早从 6 个月起，多数在 2 岁左右，家长逐渐发现患儿与同龄正常孩子存在不同。多数患儿语言发育落后，2~3 岁仍然不会说话；部分患儿正常语言发育后出现倒退或停滞；还有一部分患儿具备语言能力，但是语言缺乏交流性质，表现为难以听懂的言语或是自言自语。患儿喜欢独自玩耍，对多数指令充耳不闻，缺乏与他人的交流技巧，缺乏目光对视，不能参加合作性游戏；有的孩子会有一些刻板动作，比如来回转圈、嗅味、玩弄开关、来回奔走、排列积木等；还有一些孩子存在感知觉异常，对某些声音特别恐惧或喜好，不习惯被人拥抱，常有痛觉迟钝现象。如果孩子存在这些临床表现的话，就要警惕孤独症了。

Q: 孩子不和人交流，就是自闭症吗？如何早期识别"来自星星的孩子"？

儿童"自闭症"，也叫"孤独症"，症状在发育早期就存在，是一种涉及感知觉、情感、语言、思维和动作与行为等多方面的发育障碍。早期识别这些"来自星星的孩子"需要家长密切观察孩子是否具有以下"五不"行为。

1. 不（少）语。家长最容易关注到的就是孩子的语言问题，如果孩子不说话或自主语言很少，需要考虑到孤独症的可能。

2. 不（少）应。患儿可能会对父母叫名字不敏感，不应人，不理人；对父母的指令充耳不闻或只执行感兴趣的指令。

3. 不（少）看。孤独症孩子在早期就会表现出不看人或与他人目光对视短暂，不会跟随家长的动作去一起注意一个玩具。

4. 不（少）指。孤独症孩子有需求时常常拉着父母的手到某个地方，但是并不能用手指指物；除此以外，肢体语言应用少，比如较少应用点头或摇头表示同意或拒绝。

5. 不当。孤独症孩子可能不会正确使用玩具；会有一些不当行为，比如多动、暴怒发作、攻击、自伤等；会有不恰当的感知觉异常，比如特别大的声音也不会引起反应，或者特别小的声音也会捂耳朵等。

Q: 孩子患孤独症的原因有哪些？

目前孤独症的病因仍不明了，但是多数学者认为生物学因素（主要是遗传因素）在孤独症的发病中起重要作用。可能的病因如下。

1. 遗传因素。孤独症存在家族聚集现象，家族中即使没有同样的患儿，也可以发现有家族成员存在类似的认知功能缺陷，例如语言发育迟缓、精神发育迟缓、学习障碍、精神障碍和显著内向等。

2. 神经系统异常。通过神经解剖和神经影像学研究，发现部分孤独症患儿存在小脑的异常，其他发现还包括海马回、基底节、颞叶、大脑皮质及相关皮质的异常；在神经生化方面发现超过30%的孤独症患儿全血中5-羟色胺水平增高；还有研究发现孤独症儿童脑功能有异于正常儿童。

3. 神经心理学异常。包括联合注意缺陷、"心智理论"缺陷、执行功能障碍、中枢整合功能缺陷，还有学者提出孤独症患者的"图像思维"理论等，但是这些学说均不能完整解释孤独症的全部行为异常。

4.其他方面。有研究发现先天性感染（先天性风疹病毒、巨细胞病毒感染）与孤独症患儿发病有关。

Q: 孩子确诊了孤独症，吃药可以吗？该怎么治疗？

孤独症的治疗以教育训练为主，精神药物治疗为辅。教育训练的目的在于改善核心症状，即促进患儿社会交往能力、言语和非言语交流能力的发展，减少刻板重复行为。教育训练要求早期干预（一旦可疑或确诊即开始教育训练）、科学性、系统性、个体化、长期高强度、家庭参与、社区化。到目前为止，孤独症没有特异性药物治疗，药物只可以改善患儿的行为问题，比如有注意缺陷多动症的患儿可以使用哌甲酯、可乐定等，有攻击、自伤行为的患儿可以使用利培酮等。

Q: 孩子得了孤独症，家长应该如何和孩子相处？

孤独症除了专业的教育训练外，父母实施一些家庭训练方法，也会取得明显的效果。父母应该做到：①多陪伴孩子。父母尽可能地多陪伴孩子，鼓励孩子与自己对视，训练孩子和自己共同注意一个孩子喜欢的玩具，多让孩子模仿自己的动作，多拥抱孩子，多与孩子做一些互动的游戏等。②增加患儿社交的机会。因为孩子年龄小，多为被动户外活动，所以要多带孩子到户外小朋友多的地方，多鼓励孩子和其他小朋友玩耍，另外，要减少孩子在电子屏幕前暴露的时间。③家庭积极参与。家庭的社会经济状况及父母心态、环境的支持和资源会对孩子的训练和预后产生明显的影响。父母需要接受事实，克服心理不平衡状况，以积极的心态面对生活、面对孩子，并积极配合专业医务人员的培训。

Q: 宝宝 2 岁多了，不认识大小，只会说两个字的词语，是不是发育落后？

一般来说，我们所说的宝宝的发育是指宝宝在大运动、精细运动、语言、认知、社会行为五个能区的发育情况，如果宝宝既有语言发育的落后，又同时存在另外一个或多个能区的发育落后，那么该宝宝就可以诊断为发育迟缓了。发育迟缓是指在发育时期内智力明显低于同龄儿童正常水平，同时伴有社会适应性行为缺陷的发育障碍性疾病，是导致我国儿童残疾的首位原因。常见的原因包括产前因素，如染色体异常、单基因遗传病、多基因遗传病、孕期接触有害有毒理化因素等；围产期因素，包括异常分娩、新生儿窒息、缺血缺氧性脑病、新生儿感染性疾病等；产后因素，包括中枢神经系统严重感染、颅内出血、代谢性疾病、中毒性疾病等。确诊需做智力测验和社会适应能力评定。

Q: 发育迟缓该怎么治疗？

发育迟缓的治疗原则是早期发现、早期诊断、查明原因、尽早干预。

1. 对因治疗：只有少数病因所致的精神发育迟缓可进行对因治疗，包括遗传代谢性疾病，如苯丙酮尿症确诊后给予低苯丙氨酸饮食；半乳糖血症停用乳类食品，给予米麦粉或代乳粉；枫糖尿症给予维生素 B_1 治疗；先天性甲状腺功能减退给予甲状腺激素替代治疗。上述疾病只有在对患儿智力尚未造成明显损害之前积极治疗，才有可能取得较好疗效。

2. 对症治疗：针对合并存在的其他精神症状或躯体疾病，应予以相应的治疗。对于伴有精神运动性兴奋、攻击或冲动行为、自伤或自残行为者可用抗精神病药物；对合并活动过度、注意缺陷和行为异常者可用中枢神经兴奋剂或其他精神药物；对合并癫痫者要进行抗癫痫治疗；对伴有屈光不正、斜视、听力障碍者应予以相应的矫正。

3. 康复训练：主要针对患儿存在的动作发育迟缓、语言发育迟缓来进行针对性的康复训练。

4. 教育训练：教育训练是精神发育迟缓治疗的重要环节。教育训练越早开始，效果越好。应根据患儿精神发育迟缓程度的不同，确定适合患儿的个体化教育训练目标。内容涉及劳动技能和社会适应能力两大方面。

Q: 针对发育迟缓的家庭干预技巧有哪些？

如果孩子是语言发育落后，父母要给孩子创造丰富的语言环境，可以多带孩子到小朋友多的场所，这样可以增加孩子与人交流的机会，同时自己也要多跟孩子讲话，多给孩子讲故事，让孩子多听、多模仿；如果孩子是动作发育迟缓，父母需要根据儿童运动发育里程碑，有意识地训练孩子的动作，如抬头、翻身、爬、站立、行走等；如果孩子是认知发育落后，父母可以选择恰当的游戏，比如，通过让孩子自己动手玩玩具、盖瓶盖、搭积木、翻书等来认识颜色、形状、大小、数量，也可以使用带图的卡片、玩具等启发孩子的认知。

第三节　婴幼儿早期发展与健康促进

Q: 为什么医生总是说要在儿童发育早期进行干预和康复？

妊娠前后直至儿童生命最初几年是关系到儿童生存、成长和发展的最重要时期，是奠定儿童一生的基础，其影响可以一直延续到成年期。目前，将 5 岁以下，尤其是 3 岁以下儿童的发展定义为"早期发展"，这是一个逐步成熟及基因与环境交互影响的过程，包括体格、感知、运动、语言、认知、社会 - 情绪和自我调控能力的有序发展过程，既有各自的发育需求和特点，又互相关联、协同发展，体格发育会影响心理和社会能力的发育，而心理发育也会影响体格发育。生命早期的大脑很不成熟，但可塑性最大，代偿能力也最强，这一点对于儿童早期干预和康复具有重要的意义。而且大脑不同的功能具有不同的发育关键期，比如 6 个月是婴儿学习咀嚼和喂干食物的关键期，2 ~ 3 岁是幼儿学习口头语言关键期等。在大脑发育的关键期，给予最优化的营养和环境刺激，可以帮助儿童充分发挥潜能，从而使其感觉、运动、语言、认知、情绪、社会能力得到最佳发展。

Q: 促进婴幼儿早期大运动发展的家庭干预技巧有哪些？

婴幼儿大运动的发展，从练习抬头、翻身，到学习坐、匍匐、爬行、扶腋站立、迈步走。如果在关键期给予及时的训练，可以使婴幼儿的某种大运动提前。比如通过训练，可以使婴幼儿的手膝爬行提早到 7 ~ 8 个月，如果没有这种训练，有些婴幼儿到 11 ~ 12 个月才能爬。不同的年龄阶段训练不同的大动作。

1.俯卧位抬头：婴幼儿空腹时，将他放在母亲的胸腹前，并使婴幼儿自然地俯卧在母亲的腹部，把手放在婴幼儿头的两侧，逗引婴幼儿抬头，反复几次。

2. 训练翻身：婴幼儿仰卧在硬板床上，成人在婴幼儿右侧，把婴幼儿左腿搭在右腿上，左手拿婴幼儿喜欢的玩具，右手轻拉婴幼儿左手，逗引婴幼儿翻身去抓；也可以把玩具放得较远一些，引导婴幼儿连续翻身去抓取玩具。刚开始成人可在旁边稍加帮忙，慢慢地婴幼儿就能自己连续翻身去拿玩具了。

3. 训练坐：5个月时可以将婴幼儿放在有扶手的沙发或小椅子上，让婴幼儿靠着坐，之后支撑物逐渐减少，让婴幼儿练习独坐，7个月婴幼儿已经能逐渐坐稳。

4. 爬行训练：家长可以用手托住婴幼儿脚掌，左右交替地弯曲婴幼儿的膝关节，帮助婴幼儿向前爬行，也可以用婴幼儿喜欢的玩具逗引，将玩具放到离婴幼儿稍远的位置，让小孩爬着去够，使其从匍行逐渐转到爬行。

5. 拉物站起：让婴幼儿练习从坐位拉着物体（比如床栏杆）站起来，可以反复练习，锻炼平衡自己身体的技巧。

6. 推物走路：准备适合婴幼儿的小推车，让婴幼儿推着走，家长要在婴幼儿身后或身侧做好看护，避免婴幼儿在推走不稳摔倒时发生碰撞。

7. 行走练习：可以拉着婴幼儿的双手训练迈步；或者让婴幼儿扶着栏杆或床边迈步走；可以在婴幼儿前方不远处摆放他喜欢的玩具，引导婴幼儿迈步去取，然后再慢慢拉长玩具摆放的位置和距离等。

Q: 精细动作的家庭训练技巧有哪些？

婴幼儿精细动作是指用手及手指的运动，以及手眼协调动作。人的手是认识事物某些特征的一种重要器官，正是有了一双灵巧的手，才使人与动物区别开来，但是手的这种灵活动作是有一个发展过程的，更易受环境的影响。训练对儿童精细动作的发展有很大的促进作用，需要多给婴幼儿做手部的触觉按摩，同时要给婴幼儿充分抓、握、拍、穿、画的机会。

1. 训练抓握：可以把拨浪鼓的小棒放在婴幼儿手心，让婴幼儿练习抓握动作，也可以让婴幼儿抓握不同材质，如塑料、木头、毛绒玩具、橡胶玩具等，促进婴幼儿感知觉的发育。

2. 训练捏：将小饼干等放在婴幼儿拇指和食指之间，引导婴幼儿用拇指和食指捏拿东西。

3. 训练涂画：给婴幼儿彩色蜡笔和纸，先训练婴幼儿学握笔，然后学习如何在纸上戳出小点，然后乱涂乱画。

4.模仿画画：开始时父母可以用笔在纸上画出线条，让婴幼儿模仿画，之后再画出十字线、圆圈等较复杂图形，让婴幼儿模仿，慢慢地婴幼儿自己就会画直线和圆了。

5.训练折纸：拿出一张长方形的纸，和婴幼儿一起玩折纸游戏，刚开始先练习一张纸对折，之后逐渐增加难度，如折成三角形、正方形等。

Q: 1岁内宝宝语言发展的家庭干预技巧有哪些？

语言是人类特有的一种高级神经活动，在人类的认知过程中起着非常重要的作用。语言是婴幼儿全面发展的重要标志，语言的发展扩大了婴幼儿的认知空间，促进其思维的发展和脑神经的发育。作为陪伴婴幼儿成长的重要参与者，家长如何更好地促进婴幼儿语言的发展呢？

1.经常和婴幼儿说话，引导其对发音产生兴趣，模仿和学习简单的发音。当婴幼儿试着学习一种新语言时，一定要及时给予鼓励，譬如鼓掌、叫好、亲吻、抚摸等，这些将使婴幼儿受到鼓舞。

2.向婴幼儿复述生活中常见物品和动作，帮助其逐渐理解简单的词汇。采用动作、实物配合法，建立语言和实体之间的联系。如成人拉婴幼儿站起来时同时说"站起来"。

3.引导婴幼儿使用简单的声音、表情、动作、语言表达自己的需求。当婴幼儿在说"小儿语"时，成人要尽量避免仅重复婴幼儿的话，应当用正确的词语引导婴幼儿。譬如，当婴幼儿指向想要的东西时，成人不要急于拿给他，而是要鼓励他一边指着东西一边发出声音，教他把手势和声音相结合，逐渐用词代替手势。

4.为婴幼儿选择合适的图画书，朗读简单的故事或儿歌。

Q: 1～2岁宝宝语言发展的家庭干预技巧有哪些？

1.培养幼儿正确发音，逐步将语言与实物或动作建立联系。成人要抓住一切机会对幼儿说话，而且要尽量用简单易懂的词语和句子，这样不仅能促进幼儿的语言发展，使其积累大量词汇，而且可以促进成人与幼儿之间的情感缔结。可以用多种形式示范正确发音，让幼儿及时调整发音，反复练习正确发音。玩各种语言游戏，在玩的过程中学习语言。多跟幼儿交谈，提供语言模仿的榜样。

2.鼓励幼儿模仿和学习使用词语或短句表达自己的需求。要想让幼儿掌握新词汇，成人应尽量使用简短的话语，一定要突出所教的词；在幼儿词不达意或表达欠准确时，成人要适时地、巧妙地予以纠正，以使幼儿的口语日趋完善，从而在日后能说出更为完整、更为动听的话语来。对幼儿讲话时，句子要尽量完整，好让幼儿模仿完整的句子。多用提问的方式，引起互动，鼓励他们用语言来表达自己。鼓励幼儿多开口，成人要耐心倾听并予以应答。

3. 引导幼儿学会倾听并使其乐意执行简单的语言指令，积极使用语言进行交流。同幼儿交谈时，尽量用简单的短句，并把语速放慢，一字一句地表达清楚，初始可每次只给一个指令。同时，幼儿问话时，成人要耐心地回答，认真对待每个提问，让幼儿逐渐学会有问有答。

4. 提供机会让幼儿多读绘本、多听故事、学念儿歌。可以给幼儿选择画面颜色鲜艳、有少量文字、主题鲜明的低幼读物，内容最好是动物、人物、玩具和其他幼儿较熟悉的事物。成人和幼儿共同阅读，一边给他们看图画一边讲解；一起唱念有趣的儿歌、朗朗上口的童谣，听有趣的故事、优美的儿歌，都有助于丰富幼儿的词汇。阅读不但为幼儿提供了字词学习的机会，同时也为他们提供了交流的极大乐趣。

Q: 2～3岁幼儿语言发展的家庭干预技巧有哪些？

1. 指导幼儿正确地运用词语说出简单的句子。在幼儿说话的同时，在尽量不打断的前提下，成人适时地对他的讲述进行补充和修正，如果发现发音不准、用词不当、口吃或语病，可以通过示范予以及时纠正。

2. 鼓励幼儿用语言表达自己的需求和感受。可以让幼儿把自己看到的、听到的、想到的，他们觉得有趣的事情讲出来，鼓励幼儿开口。可以和幼儿一起玩"接打电话"的游戏，模仿拿起电话问好、提问与回答。

3. 创造条件和机会，使幼儿多听、多看、多说、多问、多想，谈论生活中的所见所闻。应该多带幼儿到大自然中活动，让他们感受大自然中的鸟语花香，鼓励他们把看到的东西说出来。教幼儿学会倾听，只有听得准确、听得懂，才能有条件正确地模仿——说。可以听录音故事，听成人讲故事，和小伙伴交谈，听各种自然界的声音、乐器的声音、动物的叫声等。交谈时，气氛应轻松自由，让幼儿说得无拘无束。

4. 培养幼儿阅读的兴趣和能力，学讲故事、念儿歌。2～3岁的幼儿开始对读写产生浓厚的兴趣，可以抓住这个机会，保持住他们的兴趣。这一时期的幼儿逐渐喜欢听故事，能理解故事的简单情节，坚持给幼儿讲故事，进行亲子阅读，也可以让幼儿讲他熟悉的故事，无论讲得怎么样，都要及时给予鼓励和支持。讲故事期间，成人可以提醒幼儿，也可以一起讲，你一句，我一句，尽量让幼儿多说，锻炼表达能力，体会自己讲故事时的愉快心情。

Q: 培养儿童良好情绪的家庭技巧有哪些？

1. 生活上给予儿童关心、爱护，提供营养丰富的食品，保证儿童有充足的睡眠、规律的生活制度。

2. 除了满足生理上的需要外，还应当经常和儿童交流，并提供必需的玩具。

3. 保持愉快的家庭生活、融洽的家庭气氛，避免儿童情绪高度紧张。

4. 要给儿童提供多样化的活动和适当的社交机会。

5. 父母可以让儿童抱着他（她）的毛绒小玩具等依恋物缓解和转移分离焦虑。

6. 当儿童用哭闹、在地上打滚等方式表达不良情绪时，父母要先平静地接受儿童的发泄，当儿童平静下来后，父母再告诉孩子这样做不对。

Q: 如何培养宝宝的想象力？

想象力是人在头脑中创造一个念头或思想画面的能力，是所有发明和创新的源泉，所以父母应采取多种手段丰富儿童的想象力，启发儿童在各种活动中进行想象，开展有目的、有计划的训练，以提高儿童想象能力。

培养儿童想象力的要点：①通过实物、图片、体验和观察来丰富儿童的表象。②通过游戏和活动培养想象的基本技能，如写作、绘画、手工、模型、朗诵、唱歌等。③通过一些方法，如讲故事、补画面、提出问题，培养儿童的有意想象能力。④通过听音乐等丰富儿童的想象力。

Q: 如何培养良好的亲子关系？

良好的亲子关系能为孩子提供关爱、温暖和安全感，为儿童认识周围世界、发展认知能力提供了有利的条件，是儿童早期发展所不可缺少的关系。从小缺乏安全依恋的儿童，心里会留有严重的创伤，其后果是长期的，甚至会影响儿童智力、语言能力的发展。所以培养良好的亲子关系要营造和睦愉快的家庭环境，让孩子感受到家人之间良好的情感互动。在日常养护中，父母应给予婴幼儿温暖与爱，学会接纳与交流，使孩子可以随时获得帮助，如在婴幼儿进食、如厕、洗澡、生病等的日常照顾中，家长要有耐心，要温和，要有肯定的行为和语言，使儿童获得舒适、放松和被接纳的感觉；当婴幼儿哭闹、想要交流时，成人要能够敏感地察觉、理解和满足，使其感到安慰、可信赖。同时，父母对婴幼儿的各种行为要做出积极的反应，要与婴幼儿有密切的身体接触、眼神和表情的交流、语音和简单语言的交谈等，这样才有利于孩子形成安全型依恋，有利于增强孩子的安全感和自信心，有利于孩子积极、愉快情绪情感的发展，为以后的人际交往能力发展打下良好的基础。

Q: 怎么样能和宝宝有良性的沟通，加深感情？

宝宝最需要的是爸爸妈妈的陪伴，而不是电视或智力卡片等。爸爸妈妈比任何玩具都更能让宝宝着迷。所以，爸爸妈妈要多陪伴宝宝，要和宝宝进行良性的沟通。

1. 反复模仿宝宝发出的声音。对于 1 岁以内的宝宝，家长可以与宝宝面对面，当宝宝发出声音的时候，去重复他的声音，这样宝宝会意识到家长在听他说话，可以让宝宝建立自信心。

2. 和宝宝说话。宝宝特别喜欢父母和他说话，这样不仅可以和宝宝互动，宝宝也可以通过听父母说话来学习语言。如在喂宝宝吃饭之前可以说："宝宝，我们吃饭了"。

3. 抚摸宝宝。可以用手抚摸宝宝的脸颊，通过这种触觉游戏来增进和宝宝的感情。

4. 一起运动。父母可以抱着宝宝唱歌，随着节奏做运动，你会发现，宝宝特别喜欢听大人的声音。每次放音乐前可以和宝宝说："咱们听音乐，好吗？"

Q: 怎么培养婴幼儿积极的意志？

意志是自觉地克服困难来完成预期目的、任务的心理过程。婴儿没有意志，1 岁左右的儿童随着对运动的熟练掌握和言语的发展，意志也开始发展。积极的意志品质表现为自觉性、坚持性、果断性、自制性（包括控制自己的情绪，约束自己的行为）。积极的意志品质能激发人的潜能，是行动的强大推动力，是克服困难、获得成功的必要品质。想要儿童具有创造性的思维活动或行动，应从培养坚强的意志着手。①从小培养正确的观点、明确的目的。培养的目的要稳定，不要随便改变，要反复讲明，为儿童所了解、接受。②通过培养良好的生活习惯来培养儿童的自制能力。③从生活小事上培养独立性，帮助儿童锻炼自己的意志，要求儿童做力所能及的事情。④培养责任感，要有意识地让儿童在困难环境中锻炼自己。

Q: 父亲总是不在家，会影响孩子吗?

父母共同培养教育孩子，孩子可以学习到父母两人的优点。在父母共同的影响下，形成比较完善的人格和完美的气质，使男孩既有男人的阳刚之气，又有女人的丰富感情；使女孩既有女性特有的温柔，也不失刚强的性格。所以还是建议父爱和母爱相结合，这是最健康的培育方式，也是养育孩子的感情基础。母爱是一种无条件的爱，是一种能使孩子感到安全、轻松和温暖的情感。母爱能赋予和培养孩子持久的爱心，以及对世界和未来美好的憧憬。父爱是赋予力量的爱，父亲可以成为孩子成长的保护线，可以成为孩子的性别坐标，可以是孩子智慧的启蒙者，是孩子情商发展的引导者，也是孩子良好个性的促进者。所以要充分看到并发挥父亲在培养和教育孩子中的优势及父亲在孩子成长过程中的地位和作用。

Q: 0 ~ 2 岁的宝宝能做哪些运动游戏?

宝宝一出生就鼓励进行身体活动。0 ~ 1 岁宝宝运动推荐：一起来看花铃棒（0 ~ 3 月龄）；踢踢腿，更强壮（0 ~ 3 月龄）；我要飞起来（4 ~ 6 月龄）；铃儿哪里响（4 ~ 6 月龄）；照镜子（7 ~ 9 月龄）；按钮拍拍拍（10 ~ 12 月龄）；小小搬运工（10 ~ 12 月龄）；推小车，向前进（10 ~ 12 月龄）。1 ~ 2岁宝宝每天至少应有身体活动 180 分钟，可以分布全天进行。可以是站立、四处走动和玩耍的轻微活动，交替室内室外活动；不推荐有屏幕前时间；1 ~ 2岁宝宝运动推荐：击鼓跑步我最棒；一起动手摸一摸；红灯停、绿灯行；踩气球、拍气球；学学小动物。

第十二章

婴幼儿常见伤害防范

第一节　概述

Q: **什么是伤害？常见的婴幼儿伤害有哪些？**

凡是因为能量（机械能、热能、电能等）的传递或干扰超过人体的耐受性，造成组织损伤，或窒息导致缺氧，或由刺激引起心理创伤，均称之为伤害。伤害是儿童面临的重要健康威胁，可造成沉重的疾病负担。更多的儿童会因为伤害而导致躯体上的残疾或精神上的创伤，而严重的伤害可导致儿童死亡。这不仅影响儿童未来的发展，还会给家庭和社会带来沉重的负担和深远的影响。大量证据表明，伤害不是意外，是可以预防和控制的。

3岁以下婴幼儿常见的伤害类型有窒息、跌落伤、烧烫伤、溺水、异物伤害、道路交通伤害、虐待与忽视伤害等。

Q: **孩子为什么会受到伤害？**

孩子受到伤害一般涉及三个因素：孩子自身、导致伤害的事物及伤害发生的环境。要想确保孩子的安全，就必须重视这三个因素。

孩子年龄不同，所面对的危险不同，需要的保护也不同。这和孩子感知觉发展水平、运动能力发展水平及认知发展水平相关，也与看护者的伤害防范意识、知识能力与行为有关。尽管伤害看起来有时候比疾病还可怕，但很多伤害是可以避免的。如一个躺在婴儿床中咿咿呀呀的3个月大的婴儿，跟一个初学走路的11个月大的婴儿需要的监督是不一样的。因此在孩子的不同年龄段，家长必须考虑可能出现的危险及消除危险的措施。也就是说随着孩子一天天长大，必须不断地问自己，他能翻身了吗？他能爬多远了？他能够到多高的东西？什么事情是他昨天不会做，但今天已经会做的？他明天又会做哪些他今天还不会做的事情？家长应该把注意力集中在可能导致伤害的物体和环境上，通过创造一个没有明显危险的环境来让孩子尽情地探索他想要的自由。

第二节   窒息

Q: **发生窒息的原因有哪些？**

窒息是 1 ~ 3 月龄婴儿常见的伤害事故，也是导致 1 岁以下婴儿死亡最常见的原因之一。导致婴儿窒息的原因有以下几种。

1. 婴儿在仰卧位出现吐奶时，吐出来的奶块会堵塞呼吸道，引起窒息。

2. 母亲躺着喂奶时容易睡着，乳房容易压住婴儿的口鼻，引起窒息。

3. 父母与婴儿同床睡觉时，熟睡中父母的身体容易压住孩子口鼻，阻塞呼吸道，造成婴儿窒息。

4. 夜间睡觉时，婴儿被包裹的过于严实，尤其是冬天。夜间被盖过头部婴儿供氧不足会导致窒息，或者引起蒙被综合征。

5. 婴儿独自睡在婴儿床上且无人看护时，婴儿口中残留的奶液容易引来小猫等动物，若小猫的躯体或尾巴压住了婴儿的口鼻，会导致婴儿窒息。

6. 婴儿俯卧位睡眠时堵住口鼻，引起窒息。

7. 给婴儿穿戴有带子的衣服、给婴儿佩戴项链及其他饰品，当其缠绕婴儿脖子时，会导致婴儿窒息。

8. 在婴儿床上悬挂玩具或用细绳悬挂其他饰品，当玩具或饰品掉落时，缠绕婴儿脖子易导致窒息。

9. 将安抚奶嘴挂在婴儿脖子上或挂在婴儿床旁，易因缠绕而导致婴儿窒息。

Q: **如何预防窒息的发生？**

1. 对于经常吐奶的婴儿，要在吃完奶后竖抱婴儿拍嗝后再放下睡觉，将婴儿的头和身体侧向右侧。在婴儿吃奶后入睡的这段时间，要守护在他旁边，以便婴儿吐奶可以及时发现，防止奶块被吸入气管引起窒息。

2. 喂奶时如果采用仰卧位，切记不要因其他事情走开而用毛巾垫着奶瓶喂奶。

3. 不要让婴儿睡在大人的身旁，让他睡在自己的婴儿床上，或睡在床边的婴儿床或摇篮里。

4. 不要给婴儿包裹过于严实，给他使用宽松程度及重量均合适的寝具，如可穿式毯子或者婴儿睡袋。

5. 不要让婴儿俯卧睡觉。一定要确保婴儿仰卧睡觉，且不要让他躺在柔软的被子及枕头上，要让他躺在硬实的平面上仰卧睡觉。

6. 不要在床上放置松软的物品。确保床垫平坦紧实，使用大小合适的床单覆盖。

7. 千万不要将塑料袋或塑料包装放在可能会缠住婴儿口鼻的地方。

8. 对于小婴儿，不要给他吃任何可能导致呼吸道被堵塞的食物。给婴儿吃的所有食物都要搅碎或者足够柔软，使婴儿不用咀嚼就可以咽下去。

9. 婴幼儿哭闹或笑时不要进食、喂药。

10. 不要将安抚奶嘴、饰品及其他物品用细绳系在婴儿床上或婴儿身上。

11. 不要给婴儿佩戴项链及在他脖子上挂任何饰品。

12. 不要给婴儿穿有带子的衣服。

13. 不要让细绳（如窗帘绳）在婴儿床上方或者附近晃来晃去。使婴儿床远离窗户、窗帘和窗帘绳。

Q: 窒息的现场救助应怎么做？

首先应现场快速判断伤情（表 12-1），决定是否需要现场急救以及应该采取哪种急救方法。

表 12-1　紧急救助时的判断

如果出现以下情况，采取现场急救	如果出现以下情况，不需要采取现场急救
1. 孩子完全不能呼吸（胸部没有起伏） 2. 孩子无法咳嗽或说话，脸色看上去发青 3. 孩子没有意识，无法回应	1. 孩子能呼吸、哭喊或说话 2. 孩子能咳嗽、吐唾沫或呼吸，孩子有清理呼吸道的正常反射 3. 孩子有意识，能够回应

1. 叩背胸部挤压法（小于 1 岁婴儿）：孩子因吸入或咽下异物阻塞气道窒息且不能呼吸、咳嗽、哭喊或说话但是意识清醒时适用。

患儿头低位，俯卧，急救者用右手掌根部冲击患儿肩胛之间 4~5 次，方向向患儿头部；患儿头低位，仰卧，急救者用右手食指和中指冲击患儿胸骨下端 4~5 次。

步骤 1：窒息婴儿头部低于躯干，急救者用掌根在两肩胛间做背部叩击，使异物松动。

步骤 2：窒息婴儿仰卧位，急救者对窒息婴儿 4 次胸部冲击，使胸腔内压增高，迫使异物外移。

步骤 3：窒息婴儿张开口腔取出可见异物。

背部叩击与胸部挤压，即步骤 1 与步骤 2 可交替反复进行，直到异物移动被排出，或婴儿恢复意识/反应。如果婴儿失去知觉，要开始心肺复苏术。

2. 海姆立克急救法（大于 1 岁幼儿）：急救者站在患儿背后，用双臂从患儿腋下围抱住胸部，一手握拳，拇指侧放在患儿剑突和脐连线之间，另一手握住拳头反复、用力地按压，以形成咳嗽般的气流从而把堵塞气道的异物冲出，打通呼吸道。需要时应一直进行海姆立克急救法，直到异物被排出，或者孩子恢复意识/反应。

叩背胸部挤压法（小于 1 岁婴儿）与海姆立克急救法（大于 1 岁幼儿）禁忌：切忌盲目用手在窒息婴幼儿口内寻找异物，因盲目用手指在口腔内寻找异物会将异物推向气道深处，所以一定要看到异物方可试用手指清除。

Q: 如果孩子没有意识或呼吸停止，如何立刻开始儿童心肺复苏？

将孩子放置在平坦坚硬的平面上平躺，儿童心肺复苏术按以下步骤进行。

1. 开始胸外按压。

（1）急救者将一只手掌根部放在窒息儿童胸骨的下半部；或者用两手：将一只手的根部置于胸骨下半部，然后将另一只手置于第一只手之上。小于 1 岁婴儿可用两个手指做按压。

（2）位置在两侧乳头连线之间的胸骨上。

（3）每次按压深度最少是胸腔厚度的 1/3 或者大约 5 cm 深；1 岁以下婴儿按压深度至少是胸腔厚度的 1/3，约 4 cm。

（4）每次按压后，都让胸部恢复到正常位置。

（5）按压频率至少为 100 次/分，以 2 次吹气和 30 次按压为 1 个周期，重复进行。

（6）每重复 5 个周期（约 2 分钟），检查是否有呼吸、咳嗽或动作的征兆。

2. 开放气道。

（1）儿童头部微向后倾斜，下巴抬起，即压额头、抬下巴。

（2）如果张口后发现异物，用手指将其取出。千万不要在看不到异物情况下用手指盲探清理。

3. 开始人工呼吸。

（1）急救者深吸一口气。

（2）1 岁以下儿童可将嘴覆盖其口和鼻；如果较大的儿童用口对口封住，拇指和食指紧捏住儿童的鼻子，保持其头后倾。

（3）吹 2 次气，每次持续 1 秒。每次吹气都应该使儿童的胸部抬起。

4. 继续胸外按压。

（1）继续进行 30 次胸外按压后 2 次吹气的周期循环。

（2）5 个周期后（大约 2 分钟），如果还没有人打"120"急救电话，急救者自己打。

一旦儿童将异物咳出，开始呼吸，停止人工呼吸，并拨打"120"。

向儿科医生咨询 8 岁以下儿童发生窒息，进行心肺复苏的指导措施；向社区咨询急救或心肺复苏课程的信息。

第三节　烧烫伤

Q: **发生烧烫伤的原因有哪些?**

烧烫伤的发生通常与照护人的照料不周有关。

1. 给孩子洗澡时水温过高,没有试温,导致孩子被烫伤。

2. 抱着孩子的时候,手里同时拿着热的茶、汤、咖啡等液体,即使溅出小部分液体,也可能烫伤孩子。

3. 抱着孩子吸烟、在炉火边做饭,导致孩子烫伤。

4. 刚调配好的奶没有试温就喂给孩子,导致孩子口腔黏膜烫伤。

5. 冬季给孩子使用电热毯、暖水袋方法不得当,导致孩子烫伤。

6. 孩子自主活动能力变强,自主活动范围变大之后,热源物轻易让孩子接触到,特别容易发生手烫伤。

Q: **如何预防烧烫伤的发生?**

1. 给孩子洗澡时在放进浴盆之前,要放好水,并检查水温。水温要适宜,不可过高。

2. 餐前检查奶液或食物的温度,不可过烫。

3. 抱着孩子的时候不要拿热的液体,如咖啡、茶或者汤。同样不要抱着孩子靠近煮着液体的炉子或放在桌面上的热液体。

4. 加热、取放热物时观察周围有无孩子,避免因碰撞、泼洒造成烫伤。

5. 吸烟、喝热饮,或者在炉子边做饭的时候,不要抱着孩子。

6. 不要允许别人在孩子周围吸烟。

7. 冬天若使用热水袋给婴儿热被时应特别注意,检查好热水袋上的塞子是否拧紧,防护套是否裹好。以防热水袋上的塞子掉下来,或者防护的防护套掉下来烫伤婴儿。

8. 冬天不使用电热毯给孩子被褥加热保暖。

9. 把孩子放在安全的地方，热源应远离孩子，使其抓碰不到热源，防止烫伤。

10. 桌子、柜子不使用桌布等覆盖物，以避免孩子拉扯桌布，热源物倾倒坠落。

11. 化学用品、打火机、火柴等物品专门保管；不使用有明火的蚊香驱蚊。

Q: 发生烧烫伤时家长应怎样处理？

1. 发生烫伤后迅速将孩子抱离热源。

2. 立即用大量的冷水冲洗烫伤部位 30 分钟，并在水中脱下或剪开伤处的衣服。

3. 烫伤所引起的水泡，不要弄破；严重的烫伤或烧伤，应用无菌纱布盖住伤口后，立即送往医院治疗，或拨打"120"急救电话，紧急求助。

4. 绝不能用牙膏、酱油等物涂在伤口上，以免引起感染或使症状恶化。

第四节　跌落伤

Q: **发生跌落伤的原因有哪些?**

1. 婴儿自 2 ~ 4 月龄开始双腿会逐渐变得更为有力，此时甚至可以靠踢腿从仰卧姿势变成俯卧姿势，这样就有了跌落地上的风险。

2. 婴儿在 4 ~ 7 月龄时大部分已经学会了翻身、移动身体，因此这个月龄的孩子从床上跌落的情况开始出现。

3. 8 ~ 12 月龄婴儿随着运动能力的提高，可逐渐从爬行自如到能够扶物行走，甚至独走几步，活动范围不断扩大，如果成人看护不到位，特别容易发生跌落伤。

4. 1 ~ 3 岁时，孩子行动速度快，活动范围扩大，跌倒后碰到头部，可能造成较为严重的伤害；在湿滑的地面上行走，滑倒后容易出现碰伤头部或肢体的情况。

5. 随着孩子运动能力的发展，他们喜欢爬高。有些孩子喜欢爬上窗台、阳台栏杆看远处、看楼下发生的事情，在手未抓牢或脚下打滑时，极易发生下坠，导致摔伤甚至摔死。

Q: **预防跌落伤发生的措施有哪些?**

1. 无人看护时，千万不要将孩子单独留在高于地面的任何台面（例如，尿布更换台、椅子、桌子、沙发、床及厨房的台面）上，如果孩子在某个台面上，你的手一定要时刻扶着他。如果需要离开他一会儿，一定要把他放在安全的地方，如婴儿床或婴儿围栏里。

2. 永远不要将坐在婴儿椅中的婴儿连人带椅放在桌子、凳子上，以及其他高于地面的平面上。

3. 婴儿床最好有高栅栏，婴儿睡觉时看护人一定要将栅栏竖起并卡紧。

4. 孩子玩耍时可将其放在地板上，就算孩子滚动或者蹬脚，也不至于摔落跌伤。如果在成人睡的大床上玩耍，看护人要坐在床的边缘，床的另三边儿不管是否靠墙，最好都用被子挡住，以免婴儿碰伤或者摔落、跌伤。

5. 婴儿床或者其他儿童床应该远离窗户。

6. 不要一手抱孩子，一手做事，特别是不能怀抱婴儿站在阳台上，身体探出阳台，以免失手使孩子坠落楼下。

7. 不要一手抱孩子坐扶梯，以免失手使孩子从扶梯坠落。

8. 不建议使用学步车。

9. 对于 1 ~ 3 岁孩子要教育他意识到登高的危险。一旦发现孩子有这样的行为，要立即制止批评，但不要大吼大叫，以免惊吓孩子发生意外。

10. 窗户下、阳台边，不要放桌子、椅子、木箱、床、沙发等，防止孩子利用他们攀爬。家有活动梯子，可将它挂在墙上并固定，不要让孩子搬动。住在高层的父母要注意，窗户、阳台上建议安装护栏。

Q: 发生跌落伤时家长的应对措施有哪些？

1. 如果孩子跌落后立即哭出来，且精神很好，没有发现其他症状，一般没有问题，但当天要使孩子保持安静不要给予洗澡。时刻观察孩子的精神状态，夜间应唤醒孩子两次，以确保他没有丧失知觉。如果第二天早上完全恢复正常，可暂时不用担心。父母最好再观察 1 个星期左右。

2. 如果孩子摔落后哭泣不止或不哭闹，并且有呕吐、不愿进食、脸色苍白、精神不振、抽搐甚至当场失去知觉、昏睡不醒，只要出现症状中的任何一种，就应立即送医。

3. 孩子从高处摔落以后，父母不要因为未见外出血就掉以轻心。因为跌落伤容易造成内伤，此时父母要严密观察孩子的精神状态，是否有精神不振、面色青紫、呕吐、抽搐；是否有大汗淋漓、气紧，甚至摸不到脉搏，如有以上症状，必须立即送医院抢救。

第五节　　溺水

Q: 发生溺水的常见原因有哪些?

1. 小婴儿容易在洗澡时家长看护不周的情况下，出现溺水。

2. 孩子会走路以后，喜欢玩水，但即使只有少量的水，如浴缸中、水缸中的水也可能导致溺水。

3. 孩子在没有家长看护的情况下，在水塘或小水沟边玩耍。有的孩子喜欢到河里摸鱼、摸虾，这也是发生溺水事故的原因。

4. 窨井盖的缺失或不牢固、阴沟无盖、施工所挖掘的水坑没有明显标志，孩子一旦不慎跌入，造成的后果往往十分严重。

Q: 如何预防溺水的发生?

1. 千万不要将孩子单独留在浴盆或水槽中，不论水有多浅。即使水只有几厘米深，也有可能导致孩子溺水。婴儿洗澡椅和婴儿游泳圈都无法代替成年人的看护，当孩子在水中或水边儿（包括游泳池、钓鱼池、温泉、河流、湖泊、大海）时，要始终在他一臂之内的距离。

2. 水缸、盆、桶等储水器要加盖，并避免婴幼儿进入储水器所在区域。使用完水池、浴缸、桶后及时排水。农村使用的水井台要高出地面，并安装井盖，提水以后要及时盖好，以免孩子爬上去玩耍，掉落井中。

3. 如果家中有游泳池，一定要用至少 1.2 m 高的栅栏将游泳池四周围住，将游泳池与房子完全隔开。

Q: 溺水的现场能做哪些救助?

1. 迅速清理婴儿口鼻内的污水及分泌物，将其放置为俯卧位，头朝下，拍打背部，使进入呼吸道和肺中的水流出。

2.呼吸心搏骤停者，应立即进行人工呼吸和胸外按压。

3.就地抢救时，要注意给婴幼儿保暖。

4.拨打"120"急救电话并送至医院做进一步处理。

第六节　异物伤害

Q: 发生异物伤害的原因有哪些?

1. 婴幼儿异物伤害多是异物通过口、鼻、耳等进入身体造成的损伤。常见的异物包括食物、硬币、尖锐异物、电池、小磁铁、气球、玩具零件及碎片等。

2. 婴儿口腔敏感，好奇心重，喜欢用嘴探知世界，但又缺乏识别异物的能力。

3. 1 ~ 3 岁幼儿常常出于好奇，会将异物如豆类、谷类、棉球、塑料小玩具、纸团儿等塞入鼻腔、外耳道；或者有小昆虫在孩子睡觉时爬进鼻腔，或者外耳道。孩子又因表达不清，致使异物留在鼻腔、耳道当中较久直到鼻腔或外耳道出现异味、分泌物才被父母发现。

4. 在天气不好的情况下带孩子出去玩，灰尘、小虫、煤屑等入眼，导致孩子眼睛有异物感、疼痛、流泪。

5. 孩子在进食时说话、嬉笑、打闹，或者口中含着小物品时，突然深吸气异物会进入气管、支气管或其深部，引起孩子呛咳、面部青紫、呼吸困难。

Q: 如何预防异物伤害发生?

1. 给孩子喂食和孩子进餐时注意力要集中，整个过程要以孩子为中心，鼓励孩子积极参与进食过程。

2. 不要给孩子吃光滑且需咀嚼的食物，如葡萄、生蔬菜等。

3. 不要给孩子吃圆形或较硬的食物，如坚果（花生）、火腿肠、胡萝卜，除非已提前把它们切碎。鼓励孩子在吃的时候将食物彻底咀嚼。

4. 至少在孩子 4 岁之前不要给他吃棉花糖、水果软糖、果冻这样有弹性的食物。

5. 不要让孩子一边玩耍或奔跑，一边吃东西，告诉他在说话或笑之前一定要咀嚼并咽下嘴里的食物。

6. 及时收纳可能被孩子放入口、鼻、耳等身体部位的小物件，如火柴、别针、发卡、花生米、瓜子、豆类、纽扣、硬币及药片等。

7. 及时制止孩子把硬币、电池等小件物品放入口、鼻、耳等身体部位的行为。

8. 选择适合孩子年龄段的玩具，不提供含有小磁铁、小块零件的玩具，防止误吞，防止割伤。

Q: 异物伤害的现场能做哪些救助？

1. 呼吸道异物伤害的现场救助同窒息的现场救助。

2. 发现外耳道及鼻腔异物时，家长切勿在家中处理，以免异物位置变深不易取出，应及时带孩子到医院就诊，请医生帮忙取出。

第七节　误食中毒

Q: 发生误食中毒的常见原因有哪些?

1. 1 ~ 3 岁孩子喜欢尝试各种物品，不只是食物，还有各种带颜色的糖衣片、胶囊、中药丸，甚至干燥剂等都会使孩子产生好奇心，特别是各种颜色的药丸和糖浆制剂，他们会把它当作糖或饮料喝，从而导致不同程度的中毒。

2. 孩子误食了含有毒蕈（俗称毒蘑菇）、白果、发芽的马铃薯、蓖麻子、河豚肉、木薯等造成的中毒。

Q: 如何避免误食中毒的发生?

1. 孩子食用的奶液、食物应新鲜、安全、卫生。

2. 玩具及生活用品应安全无毒，家长应关注婴儿的啃咬行为，避免婴儿因啃咬有毒物质而导致中毒。

3. 避免食用有毒食物引起孩子中毒。如有毒蘑菇、未彻底加热煮熟的扁豆、发芽的马铃薯等。

4. 家中的药物应存放在孩子拿不到的地方或放入带锁的柜子中。

5. 有毒有害的物品，如杀虫剂、灭鼠药、蟑螂球、农药等均需妥善保存。切记把药剂、化学剂从原装瓶子倒入其他的瓶子当中，如把杀虫剂装入饮料瓶，把清洁剂放在杯中，这经常会造成严重的事故。

6. 化妆品、洗衣液、洗发液、沐浴乳、染发剂等都应妥善放好。

Q: 孩子误食导致中毒怎么办?

1. 首先将有毒物质从孩子身边移开，如果他嘴里还有一些，让他吐出来或者用大人的手指抠出来，把这些残留的物质和其他证据都收集起来，交给医生，以便判断孩子吞下了什么。

2.接下来观察孩子是否有如下症状：严重咽喉痛、大量流口水、呼吸困难、惊厥、过度困倦。如果孩子出现上述任何一种症状或者昏迷或者呼吸停止，应立即采取心肺复苏术等急救措施，并拨打"120"寻求帮助。

3.不要用任何方式对孩子进行催吐，包括抠嗓子眼儿引发呕吐或喂他喝盐水。因为呕吐有可能引起更严重的伤害，例如，强酸或强碱，都可能造成咽喉灼伤，而呕吐时这些液体会反流到咽喉和食管，从而加重损伤。

第八节　电击伤

Q: 发生电击伤的原因有哪些？如何预防电击伤的发生？

1. 发生电击伤的原因：①婴幼儿遭受电击伤，大部分是因为他们去咬电线或者是将金属物品（如叉子、刀）插入没有插座盖的插座或电器中。②电动玩具、电器或工具使用不当，或者电流通过孩子接触的水（孩子站在或坐在水中），也会造成电击伤。

2. 预防发生电击伤的措施：①给所有不用的插座都装上安全插座盖，应选用不会被孩子吞下的插座盖，以防堵住孩子的呼吸道。②确保所有的电线都被绝缘材料完全包裹，并把电线收纳在孩子接触不到的地方。③如果有一些插座位置较低，也可以用家具将它们遮挡起来。④如果在卫生间中使用电器，特别是吹风机或者是剃须刀，用完以后要记得拔掉插头，并将它们锁进柜子里。⑤所有的卫生间都应该安装带有接地故障断路器的安全插座，它可以在接触水时自动闭合，降低触电事故的发生风险。

Q: 发生触电家长应怎样处理？

1. 如果孩子触电家长做的第一件事情应该是关闭电源。在很多情况下，可以先拔出插头或关掉开关，如果这个不可能做到，可以试着用木柄斧头或者是绝缘性良好的钢丝钳来切断电线，或者用干燥的木棍、卷起的杂志或者报纸、绳子、外套或者其他厚而干燥不导电的物体，把孩子身上的电线移开。

2. 如果无法移走电源，还可以尝试把孩子拉开，不要用手直接触碰孩子，否则大人也可能触电。在解救孩子的时候，一定要使用不导电的材料（如橡胶制品或上述物品）。

3. 电源被切断或者孩子被移开之后，立即观察孩子的呼吸、肤色和反应。如果他的呼吸或者心搏已经骤停或者非常快或不规律，立刻使用心肺复苏术来抢救，并让别人拨打"120"急救电话寻求帮助。

4.没有必要的话，不要移动孩子。因为严重的电击可能造成孩子的脊柱骨折。

5.如果孩子神志清醒，而且电击伤看起来比较轻微，家长可以检查一下他的皮肤是否被烧伤，特别是触电点为孩子嘴唇的时候。同时拨打"120"急救电话，因为电击伤会造成内脏损伤，这类损伤没有专业医学检查的话很难被发现。所有遭受电击的孩子都应该就医。

第九节　道路交通伤害

Q: **发生道路交通伤害的原因有哪些？**

1. 看护人交通安全意识淡薄，造成儿童乘车不当，导致危险发生。

2. 孩子有自我行动能力后喜欢到室外玩耍，当他有能力跑到马路或者车道上的时候，他还没有能力意识到这些地方的危险性。

3. 孩子们通常行动迅速，而且好奇心重。不过他们还不能够用余光注意车辆，无法准确判断声音的来源，不理解一些交通符号和信号的含义，不能判断车辆的速度及距离。不知司机可能分心无法注意到随时可能冲上马路的孩子，于是灾难常常在一瞬间发生。

Q: **如何预防道路交通伤害的发生？家长紧急处理的原则是什么？**

1. 预防措施。

（1）婴儿及较小的孩子都必须使用安全座椅，最好坐在汽车后排，因为后排最安全。

（2）在有安全气囊的汽车中，永远不要在前排使用后向式汽车安全座椅。

（3）成年人千万不要在乘车时将婴儿及年龄较小的孩子抱在怀中，不满 13 岁的孩子应该坐在汽车后排。

（4）无论发生任何事，不论多短时间，都不能把孩子单独留在车内。

（5）不要让孩子自己上下车。

（6）不要在车里放太多装饰品，如各种车内装饰。车内绝对不能有尖锐的或坚硬的东西。

（7）不要让孩子把头探出车窗外（包括天窗）。

（8）教育孩子不要在马路上或者是车道上行走玩耍，不要在马路旁边玩耍。

（9）如果孩子在马路附近玩耍，家长一定要亲自在一旁照看。如果孩子突然跑到马路上捡球或者追逐别的孩子，要迅速阻止他。

2. 紧急处理措施。

（1）遵循就地抢救原则，不要随意搬动孩子的身体。

（2）迅速判断有无脊椎骨折、肋骨骨折。

（3）对外伤患处止血。同时呼救，拨打"120""110"救援。

（4）发现四肢骨折，可在车内找些杂志代替夹板临时固定并尽快去医院。

第十节　咬伤

Q: 咬伤的常见原因有哪些？

1. 动物咬伤：动物咬伤发生在家庭当中最为常见。儿童喜欢与动物亲近，尤其是家养宠物，小年龄段儿童缺乏反抗能力，无法驱赶动物；婴儿喝奶后，口中残留奶液或者是奶香味儿，如果不洗净晚上会招引家里宠物，甚至老鼠咬伤孩子。

2. 毒虫咬伤：夏季蚊虫较多，婴儿没有驱赶蚊虫的能力，如果同时没有防蚊虫的保护措施，容易被毒虫咬伤。

3. 人咬伤：孩子可能被自己的兄弟姐妹或玩伴咬伤。

Q: 如何预防咬伤的发生？

1. 有小婴儿的家里最好不要养宠物。

2. 无论家中宠物看上去有多温顺，父母也不要让宠物接近孩子。

3. 喂完奶后保持孩子面部清洁，防止动物咬伤。

4. 孩子在户外时一定要有人照看，防止被动物咬伤。

5. 家中环境保持清洁，并使用必要防蚊虫装置。

6. 父母不要带婴儿到潮湿、杂草丛生的地方，以免被蚊虫咬伤。

7. 在有毒虫较多的树丛中穿行时，务必要保护好孩子的暴露部位。

8. 带孩子外出旅行、露营时，应准备一些防蚊虫的药水，提前涂抹在孩子的暴露部位。

Q: 发生咬伤后的紧急处理措施有哪些？

1. 如果孩子被动物咬伤致出血，家长应持续按压该部位五分钟或直到止血，然后轻轻地用清水和肥皂清洗伤口，并带孩子就医。

2.如果伤口非常大，或者止不住血，家长就要一直按住伤口并带孩子就医。

3.无论孩子何时被动物咬伤，无论伤口有多小，家长都应该带孩子就医。医生可能需要检查孩子是否接种了破伤风疫苗或者是否需要接种疫苗来预防狂犬病，这些疾病都会通过动物咬伤传播。

4.毒虫咬伤面部、四肢暴露部位后，如果局部红肿明显，疼痛剧烈，家长需要带孩子尽快就医。因为毒虫咬伤后，毒素会侵入机体引起过敏反应，严重者会出现全身过敏症状。

第十一节　　切割伤和擦伤、挤压伤

Q: **切割伤和擦伤的发生原因及预防措施有哪些？**

1. 发生原因。

（1）孩子好奇和渴望探索的天性容易给他带来切割伤和擦伤。

（2）玩小刀、剪刀或边缘性锋利的玩具时，孩子随时有受伤的可能。

2. 预防措施。

（1）将具有潜在危险性的物品，如锐利的刀具和易碎的玻璃杯等，放到远离孩子活动范围的地方。

（2）孩子长大了，可以自己使用剪刀或者是其他刀具的时候，为安全起见，坚持手把手地教他如何使用。

（3）教育孩子不要把铅笔、筷子、冰棍儿等尖锐的东西拿在手里或者含在嘴里奔跑，以免伤到别人或自己。

（4）定期检查家庭居住环境，如果发现任何有可能给孩子带来危险的东西，都应该将其处理掉。

Q: **手指挤压伤发生的原因及预防措施有哪些？**

1. 发生原因。

（1）孩子好奇心重，喜欢把手指伸到门缝里、抽屉边，家长关门、关抽屉时不注意就会把孩子的手指挤伤或压伤。

（2）孩子们在一起打闹时，由于追打而猛地关上门，挤压到手指，造成挤压伤。

（3）在关车门时，孩子手扶车门家长不注意，也容易发生手指挤压伤。

2. 预防措施。

（1）家长在进出房门时，要留心跟在后面的孩子，门上最好不要装弹簧。

（2）教育孩子不要把手指放在门缝里，也不要用力关门。

（3）开关车门时，要注意孩子的手指位置，做好看护。

Q: 手指挤压伤的家庭治疗有哪些方法？

1. 如果手指肿胀轻微，没有感到明显不适，可以先在家中自行观察。

2. 如果孩子指尖出血，可以用肥皂和清水清洗伤口，并用干净柔软的伤口敷料来包扎。

3. 如果受伤部位有疼痛、肿胀和发红的情况，可以先用冰包或者在冷水中浸湿的毛巾来冷敷，可以有效地缓解疼痛，减轻肿胀。

4. 如果受伤部位的疼痛、肿胀和发红情况比较严重，并且有渗出液，或者孩子在受伤后 24 ~ 72 小时有发热，这些就可能是感染的症状，家长应该多加注意，并且及早带孩子就医。

第十二节　　眼外伤

Q: 眼外伤发生的原因有哪些？

1.燃放烟花爆竹引发的眼外伤最为常见。

2.随着幼儿逐渐长大，活动范围越来越大，在此期间学会了奔跑，如果手中拿着铅笔、筷子等尖锐物体猛跑，在摔倒时就容易扎伤眼睛。

3.家长在使用强酸、强碱等洗涤剂时，没有回避孩子，当液体不小心进入孩子眼中就容易发生化学烧伤。

Q: 如何预防眼外伤的发生？

1.燃放烟花爆竹时，严禁孩子近前观看，家长要做好看护。

2.应加强对孩子的安全教育，如不要拿着铅笔、筷子等尖物猛跑以免摔倒时扎伤眼睛。

3.教育家长在使用强酸、强碱等洗涤剂时，要让孩子避开，以免液体溅到眼中，造成化学烧伤。如果发生烧伤，应立即用清水彻底清洗，然后去医院做进一步处理。

4.如果眼内进了灰尘等异物，可让孩子轻轻闭眼靠眼泪将其冲出，如异物是在白眼球表面可用消毒棉棒将其蘸出，切忌用不干净的手帕去擦，否则会造成眼球表面的划伤和继发感染。如果异物是在黑眼球表面，则应到医院请眼科医生帮忙取出。

第十三节　中暑

Q: 中暑的原因有哪些?

1. 在高温环境下,孩子活动一段时间之后,出现大量出汗、四肢无力、头晕眼花、口渴、胸口发闷、恶心、无法集中注意力等情况时,需要考虑中暑的可能性。

2. 夏天气温高、阳光强烈,孩子如果在阳光下长时间暴晒,体温上升,容易发生中暑。

3. 孩子被单独留在高温的车内,而发生中暑。在炎热天气下被单独留在汽车中的孩子可能在十分钟之内死于高温。

Q: 如何预防中暑?

1. 夏季在阳光照射最强烈的时间段(上午 10 点到下午 3 点),要让孩子避免在户外活动。

2. 夏季在户外活动时,尽量选择在阴凉处、树荫下。家长要做好防护措施,如带遮阳伞、太阳镜和足够的水。

3. 孩子运动量大、出汗多时,应及时给孩子补充体内流失的水分,回家以后可以多吃一些含水多的水果,如西瓜、梨等。

4. 在任何情况下都不能将孩子单独留在车内,无论家长离开多长时间。

Q: 发生中暑后的紧急处理措施有哪些?

1. 发现孩子中暑后应帮助孩子迅速脱离高温环境,将其移至阴凉通风处静卧,脱掉衣物以助散热。

2. 如果孩子体温过高,可以进行物理降温处理,如在头部敷上冷毛巾,打开风扇、空调等,加快散热。同时及时补充含盐的清凉饮料,如淡盐水、绿豆汤、西瓜汁等。

3. 如果发现孩子被单独留在高温的车里，应该第一时间打开车门将孩子解救出来，解救后将孩子移至阴凉通风的环境，检查他的状况。如果有反应、有呼吸，那么要赶快给孩子降温、补液。如果孩子呼吸困难、面色苍白，触碰孩子皮肤时，感觉到湿冷，甚至出现昏迷等重度中暑情况，应立即送到医院进行治疗。

第十四节　　虐待与忽视

Q: 虐待包含几种类型？

虐待儿童的类型一般包括身体虐待、情感虐待、性虐待和忽视。

1. 身体虐待是指儿童的身体被踢打、摇晃、烧烫或施加其他暴力。身体虐待是最容易观察到的一种虐待。

2. 任何对儿童隐蔽或明显的忽视或不重视所产生的后果，进而导致其行为异常者均属于情感虐待，如限制儿童的行为自由、诋毁、嘲讽、威胁和恐吓、歧视、排斥，以及其他类型非躯体的敌视等。情感虐待是一个较为隐蔽的问题，但对被虐待的儿童来讲，危害是十分严重的。

3. 性虐待是指任何儿童遭受不能理解或者不同意的性行为，包括爱抚、口交、生殖器交、肛交、暴露、偷窥和让孩子接触色情信息。

4. 忽视儿童包括生理忽视（不提供食物、衣物、住处或者其他生活必需品）、情感忽视（不给予爱、关心、抚慰）、医疗忽视（不提供必需的医疗护理）、教育忽视（不提供教育）或监护忽视（未能适当监护）。心理或者情感虐待都会因为上述忽视而产生，但还与言语虐待有关，言语虐待会伤害儿童的自我价值感或者情感健康。

Q: 如何识别虐待？

父母应该警惕孩子的身体或者行为出现的无法解释的变化，虽然伤痕常常是身体虐待的迹象，但是行为改变通常能反映很多急性或者慢性压力环境造成的焦虑。没有哪一种行为能明确表明孩子遭到了哪种的虐待。下面是遭受虐待儿童可能出现的身体迹象和行为心理变化。

1. 身体迹象。

（1）还不会翻身的婴儿出现任何损伤。

（2）4 岁以下孩子的躯干、耳朵或者脖子有淤青。

（3）任何与受伤发生方式的描述不一致，不能充分解释或与孩子的运动能力不一致的损伤。如淤青、烧烫伤、骨折，以及胸部、腹部或头部损伤。

（4）体重未能增加，特别是在婴儿期，或者突然间体重显著增加。

（5）非医学原因引起的头痛或者腹痛。

（6）外生殖器疼痛、出血和（或）有分泌物。

（7）感染性传播疾病。

2. 行为和心理变化。

（1）恐惧（做噩梦、抑郁、不同寻常的害怕）。

（2）突然尿床或上厕所的能力退化（特别是在孩子已经完成如厕训练后）。

（3）自信心突然改变。

（4）极端消极或者富有攻击性。

（5）存在极度亲热的行为或者社交恐惧。

（6）胃口大增，偷食物。

Q: 虐待造成的长期后果有哪些？

1. 想分辨出一个孩子是否遭受虐待，有时并不容易。被虐待的孩子通常不敢告诉任何人，因为他们害怕被责备，或者害怕没有人相信他们。有时候他们保持沉默的原因是虐待他们的人是他们很爱的人，或者很怕的人，或者兼而有之。遭受虐待的孩子需要尽快得到特殊的支持和治疗。孩子被虐待的时间越长，或者其独自承担这一切的时间越长，就越难从中恢复过来，身心从而无法健康的成长。

2. 大多数情况下，被虐待的孩子受到长期精神伤害，比身体伤害更大。情感和心理的虐待、身体虐待和忽视会使孩子无法处理压力，无法掌握变坚强和获得成功所需的能力。

3. 被虐待的孩子可能会有各种反应，甚至可能变得抑郁或者恐惧、自杀，会有暴力行为。随着年龄的增长，他们可能出现学习障碍、吸毒、酗酒、离家出走、不服从管教或虐待他人的行为。

4. 成年后他可能有婚姻问题或者性生活障碍、犯罪行为、抑郁或自杀行为。

Q: 孩子被虐待怎么办?

1. 如果怀疑孩子被虐待，应立即报警，并向当地的儿童保护组织寻求帮助。

2. 如果孩子被虐待了，家长也许是唯一能帮他的人，根据孩子的具体情况，建议和其他的家庭成员去向专家（心理健康专家、言语治疗师、其他治疗师）咨询，并与儿科医生、儿童保护组织的专业人士讨论相关情况，以给予孩子所需要的支持和安慰。

3. 如果孩子被虐待了，请把虐待的问题说出来。如果不把虐待的问题说出来，也可能使家长不能保护自己的孩子。在任何虐待儿童事件中，孩子的安全都是最重要的。

Q: 如何预防虐待的发生?

1. 防止来自家庭外部身体虐待和性虐待的最佳方式，就是亲自监护孩子，并参与到孩子的活动中去。

2. 为孩子选的看护机构最好能允许父母在没有提前预约的情况下，随时随地的看望孩子。

3. 父母应该密切注意孩子所在看护机构的反馈或反应，如果孩子告诉你他遭受不好的对待，或者他突然出现无法解释的行为改变，家长应该深入调查。

4. 父母要告诉孩子一些基本的安全法则，告诉他要远离陌生人，在不熟悉的地方不要离开家长视线。如果有人要他做违背自己意愿的事儿，要说"不"。如果有人弄伤了他，或者让他很不舒服，即便是认识的人也一定要告诉你。

5. 如果孩子告诉家长他被虐待，或者有其他困扰他的事儿，家长要向孩子强调，他不会有麻烦。要告诉孩子，父母知道这些事情是为了保护他的安全，如果他告诉了家长，就会得到帮助和解决。

第十五节　拐骗

Q: 拐骗易发生的场所及手段有哪些？

孩子被拐骗的高危场所包括家门口、商场超市、公园或者广场、汽车站或火车站、游乐场、大型晚会现场，其中家门口位居榜首。

拐骗常用的作案手段如下。

1. 逗孩子玩儿，把孩子引到别的地方瞅准时机抱走。

2. 采用零食或玩具等"糖衣炮弹"，哄骗孩子跟自己走。

3. 趁家长不注意、没人照看孩子的时候，抱走孩子。

4. 当老人照看孩子的时候，趁老人不注意一人抱走孩子，一人堵住追来的老人。

5. 假装帮忙看孩子，把孩子带走。

6. 利用孩子天真善良、乐于助人的美好品质寻求孩子帮助，将孩子哄骗至某个地方，带走孩子。

Q: 家长如何预防孩子被拐骗的发生？

1. 教育孩子出门一定要跟在父母身边，不要和陌生人说话，也不要接受陌生人的食物、玩具。

2. 除家人外，不要让孩子相信任何接近自己的人。

3. 少带孩子到没有安全措施的公共场所去。

4. 带孩子外出尽量穿鲜艳的衣服，便于寻找。

5. 父母不论在什么情况下，都不能放松警惕，不能让孩子脱离自己视线。

6. 骑电动车带孩子外出时，不要将孩子放在后座，应该放在前面。

7. 聘请保姆时，一定要查清其真实的身份，并掌握相关资料。

8. 熟记孩子体貌特征。

第十三章

婴幼儿常见营养性疾病防治

第一节　概述

Q: 什么是营养性疾病?

人类为了维持生命和正常活动要不断地从外界摄取各种营养素，这些营养素包括蛋白质、脂肪、碳水化合物、矿物质、维生素、纤维素及水等。摄入营养素过多或过少都有可能引起人体不适甚至引发疾病。因为营养素摄入不当造成的疾病统称为营养性疾病，包括营养素摄入不足和摄入过量。如蛋白质及能量摄入不足会导致营养不良、消瘦、生长迟缓等；碘摄入不足会导致甲状腺肿大、智力低下及生长迟缓等；铁摄入不足会导致贫血等。但营养素并不是摄入越多越好，如摄入碳水化合物及脂肪物质过多可导致肥胖、高脂血症、高血糖等；摄入一些矿物质、维生素过多还可能导致中毒。

Q: 国家经济发展了，还有很多营养性疾病吗?

我们国家地大物博，经济水平差异很大，也有因家长营养喂养知识缺乏和错误认识造成的营养不良。边远贫困地区营养缺乏病较常见，如蛋白质能量不足、贫血、佝偻病、消瘦、生长迟缓等。而经济发达地区营养过剩疾病多见，如肥胖、高脂血症、高血糖等。2020 年国家卫生健康委发布的《中国居民营养与慢性病状况报告》显示，中国 0 ~ 5 岁儿童生长迟缓率为 4.8%，与 2015 年发布结果相比下降 3.3 个百分点。低体重率和消瘦率均为 2.0%，与 2015 年发布结果相近。中国 0 ~ 5 岁儿童超重率为 6.8%，肥胖率为 3.6%。肥胖率较 2015 年发布结果相比上升 0.5 个百分点。儿童肥胖成为我国儿童的突出营养问题。虽然我国营养性疾病低于大多数发展中国家，但是在我们日常生活中还是比较常见的。

Q: 婴幼儿常见的营养性疾病有哪些?

常见的营养性疾病分为营养不足和营养过剩两类。营养不足包括蛋白质、碳水化合物摄入不足或者微量营养素摄入不足。营养过剩多见于碳水化合物摄入过多造成肥胖，微量营养素过量大多是因为意外摄入过多造成过量或中毒。婴幼儿常见的营养缺乏病有能量及蛋白质摄入不足引起的体重增长不足甚至体重下降，身长生长不足或生长迟缓（矮小），消瘦等；维生素 D 和（或）钙缺乏引起的营养性佝偻病；营养性缺铁性贫血、锌缺乏症、维生素 A 缺乏症等。营养过剩引起的常见营养性疾病有婴幼儿肥胖。少见维生素 A、维生素 D 及钙过量或中毒。

Q: 为什么婴幼儿容易得营养性疾病？

婴幼儿容易得营养性疾病有以下原因。

1. 营养需求高：出生后婴幼儿体格快速生长，是一生中体格生长最快的阶段，需要的营养物质多，容易造成营养缺乏。

2. 营养摄入不足：辅食添加不及时，4 ~ 6 月龄后从母体内储备的营养物质几乎消耗殆尽，仅靠乳类不能满足体格生长及活动的需要，6 月龄如果不及时添加辅食，容易造成营养缺乏。

3. 添加辅食种类及量不均衡容易造成营养缺乏病，由于抚养人缺乏营养喂养知识及错误认识容易造成不恰当的辅食添加，如米面等主食较多，认为鸡蛋、肉类不容易消化而不敢给婴幼儿吃，认为小米汤、肉汤更有营养等，这些错误认识导致婴幼儿更容易造成营养性疾病。

4. 抚养人不恰当的饮食行为造成婴幼儿挑食、偏食、进食无主动性等问题易导致营养性疾病。

5. 消耗或丢失较多：幼儿期的宝宝免疫力相对低下，胃肠负担相对重，容易出现发热、呼吸道感染性疾病，以及呕吐或腹泻等消化道症状，这些疾病均可使营养消耗或丢失增多，从而导致营养缺乏病。

Q: 哪些宝宝更容易得营养性疾病？

1. 母亲孕期营养储备不足的宝宝：孕妇存在贫血、维生素缺乏、频繁呕吐不能进食影响营养摄入等情况会导致胎儿营养不良或营养物质储备不足。

2. 双胎或多胎儿：在母体内需要更多的营养物质，常常储备不足。

3. 早产儿：未在宫内充分生长并获得营养储备，而且出生后需要快速追赶生长易导致营养不良。

4.辅食添加不当的宝宝：6 月龄未及时添加辅食，辅食过稀或未及时添加动物食物、挑食偏食等。

5.其他：过敏性体质宝宝，反复呼吸道和消化道感染的宝宝，未按时体检及时发现异常的宝宝。

Q: 检测微量元素能诊断营养性疾病吗？

目前医院和市场上查的微量元素通常有钙（钙是常量元素）、铁、铜、镁、锌、镉、铅等。采样方式有静脉血、末梢微量血、头发，经皮肤等。检测方法有原子吸收光谱法、电化学分析法、酶联免疫法等。

其实钙是宏量元素，99% 分布于骨骼、牙齿中，剩下 1% 存在于血液、肌肉中。铁是人体内含量最多的微量元素，约 2/3 存在于红细胞中，1/4 ～ 1/3 存在于肝脾骨髓中，还有些存在于肌肉中。锌存在于人体骨骼、头发、皮肤和血液中。体内微量元素大多存在于细胞、组织、器官中而非血液中。

综上所述，由于微量元素在体内的存在特点及检测方法、样本的不同，所以微量元素检测不能真正反映体内的营养状况。营养性疾病的诊断要依据临床表现、体格生长评价、膳食评估及实验室检查等综合分析，仅凭微量元素的检测不能诊断营养性疾病。

Q: 医生是怎么诊断孩子有营养性疾病的？

医生诊断营养性疾病第一要对孩子进行体格检查及必要的测量，如身高、体重、头围、胸围、皮褶厚度等评价生长状况。第二要详细询问孩子的饮食状况，了解以往及现在食物摄取的情况，如碳水化合物、蛋白质、脂肪、维生素、纤维素及营养剂补充等，详细询问抚养人的能力及饮食行为。第三要了解孩子的既往病史，特别是急、慢性感染性疾病。第四需要进行必要的实验室检查有助于了解营养紊乱及功能障碍。医生要综合分析以上情况给出合理的诊治方案。

Q: 为了宝宝营养好，平常就把钙、铁、锌等都吃上行不行？

人体营养讲究平衡，不足会导致营养缺乏病，过量也会增加机体代谢负担，导致机体损伤，甚至会出现中毒症状。钙过量会引起消化道症状，如恶心、呕吐、腹胀、便秘等；钙经肾代谢，过量会增加肾脏负担，甚至引起肾结石。铁过量会导致胃肠道症状，如恶心、呕吐、腹痛、黑便等，长时间会损伤肝脏导致肝大及肝硬化，也可停留在其他组织器官造成损伤。锌过量也会引起恶心、呕吐、腹痛、腹泻等消化道症状，严重时消化道会发生糜烂出血。一种微量元素过量会影响其他微量元素的代谢，所以体内矿物元素并不是越多越好，其他营养素也是同样道理。

Q: 孩子矮小是因为营养性疾病吗？

孩子矮小的影响因素非常多，其中遗传因素占主导，如家族性矮小、青春期延迟等。其他导致矮小的躯体疾病有很多，如生长激素缺乏、甲状腺素缺乏、肝肾功能异常、胃肠道疾病，以及反复呼吸道及消化道感染等。还有很多基因遗传和突变疾病，如特纳综合征、努南综合征、小胖威利综合征等。另外，运动、睡眠及情绪对身高生长的影响也是肯定的。当然，营养是儿童体格生长必不可少的，尤其是在生命早期的 1000 天！营养不良将影响孩子体格生长，可能导致生长迟缓，但是矮小不属于营养性疾病。

第二节　营养性佝偻病

Q: 什么是营养性佝偻病?

营养性佝偻病是由 2016 年"营养性佝偻病防治全球共识"提出的,更新了之前医学上"维生素 D 缺乏性佝偻病"的定义,指出营养性佝偻病是由儿童维生素 D 缺乏和(或)钙摄入量过低导致生长板软骨细胞分化异常、生长板和类骨质矿化障碍的一种疾病。2016 年"营养性佝偻病防治全球共识"提出,在维生素 D 缺乏作为病因的基础上,钙摄入量过低也是佝偻病的重要原因,是与生活方式密切相关的全身性慢性营养性疾病。佝偻病会导致生长迟缓、骨骼畸形,严重时会发生惊厥、喉痉挛和手足抽搐。近年来,多学科研究发现佝偻病既是一种营养缺乏病,又是一种代谢性疾病。除了对骨骼的影响之外,还同时影响神经、肌肉、造血、免疫等组织器官的功能,对儿童健康影响较大。

在 20 世纪,佝偻病发病率很高,后来作为公共卫生问题常规给婴幼儿补充维生素 D 使其发病率明显下降,但目前在发展中国家仍是一个重要问题,婴幼儿是高危人群,我国北方佝偻病患病率高于南方。近年来,随着社会经济文化及卫生保健水平的提高,我国营养性佝偻病发病率逐渐降低,病情也趋于轻度。

Q: 孩子得了佝偻病有哪些表现?

佝偻病早期多见于 6 个月内(特别是 3 个月以内)婴儿,患儿会出现神经兴奋症状,如烦躁不安、易激惹、夜间入睡困难、易惊、哭闹、多汗,严重时会出现手足抽搐、惊厥。若早期得不到及时治疗,长时间会导致骨骼软化变形,如小于 6 个月婴儿,可见颅骨软化体征(乒乓颅);大于 6 个月婴儿,可见头型呈鞍马状或方形、手(足)镯、肋串珠、肋软骨沟,"O"形、"X"形腿等体征。经有效治疗后,体征逐渐减轻或恢复,严重者残留不同程度的骨骼畸形。

维生素 D 缺乏除骨骼病变外，还可能影响其他组织器官，使运动发育延迟，如肌肉松弛、肌力（肌张力）降低；可能导致免疫功能下降出现机体反复感染。

Q: 维生素 D 对人体有什么作用？

维生素 D 分为维生素 D_2 和维生素 D_3。维生素 D_2 多含于植物性食物中，它是由植物的麦角固醇经阳光照射而合成的，维生素 D_3 可由人体皮肤和脂肪组织在 7- 脱氢胆固醇经过阳光照射合成。维生素 D 属脂溶性维生素，来自食物中的维生素 D 与脂肪一起经小肠吸收，可以促进肠道钙结合蛋白的合成，促进肠道内钙、磷的吸收和运转，增加在体内的留存；可使尿钙、磷排出减少；当膳食中缺钙时，会使骨骼中钙、磷释放。所以维生素 D 的主要作用是参与骨代谢和钙稳态，预防骨质疏松及佝偻病。

近年研究发现维生素 D 作用已超越钙、磷代谢和骨健康领域，涉及整个机体健康，呈现多方面生理功能。补充维生素 D 可获益的疾病有骨关节炎、糖尿病、代谢综合征、冠心病、高血压、自身免疫性疾病、多种癌症、上呼吸道感染和流感等。

Q: 宝宝出生后为什么要补充维生素 D？

维生素 D 作用非常重要，但维生素 D 的摄取主要靠阳光照射皮肤合成，而宝宝出生后尤其新生儿户外时间极少，接触阳光很少，皮肤不能合成充足的维生素 D。宝宝常用膳食包括母乳，其维生素 D 含量很低，母乳中浓度为 20 ~ 60IU /L，一般强化婴儿配方奶中含维生素 D 250 ~ 400 IU/L，而宝宝出生后的奶量远远达不到每天 1 L。鉴于维生素 D 较安全，国内外多个相关指南均建议 0 ~ 1 岁宝宝维生素 D 每日摄入量为 400 IU。我国婴幼儿喂养指南建议宝宝出生后无论母乳喂养还是配方奶喂养都需要补充维生素 D 每天 400 IU。

Q: 宝宝维生素 D 要吃多长时间？不会中毒吗？

机体维生素 D 来源于阳光和膳食，正常情况下 80% 以上来源于阳光照射，自然食物中维生素 D 有限，低于 100 ~ 150 IU/d。国内外营养指南推荐 0 ~ 1 岁宝宝维生素 D 的摄入量最低为 400 IU/d，可耐受最高摄入量为 1000 IU/d。1 岁及以上儿童至少为 600 IU/d，可耐受最高摄入量 1500 ~ 4000 IU/d。户外活动不足的人群可以终身常规每天补充 600 ~ 800 IU 维生素 D。

婴幼儿口服维生素 D 5000 IU/d，持续 6 个月以上；或婴儿 40 000 IU/d，1 个月，可能中毒。而临床推荐的日常量应用 1 年也远远达不到中毒量。

Q: 维生素 AD 和维生素 D 有什么区别？

维生素 AD 制剂是维生素 A 和维生素 D 的复合制剂，儿童剂型比例为 3:1，成人剂型为 9:1，儿童错误应用成人剂型会造成维生素 A 过量或中毒。

维生素 D 制剂国产每粒胶囊通常含有 400 IU 维生素 D，进口制剂有 800 IU 或更高剂量，购买及应用时要搞清楚。

我国第三次全国营养调查的资料表明，人均维生素 A 摄入只占供给标准值 60%。乳母维生素 A 的营养状况影响婴儿，婴幼儿的辅食添加通常也不能满足维生素 A 的需要。国内外相关推荐 1 岁以下婴儿 400 ~ 450 μg（1333 ~ 1500 IU）；1 ~ 4 岁 600 ~ 750 μg（2000 ~ 2500 IU）；儿童最高耐受量为 6000 IU/d。鉴于维生素 A 的主要生理作用及安全性，建议评估婴幼儿维生素 A 的营养状况，适当补充。在选择维生素 AD 制剂时注意比例为 3:1，避免维生素 A 过量。

Q: 吃哪些食物能补充维生素 D？

膳食中维生素 D 含量不多，母乳 20 ~ 60 IU/L、蛋黄 25 IU/个、三文鱼 500 ~ 1000 IU/100 g、强化食品如配方奶中维生素 D 含量参考成分表（约 300 IU/100 g）。仅仅依靠食物往往不能满足人体维生素 D 的需要，建议多进行户外活动。国内外营养指南推荐 0 ~ 1 岁儿童维生素 D 的摄入量最低为 400 IU/d，可耐受最高摄入量为 1000 IU/d。1 岁及以上儿童至少为 600 IU/d，可耐受最高摄入量 1500 ~ 4000 IU/d。

Q: 维生素 A 有什么作用？

维生素 A 参与维持上皮细胞结构的完整性，缺乏时，可引起上皮组织改变如汗腺分泌减少、皮肤干燥脱屑瘙痒、皮肤粗糙角化过度及增生等。

维生素 A 参与免疫蛋白合成，维持正常免疫功能，长期缺乏维生素 A 会导致儿童免疫功能低下，容易反复呼吸道感染、泌尿系统感染及发生传染病。

维生素 A 促进蛋白质的生物合成和骨细胞的分化，有助于细胞增殖与生长，促进生长发育。维生素 A 长期缺乏导致骨骼生长迟缓，身高落后，牙釉质发育不良易发生龋齿，易患贫血。

维生素 A 参与视网膜光化学反应，适应暗视野，维持正常视觉功能，缺乏时可导致夜盲。

Q: 含维生素 A 丰富的食物有哪些？

按照《中国居民膳食指南（2022）》推荐摄入均衡足量的饮食，无需再额外补充维生素 A。维生素 A 多来源于动物性食物，如动物肝脏，蛋黄，乳制品等一些红黄，绿色蔬菜。水果中含有类胡萝卜素进入体内，转换为视黄醇，合成有活性的维生素 A，但转化率较低。

所以长期素食容易造成维生素 A 的缺乏。参照《中国食物成分表（2019年版）》，含维生素 A 比较丰富的食物有各种动物肝脏如鸡肝、猪肝、鸭肝；各种蛋类如鸡蛋黄、鹌鹑蛋、鸭蛋以及河蟹。在植物性来源中含有维生素 A 较丰富的食物有胡萝卜、菠菜、芹菜叶、豌豆苗、韭菜、红薯及柑橘等。

Q: 钙对人体有什么作用？

人体钙 99% 存在于骨骼、牙齿，维持机体的骨骼健康。仅 1% 左右在血液及其他组织，以离子钙的形式存在，量虽少却发挥着重要功能。钙离子调节神经、肌肉的兴奋性；影响肌肉收缩和凝血过程。钙是骨矿化的主要成分，是维持机体代谢、循环、血液、神经、肌肉、骨骼、呼吸、消化等的生理功能正常不可缺少的重要物质。

Q: "宝宝都需要补钙"是真的吗？

不是所有宝宝都要补钙！

《中国儿童钙营养专家共识（2019年版）》推荐钙摄入量 0 ~ 6 个月婴儿为 200 mg/d，7 ~ 12 个月为 250 mg/d，1 ~ 3 岁为 600 mg/d，4 ~ 6 岁为 800 mg/d，7 ~ 11 岁为 800 mg/d，11 岁以上为 1000 mg/d。参照《中国食物成分表（2019年版）》，通过观察日常食物中含钙量就可以发现，以乳类为主要食物的婴幼儿（1 ~ 3 岁），如果每天配方奶摄入量达到 500 mL 以上，饮食均衡，基本上是不需要额外补充钙的！纯母乳钙含量较低，100 mL 母乳中含钙约 30 mg，但易吸收，也能满足 0 ~ 6 个月宝宝的需要。

《中国食物成分表（2019年版）》含钙较丰富的食物有婴儿奶粉、虾皮、黑芝麻、海带、豆腐干、紫菜、黑木耳、海蟹、黄豆、燕麦片、芥菜、海虾、干蘑菇、酸奶、鸡蛋黄、牛乳、鲫鱼等。

Q: 做什么检查能知道缺不缺钙呢?

目前医疗保健评估钙营养主要有 3 种方法:通过膳食调查了解钙摄入情况给予钙营养评价;通过生化指标测定(尿钙、血钙)了解;通过骨超声及双光能 X 线进行骨密度检查了解骨骼营养。目前没有一种评价方法能够较准确反映机体钙营养。因为 99% 钙分布于骨骼及牙齿,所以尿钙、血钙通常不作为钙营养检测的指标;膳食评价是钙营养评价基础;骨骼钙的检测应最能反映钙的营养状况,近年来间接反映骨矿物含量指标的骨密度(BMC)、骨矿物质含量(BMD)被广泛应用。

Q: 孩子生病期间需要停用维生素 AD 吗?

不需要!生病时不但不需要停用维生素 AD,更需主要补充,尤其在发热、感染、呕吐、腹泻时。因为疾病会增加营养素的消耗,同时疾病会导致机体摄入营养素减少、肠道吸收减少及肠道或尿道排出增多等,这些因素会加重营养素的缺乏,所以不需要停用维生素 AD。

第三节　贫血

Q: 哪些营养素缺乏会引起营养性贫血？

营养性贫血是一组由各种原因导致造血原料供应不足，表现为红细胞及血红蛋白低于正常值的血液系统疾病。很多营养素都参与造血过程，包括蛋白质、铁、维生素 C、维生素 B、维生素 A 及叶酸等，当这些参与合成血红蛋白的物质缺乏时都会引起营养性贫血。营养性缺铁性贫血是营养性贫血的一种，婴幼儿发病率最高，严重危害儿童健康，是我国重点防治的儿童常见病之一，也是全球公共卫生问题。

Q: 孩子还小，为什么会贫血？

婴幼儿是缺铁性贫血高发年龄，因为 0 ~ 6 月龄的铁主要来自胎儿储备，出生后快速生长，营养物质需求量迅速增加。4 ~ 6 月龄时来自母体的铁储备几乎消耗殆尽。婴幼儿依然处于快速生长时期，铁的需求量数十倍增加，母乳铁含量较低，6 月龄后不能满足宝宝生长需要，如果未能及时添加含铁丰富的辅食，则极易发生缺铁性贫血。

Q: "胖宝宝"还会贫血吗？

胖一般是由于碳水化合物摄入过多能量堆积形成脂肪，见于爱吃主食、甜食的宝宝。而造血必需的主要营养素包括蛋白质、铁、维生素 A 及叶酸，多存在于动物食品中，如动物肝脏、动物血、红瘦肉等。所以白白胖胖的孩子更要注意营养性贫血，因为面色苍白有可能是贫血的体征和表现，而胖可能是膳食不均衡的表现，主食过多、肉类不足容易导致贫血。

Q: 家长怎么知道宝宝是否存在贫血？

家长注意以下几点能及早发现贫血。

1. 宝宝 6 月龄至 2 岁应警惕营养性贫血。

2. 按时体检，6 ~ 8 月龄及时筛查血红蛋白。

3. 注意贫血体征：面色较黄甚至苍白、口唇及眼睑结膜不红润呈淡粉色甚至苍白、指甲泛白且形状呈勺状、头发黄稀等。

4. 注意贫血表现：生长迟缓、乏力疲倦、反复生病、挑食偏食、烦躁不安、发育迟缓，甚至智力倒退等。

5. 是否有贫血高危因素，如母孕期贫血、早产、多胎、未及时添加辅食及动物食品等。

Q: 含铁丰富的食物有哪些？

《中国食物成分表（2019 年版）》总结了含铁较高的常见食物：动物肝脏、动物血、猪牛羊等红瘦肉、鸡蛋黄及其他蛋类、虾及虾皮等海产品、紫菜、蘑菇、木耳、黄豆、松子、核桃、黑芝麻、芝麻酱、蒜苔等。

Q: 缺铁对婴幼儿的影响就是贫血吗？

缺铁对婴幼儿的影响是多方面的，包括以下几点。

1. 消化系统症状：食欲减退，少数儿童可出现异食癖、呕吐、腹泻、口腔炎、舌炎，严重者可发生萎缩性胃炎或吸收不良综合征。

2. 神经系统症状：精神不振、注意力不集中、情绪易激动。婴儿期铁缺乏对认知功能和行为发育有较长期的不可逆的损害，可持续至儿童期，且铁剂治疗亦不能完全恢复损害的认知行为。较大儿童可诉头晕、耳鸣或眩晕等。

3. 免疫系统：缺铁性贫血可使机体内的免疫功能下降，感染疾病机会增加。

4. 循环系统：皮肤黏膜苍黄、乏力、不爱活动，儿童可诉头晕，小婴儿贫血可出现骨髓外造血，肝、脾、淋巴结可轻度增大。严重贫血时心率增快、心脏扩大，甚至心力衰竭。

5. 其他：长期贫血导致生长迟缓、发黄稀疏、指甲薄脆，严重时出现勺状甲。缺铁时肠道有毒重金属吸收增加。

Q: 如何预防营养性贫血的发生？

相关卫生部门应做好健康宣教工作，让群众认识到缺铁对儿童的危害性。

家庭应从以下几点做好预防工作。

1. 孕期加强营养，摄入富含铁的食物，同时补充小剂量叶酸及其他维生素和矿物质。

2. 母乳喂养至 6 月龄应及时添加富含铁的食物，必要时可按每日剂量 1 mg/kg 元素铁补铁。部分母乳喂养或不能母乳喂养的人工喂养婴儿，应采用铁强化婴幼儿配方奶。

3. 早产儿、低出生体重儿或多胎儿纯母乳喂养者应从 2 周龄开始补铁，剂量为 1 ~ 2 mg/（kg·d）元素铁，直至 1 周岁。

4. 幼儿注意食物的均衡和营养，纠正厌食和偏食等不良习惯。每天保证 50 ~ 75 g 瘦肉类，鼓励进食蔬菜和水果各 150 g 左右，促进肠道铁吸收。

5. 青春期儿童尤其是女孩月经增多易发生缺铁性贫血，应加强营养，合理搭配饮食，鼓励进食蔬菜水果等，促进铁的吸收。

6. 体检筛查血红蛋白（Hb）是发现儿童缺铁性贫血最简单易行的指标，建议在 6 ~ 12 个月时检查 Hb。具有缺铁高危因素的幼儿，建议每年检查 Hb 1 次。

Q: 哪些宝宝更容易发生缺铁性贫血？

1. 先天铁储存不足的宝宝：早产、双胎或多胎、胎儿失血和孕母严重缺铁均可导致胎儿先天铁储存减少。

2. 铁摄入量不足的宝宝：长期单纯母乳喂养而未及时添加富含铁的食物，如高铁米粉及动物食品或未使用铁强化配方奶粉。

3. 肠道铁吸收障碍的宝宝：不合理的饮食搭配和胃肠疾病。

4. 铁丢失增多的宝宝：长期慢性失血可导致缺铁，临床最常见各种原因导致的消化道出血，青春期女孩月经增多。

Q: 宝宝贫血又不想给宝宝吃药，靠食补行吗？

鉴于贫血对宝宝的不良影响，经医生诊断为贫血的宝宝不建议单纯食补。尽量给予口服治疗同时寻找导致缺铁的原因和疾病，尽快纠正贫血并采取相应的措施去除病因。日常要注意加强护理，避免感染，合理喂养，给予富含铁食物，注意休息。处于铁缺乏状态未达到诊断贫血的宝宝可以通过改善饮食结构及行为补充，但要注意复查血红蛋白，观察补充效果。

Q: 孩子消瘦有哪些原因?

孩子消瘦通常有以下原因。

1. 喂养不当:母乳不足且未及时添加配方奶、代乳品选择不当、配方奶调配不当、未及时添加辅食等。

2. 食物匮乏:贫困地区适宜婴幼儿食品选择受限。

3. 不良的饮食行为:偏食、挑食、厌食、零食过多、抚养人行为不当等。

4. 疾病因素:消化道疾病导致消化吸收不良、发热及感染性疾病导致蛋白质能量消耗过多,内分泌、遗传代谢性疾病和影响生长发育的其他慢性疾病。

5. 先天不足:早产儿、低出生体重儿、多胎儿、小于胎龄儿等。

Q: 孩子吃得不少为什么不长肉?

吃得多不长肉通常有以下原因。

1. 家长不了解孩子的生长规律,不能准确评价孩子的生长状况。通常和别的孩子比较或按照自己的意愿评价。

2. 家长认为孩子吃得多但经常是食物营养不足,常见能量密度不足,因存在一些错误认识提供给孩子的食物能量及蛋白质含量很低,如稀饭、米汤、蔬菜汁及肉汤等,甚至怕孩子积食把奶粉兑得很稀!只是看着食物量多其实营养远远达不到孩子生长的需要。

3. 每个孩子的消化吸收不同,活动及代谢消耗也不同。监测孩子的体格生长,身高及体重生长速度正常即可。

4. 胖瘦体质具有家族遗传性。

第四节　肥胖

Q: "容易胖的人喝凉水也长胖"是真的吗？

不否认肥胖具有遗传因素，流行病学调查表明父母双方都胖，他们所生子女中患单纯性肥胖者比正常的所生子女高 5 ~ 8 倍。但是"容易胖的人喝凉水也长胖"更像是肥胖者不能很好地控制体重自我找的理由。除精神神经因素及内分泌因素在单纯性肥胖发病机制中起作用外，更多的是受生活方式与饮食习惯的影响。肥胖的人通常都有一些共性，如久坐不爱活动、出门坐车、不爱户外活动，喜欢零食、油炸、甜腻、啤酒、烧烤等高热量的食物，经常食用外卖快餐，进餐不规律而每餐进食量大且快，这些习惯是导致单纯性肥胖的主要原因。

Q: "孩子长胖些总比瘦好"的说法对吗？

这种观念是不对的，不利于控制肥胖的发生及管理。我国青少年的肥胖率在逐年上升，而且肥胖一般会一直延续到成年，很难控制。因肥胖导致的代谢性疾病在逐渐小龄化，严重影响国民健康。要控制肥胖的发生就要从小养成良好的饮食习惯及生活方式，使孩子始终保持良好的体型匀称度（胖瘦），才能从根源上降低肥胖的发病率，而不是小的时候希望孩子胖胖的，长大以后又要减肥！

Q: 婴幼儿肥胖常见的原因有哪些？

婴幼儿肥胖常见原因多来自家长的错误认识及不当喂养行为。

1.0 ~ 6月龄婴儿混合喂养和人工喂养婴儿比纯母乳喂养儿更容易肥胖。

2.不能准确判断孩子的需求信号，而是把喂养作为哄孩子的唯一手段，无论孩子饿了、困了、拉了、尿了还是想玩了都是喂奶！

3.总想让孩子多吃些，不能及时觉察饱食信号。6 ~ 12月龄后仍然频繁夜奶、奶睡。

4. 添加辅食过早，辅食以谷物及水果为主的宝宝更易肥胖。1 ~ 3 岁幼儿肥胖的主要原因是主食、甜食过多。

5. 家长不当喂养行为，如追逐喂养、强迫进食、过度喂养、高能量零食、油炸快餐甜饮、以食物诱惑及奖励等。

6. 多种原因，包括老人抚养、怕活动受伤、户外不安全等导致户外活动少、主动活动量不足、居家时间多。

Q: 哪些孩子容易肥胖？

孩子肥胖易发年龄在婴儿期、5 ~ 6 岁、青春期 3 个阶段。有以下因素的孩子更容易肥胖。

1. 有肥胖家族史。

2. 母亲孕期高血压、糖尿病或孕期体重增长过多。

3. 宝宝出生时体重 ≥ 4000 g 或 ≤ 2500 g 者。

4. 婴儿期人工喂养和过早添加固体辅食。

5. 1 岁以上儿童过度摄入高脂、高糖等高能量食物。

6. 体力活动少、看屏幕静坐时间多。

7. 体重增长过快儿童。

Q: 单纯性肥胖就是胖点，不能算病吧？

大家经常认为营养不良是疾病、消瘦是疾病，而肥胖不算疾病，其实单纯性肥胖也是一种营养性疾病。1997 年世界卫生组织（WHO）已经正式把肥胖列为一种慢性疾病，原因是摄入能量过剩及营养不均衡。肥胖除了影响外在形象、社会评价及自身活动能力外，还被很多医生称为"万恶之源"。实际上肥胖是引起很多代谢性疾病的重要危险因素，如高血脂、高血糖、高尿酸血症等。且临床发现，肥胖人群患糖尿病的风险是正常人的 10 倍，平均预期寿命会减少 8 年，健康生活状态会减少 20 年。另外，肥胖也已经成为很多年轻女性不孕不育的主要危险因素。

Q: 孩子还小，有必要减肥吗？

因为肥胖对健康有长期不良影响，所以管理孩子的体重还是很有必要的。

儿童处于生长发育时期，要在身高、体重不断变化中控制向肥胖发展。主要原则是以运动为基础，调整饮食结构及烹调方式，改善饮食行为及日常生活方式。严禁使用饥饿疗法或减肥药物。

Q: 孩子胖，吃得太多，怎么办？

家长可以试试以下方法。

1. 不要把零食摆在外面，容易让孩子能拿到或看到。

2. 均衡饮食的基础上控制主食类，也就是减少大米白面，以及以它们为原料加工的食品，可增加粗粮主食，如玉米、红薯、土豆等。

3. 不吃或少吃甜品、点心、快餐及油炸食品，如蛋糕、蛋挞、巧克力、泡芙、甜甜圈、炸鸡、炸串等。

4. 增加蔬菜量满足饱腹感，可把汤类放在餐前饮用，减少主餐摄入。

5. 选择零食时要注意看成分表，能量热卡越少越好。不选含糖饮料、果汁蜜饯，可选低脂类坚果及蔬菜类零食。

6. 改变烹调方式以煮炖为主，少油、少盐、少调料减少对味觉的刺激。食物粗加工，不要太精细。

7. 只要孩子有饱食信号，立即停止进食离开餐桌，允许剩饭。

Q: 孩子肥胖为什么还缺多种营养素？

肥胖是由于摄入过多能量高的食物（碳水化合物），机体不能消耗利用造成能量堆积形成脂肪，见于爱吃主食、甜食的宝宝。但肥胖并不能说明营养均衡，甚至因为摄入营养成分不均衡，更容易导致其他营养素如蛋白质、矿物质（钙、铁、锌）及维生素 A、维生素 D、维生素 B、维生素 C 的缺乏。肥胖是能量摄入过多的营养性疾病，不能等同于健康及营养均衡。

第五节 微量营养素缺乏与中毒

Q: 儿童锌缺乏会有哪些表现?

人体中多种酶必须有锌参与才能发挥其功能。在 DNA、RNA、蛋白质合成和氨基酸代谢过程中,锌都是不可缺少的。孕妇缺锌,胎儿畸形率增高。锌可使细胞膜稳定,是唾液蛋白的基本成分,在品尝味道方面有重要意义。锌缺乏症表现为生长迟缓、免疫力降低、伤口愈合慢、脱发皮炎、性功能低下、食欲不振、慢性腹泻、味觉异常、厌食、异食癖、嗜睡、暗适应减慢等。长期锌缺乏可导致性发育延迟,骨骼发育受影响,影响脑功能,使智商降低。也可出现嗜睡症、抑郁症和应激性症状。

Q: 哪些食物含锌多?

《中国食物成分表(2019 年版)》中表明,含锌量较高的食品有牡蛎、瘦羊肉、干香菇、炒葵花籽、黑芝麻、猪肝、鸡蛋黄、鸭肝、虾米、芝麻酱、牛肉等。

Q: 碘缺乏对婴幼儿的危害有哪些?

碘主要作为甲状腺激素的合成原料,它的生理功能也是通过甲状腺素的作用来表现。

促进体格生长:出生后的体格生长和骨骼成熟依赖于正常量的甲状腺激素分泌。在儿童发育期,促进身高、体重、骨骼和肌肉的增长和性发育,当碘供应不足时,这些都可出现延迟。

参与能量代谢:甲状腺激素参与机体细胞的能量代谢,甲状腺激素可以增强机体基础代谢率,促进物质的分解代谢,增加氧耗量,产生能量,维持基本生命活动,保持体温。

神经系统发育：甲状腺激素可影响脑神经细胞的发育，促进外周组织的生长和成熟。在脑组织发育的早期缺乏会导致脑发育障碍，导致永久性的、不可逆转的脑功能不全。

简单说就是碘缺乏可以导致宝宝智力低下及个子矮小。

Q: B 族维生素缺乏会有哪些表现？

B 族维生素是一个大家族，已发现十余种，均为水溶性，在体内不能储存蓄积，需要每天摄入。B 族维生素大多以辅酶形式存在，参与体内多种物质的合成代谢过程，作用广泛且有各自特点。常见的有维生素 B_1 缺乏（脚气病），表现复杂多样，可涉及消化系统、神经系统、心血管系统及关节腔隙等。维生素 B_2 缺乏（核黄素缺乏症）症状不典型，多以皮肤黏膜表现为主，如阴囊炎、口腔炎（唇炎、舌炎、口角炎）、脂溢性皮炎及眼部症状。维生素 B_6 缺乏对儿童影响较大，可引起皮炎、周围神经炎、贫血，甚至惊厥。叶酸缺乏可影响造血系统及消化系统等。

Q: 哪些食物富含 B 族维生素？

维生素 B_1 广泛存在于谷类、豆类、坚果、猪肉肝脏中，谷类中的维生素 B_1 主要存在于外皮和胚芽中，过度碾磨会大量丢失。维生素 B_2 存在于奶类、肉蛋、谷豆类、根茎及绿叶蔬菜中。维生素 B_6 也广泛存在于自然界食物中，通常和其他维生素缺乏共存。总之，只要按照国家居民膳食指南做到饮食均衡，一般不会发生维生素 B 族的缺乏。

Q: 为什么说铅是儿童健康的隐形杀手？

铅是应用最广泛的金属之一，儿童接触铅的途径很多，有通过消化道进入体内的途径，如文具、印刷品、钥匙、拉链、陶瓷餐具等。通过呼吸道进入体内的途径，如被动吸烟、家庭燃煤食品、含铅汽油等。另外，皮肤和黏膜也会有铅的摄入，如含铅化妆品和染发剂。

由于对铅的吸收，代谢和对铅毒性的抵抗力不同，导致儿童更易受到伤害。因为儿童铅中毒的发展是一个缓慢的过程，早期并无典型的临床表现。铅几乎可以对儿童的每个系统造成损害，但是其影响有非常大的隐蔽性，因为儿童铅中毒出现显著临床症状时，通常血铅水平已经高于 500 μg/L，但是，事实上，血铅水平在 50 μg/L 以上已经可以对儿童神经行为造成影响。包括生长迟缓、认知功能及听力受损、多动、注意力不集中、学习困难、攻击性行为、贫血等。严重时可以导致腹痛、脑损伤、肾毒性，甚至死亡。所以说铅是儿童健康的隐形杀手。

Q: 怎么预防儿童铅损伤？

预防儿童铅损伤，要让家长了解血铅对儿童健康的危害，以及儿童铅中毒的一般知识。纠正儿童不良卫生习惯和不当行为，减少铅暴露吸收，如让儿童养成勤洗手，特别是饭前洗手的好习惯。不要习惯性的啃指甲，要勤剪指甲，指甲缝是特别容易藏匿铅尘的部位。经常清洗儿童的玩具和用品，家庭打扫中拖地时注意防尘。不要带儿童到铅作业工厂附近散步、玩耍，避免被动吸烟，选择餐具尽量避免色彩鲜艳的图案和伪劣产品，避免食用皮蛋及爆米花机所制食品，避免使用陈旧水管的滞留水，多吃含钙、铁、锌、维生素 C 丰富的食物，保证儿童良好营养状态等。

另外，血铅的筛查和检测是早期发现儿童铅中毒的重要手段，要定期对儿童进行铅中毒的普遍筛查，及早发现及时干预，降低铅对儿童机体的毒性作用。对居住在高风险地区的 6 岁以下儿童进行定期筛查，包括居住在冶炼厂、蓄电池厂以及其他铅作业工厂附近的儿童，父母或同住者从事铅作业劳动的儿童，同胞或伙伴中已被确诊铅中毒的儿童。定期监测儿童的血铅水平，以便早发现早治疗。

Q: 铅中毒了怎么办？

发生了铅中毒，要进行驱铅治疗，通过驱铅药物与体内铅结合并排出，以达到阻止铅对机体产生毒性作用的目的。同时要对家长儿童进行卫生指导，脱离铅污染源。实施营养干预，高铅血症和铅中毒可以影响机体对钙、铁、锌等元素的吸收，当这些元素缺乏时，对铅毒性更敏感，因此对铅中毒儿童应及时进行营养干预，补充蛋白质、维生素和微量元素，纠正营养不良和钙、铁、锌的缺乏。

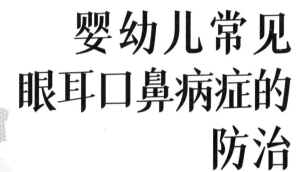

▶▶▶ 第十四章

婴幼儿常见眼耳口鼻病症的防治

第一节　　先天性白内障

Q: 什么是先天性白内障？为什么会得先天性白内障？

出生后第一年发生的晶状体部分或全部混浊，称先天性白内障。由于本病是造成儿童失明和弱视的重要原因，我国先天性白内障的群体患病率是 0.05%，在儿童的失明原因中占第二位，因而从优生优育及防盲出发，要减少先天性白内障的患病率。

造成先天性白内障的原因如下。

1. 遗传因素，多属常染色体显性遗传。

2. 孕期母体或胚胎的全身病变对胚胎晶体造成损害。母体在妊娠期前 3 个月内有病毒感染、风疹、水痘、腮腺炎、营养失调、维生素 A 缺乏、钙缺乏等或代谢紊乱均可致病。

3. 早产儿出生时体重过低和缺氧、中枢神经系统损害。

Q: 先天性白内障有哪些表现？

婴幼儿白内障主要症状为白瞳症，白瞳症是指新生儿出生后瞳孔区有白色反射，其中最常见的是先天性白内障，不完全性先天性白内障则常常以视力低下、斜视、眼球震颤等异常就诊。

1. 视功能检查有不同程度的视力下降，但应具备光照反应。

2. 晶体呈各种形态的混浊，有全白内障、前囊性白内障和后囊性白内障、核性白内障、绕核性白内障、前极白内障和后极白内障、花冠状白内障、缝性白内障、点状白内障、珊瑚状白内障。

3. 可继发斜视、眼球震颤。

4. 可并发眼部其他先天性异常，如小眼球小角膜、无虹膜、永存原始玻璃体增生症（PHPV）、脉络膜视网膜病变等。

Q: 先天性白内障如何治疗?

1. 保守治疗: 白内障治疗的目的是恢复视力, 首先应注意防止剥夺性弱视的发生。视力在 0.3 以上的双侧不完全性先天性白内障可保守治疗, 观察其动态发展。如果白内障位于中央, 如核性白内障晶状体中央混浊小于 3 mm 者, 通过清亮的周边部分能见到眼底, 可不考虑手术, 需长期用扩瞳剂, 但由于阿托品扩瞳导致调节麻痹, 看近物或阅读时可戴眼镜矫正。随访患儿直到能检查视力时, 结合临床检查决定是否手术。部分核性白内障、绕核性白内障患儿在接受白内障手术之前应用保守治疗可使患儿在获得视觉刺激的同时, 有一定防止弱视的作用。

2. 手术治疗: 检查视力是术前的第一步。3 岁以下的儿童检查视力较困难, 可通过患儿的视觉固视反射, 或对外界环境的反应能力对视力进行初步判断。通过裂隙灯和眼底检查明确晶状体混浊的性质和程度, 混浊是在逐渐加重还是在退行, 结合患儿的家族史和遗传史, 对手术和预后有初步的估计。常用的手术方式有白内障吸出术、晶状体切除术、光学虹膜切除术。

Q: 先天性白内障的最佳手术时期是什么时候?

因白内障的类型不同, 选择手术的时间亦不同。由于新生儿出生后视觉发育迅速, 1 个半月初步建立双眼共轭运动, 2 个月出现瞬目反射及注视反射, 3 个月追随目标物, 6 个月建立集合反射, 1 岁时融合反射已充分发育, 因此全白内障和位于视轴上的致密白内障如不及时手术, 会造成弱视、斜视及眼球震颤。眼球震颤是白内障术后视力恢复好坏程度的标志。眼球震颤出现以前术后视力恢复满意, 出现眼球震颤以后, 术后视力一般难以恢复至正常甚至在 0.1 以下。

1. 单眼白内障在出生后 2 个月前做白内障手术最好, 因为这个时期是注视反射发育的时期, 延缓手术将导致眼球震颤。单眼的不完全性先天性白内障术后及时戴镜, 遮盖健眼, 或是配接触镜, 可以达到比较好的视力。

2. 双眼不完全性先天性白内障若双眼视力 0.1 或低于 0.1, 不能窥见眼底者, 则应争取早日手术; 若周边能窥见眼底者, 则不急于手术。

3. 双眼全白内障应在出生后 1 ~ 2 周手术, 最迟不可超过 6 个月。另一眼应在第一眼手术后 48 小时或更短的时间内手术。缩短手术时间间隔的目的是为了防止在手术后因单眼遮盖而发生剥夺性弱视。

4. 先天性风疹综合征患儿不宜过早手术。因为在感染后早期, 风疹病毒还存在于晶状体内。手术时潜伏在晶状体内的病毒释放而引起虹膜睫状体炎，有2%～5%在手术后因炎症而发生眼球萎缩。

Q: 先天性白内障术后弱视如何遮盖？

如果在出生时发现白内障，应该尽早手术。对于单侧白内障，术后对正常眼应行遮盖疗法。遮盖时间根据双眼相对视力决定。一般做法是：如果生后1个月以内手术，无须遮盖；1～2个月，每天遮盖好眼2小时；2～4个月，每天3～4小时；4～12个月，每天遮盖清醒时间的一半。

Q: 先天性白内障术可以植入人工晶体吗？发生后发性白内障怎么办？

两岁以下的儿童白内障术后不建议同时植入人工晶体，两岁以上儿童白内障手术可以同时植入人工晶体。在无晶状体眼的光学矫正中，人工晶体植入双眼的影像差是8%，无三棱镜副作用，避免了戴眼镜的不方便和周边部视力较差等问题。

先天性白内障吸出术后90%有继发的膜形成，1/2以上的后囊膜需手术切开才可提高视力。白内障吸出术后1个月即可行YAG激光后囊膜切开术。

Q: 先天性白内障术后如何矫正视力？

1. 佩戴角膜接触镜：是新生儿、婴幼儿无晶状体眼最常用的光学矫正方法。佩戴角膜接触镜可在白内障术后6日开始。屈光度是随着年龄的增加而递减。单眼白内障开始应用接触镜时，应遮盖健眼，而且要严格遮盖。如果遮盖6个月以上仍有旁中心注视，表明弱视已不可逆，则可放弃遮盖治疗。

2. 无晶状体框架眼镜：这一传统的无晶状体眼光学矫正方法经济、方便又没有任何并发症，2个月的新生儿术后10天即可佩戴。但框架眼镜双眼的影像差是22%～35%，另外戴眼镜矫正无晶状体眼所产生的三棱镜副作用大，因此周边部的视力较差。

Q: 先天性白内障有哪些并发症？

1. 斜视：约有1/2以上的单眼白内障患者和不足1/2的双眼白内障患者伴有斜视，由于单眼晶状体混浊或屈光力的改变导致视力下降，或双眼晶状体混浊程度不同而造成双眼视力不平衡，破坏了融合机制，逐渐造成斜视。

2. 眼球震颤：因先天性白内障视力受影响，不能注视而出现摆动性或是搜寻性眼球震颤，即继发性眼球震颤。此症状在白内障术后可以得到减轻或消失，如果术后眼球震颤不能消除，势必影响视力的恢复。

3. 先天性小眼球：先天性白内障合并先天性小眼球的患者，视力的恢复是不理想的。即便是在白内障术后，视力恢复亦有限。先天性小眼球的存在与先天性白内障的类型无关，有可能是在晶状体不正常的发育过程中发生晶状体混浊时而改变了眼球的大小，多与遗传有关。

4. 视网膜和脉络膜病变：有少数先天性白内障患者可合并近视性脉络膜视网膜病变、毯层视网膜变性、Leber 先天性黑蒙及黄斑营养不良。

5. 虹膜瞳孔扩大肌发育不良：此症在滴扩瞳剂后瞳孔不易扩大，因此给白内障患者的检查和手术带来一定的困难。

6. 其他：除上述较常见的并发症以外，还可合并晶状体脱位、晶状体缺损、先天性无虹膜症、先天性虹膜和（或）脉络膜缺损、永存瞳孔膜、大角膜、圆锥角膜、永存玻璃体动脉等。

Q: 如何预防先天性白内障的发生？

1. 由于目前还没有检出隐性基因携带者的方法，因此禁止近亲婚配是减少隐性遗传白内障的重要措施。

2. 强调围生期保健，预防怀孕前 3 个月的病毒感染，以减少先天性白内障的发生。

3. 对于早产儿的吸氧措施应该规范，防止吸氧时间过长和浓度过高。

第二节　先天性青光眼

Q: 什么是先天性青光眼？

先天性青光眼通常是与生俱来的，是由房角结构先天性异常而导致房水排出障碍所引起的青光眼，也有是因为患有特殊眼疾而导致，如先天性无虹膜症、长期滴用类固醇眼药水、外伤等。先天性青光眼分为两类：发生在 2 岁前称为婴幼儿型青光眼、发生在 3 岁后的称为儿童青光眼。儿童期眼睛处于视力发展阶段，如果因为眼疾而影响视力，导致视力受损甚至失明的风险相对是比较高的。而且青光眼早期的病症不是很明显，加上小孩的表达能力有限，容易出现延误发现病情的可能，从而导致错失了较佳的治疗时期。

Q: 为什么会得先天性青光眼？先天性青光眼有哪些表现？

先天性青光眼的发病原因主要是眼球发育异常，包括单纯的小梁发育异常、虹膜小梁网发育异常、角膜小梁发育异常。

先天性青光眼的临床表现包括两种。婴幼儿型青光眼有畏光、流泪及眼睑痉挛等症状。体征有角膜混浊、角膜扩张水肿，角膜直径可达 12 mm 左右。角膜后弹力层破裂，出现 Haab 纹，角膜深层水平或同心圆分布的条纹状混浊，呈水平弯曲线状或树枝状，视盘凹陷扩大，最后发展为眼球萎缩。青少年型青光眼：发病年龄在 3～30 岁。此型临床表现与开角型青光眼相似，发病隐蔽，危害性极大。近年来此型多发生于近视患者且有发病率不断上升的趋势。90%以上的患者并不表现为典型青光眼症状，而是因近视、视疲劳、头痛、失眠，甚至不知不觉失明而来就诊，详细检查才知道是青光眼。

Q: 先天性青光眼怎么治疗？

1. 先天性青光眼一经确诊就要及早进行手术治疗，即使刚出生 2～3 天的小儿也是如此。药物的治疗仅限于术前的临时降压、术后眼压控制不满意或不宜手术的患儿等。不能长期依靠药物来控制眼压，因为小儿长期用药物会对全身造成一系列的不良影响。

2. 严格掌握用药的浓度和剂量。用药的浓度尽量偏低，剂量尽可能偏小。点药后应注意压迫泪小管防止其流入鼻腔后吸收带来不良反应。患儿的父母要了解青光眼的危害性，懂得用药的途径、办法及用药后可能发生的情况，密切配合治疗。

3. 目前国际上公认治疗先天性青光眼效果最佳的手术方法为房角切开术和小梁切开术。

Q: 先天性青光眼患者平常应该注意什么？

1. 饮食调整：先天性青光眼患者，要多食用富含维生素 A、维生素 B、维生素 C、维生素 E 等抗氧化物的食品，该类食物可以改善微循环、眼部供血，维持正常的代谢过程，常见富含维生素等抗氧化物的食物有蔬菜、水果、粗粮等。

2. 稳定情绪：先天性青光眼患者，平时特别要注意自身的情绪，不要急躁，要保持乐观心态，因为情绪激动会引起动脉血压升高，从而导致眼压升高，甚至会加重青光眼症状。

3. 适当运动：先天性青光眼患者，平时要注重运动和休息，如每天户外散步 1 小时，呼吸新鲜空气，保持眼部细胞氧气循环，因为缺氧会对血管造成损害，加重先天性青光眼症状。

4. 劳逸结合：平时用眼不宜过度，晚上看电视或者电子产品时要打开电灯，不要在黑暗中看电视，避免加重其症状。

Q: 家长如何早期发现孩子是否有先天性青光眼？

观察孩子是否有畏光、流泪、眼睑痉挛的症状，当孩子的眼压升高时，角膜上皮会出现水肿症状，外观也会失去光泽。有的患儿会出现后弹力层膜破裂，最后可能会形成不同程度的角膜混浊。生活中，如果发现自己的孩子在婴幼儿时期出现这些表现时，家长应及时带孩子去医院做进一步检查。

第三节 先天性睑内翻

Q: **先天性睑内翻的病因是什么？有哪些临床表现？**

先天性睑内翻发生原因多为内眦赘皮牵拉、婴儿体质偏胖且鼻根部尚未充分发育，也有因睑部轮匝肌过度发育或睑板发育不良所引发，为常染色体显性遗传病。其他如无眼球或小眼球，眼睑失去正常依附，在眼轮匝肌作用下可形成先天性睑内翻。

先天性睑内翻的表现多为下睑、双侧性，近内眦部睑缘内翻可致睫毛倒向眼表，常伤及下方角膜表面，尤以眼球下转时更为明显，若有角膜上皮损伤，患儿常有畏光流泪、球结膜充血。患儿常用手挠、揉患眼。上睑内翻者少见。

Q: **先天性睑内翻有哪些并发症？发现孩子有睑内翻该怎么办？**

先天性睑内翻并发症包括倒睫摩擦角膜、角膜上皮可脱落，荧光素弥漫性着染。如继发感染，可发展为角膜溃疡。如长期不愈，则角膜有新生血管，会失去透明性，引起视力下降。

孩子随年龄增长，鼻梁发育，睑内翻可自行消失，因此不必急于手术治疗。如果孩子在 5 ~ 6 岁，睫毛仍然内翻，严重刺激角膜，需采取手术治疗。

第四节　　新生儿泪囊炎

Q: 为什么会得新生儿泪囊炎? 新生儿泪囊炎的表现有哪些?

根据泪道的胚胎发育,在胚胎 7 个月时,泪点开通;第 8 个月时,泪道下口开放;至出生前,泪道完全通畅。但有少数新生儿,至其出生时,其鼻泪管下端的开口仍未开放,或被上皮碎屑堵塞,致鼻泪管不通。其泪囊内液体淤积,可致细菌增殖,引起泪囊炎。

新生儿泪囊炎表现:新生儿结膜囊内,尤其是内眦部,可有黏液脓性分泌物。泪囊区局部隆起,压迫泪囊可有黏液脓性分泌物自泪小点溢出,并且伴有溢泪症。

Q: 得了新生儿泪囊炎该怎么办?

1. 局部滴用抗生素眼药水。

2. 按摩疗法:向鼻泪管方向对泪囊进行按摩,每日 2～3 次,有可能将先天膜或上皮屑冲开。

3. 加压按摩,基本步骤如下:术者将拇指放于眶内缘外,以防液体逆流,将拇指面转向泪囊,自上而下压迫,在上方来的液体挤压下,鼻泪管下口的黏膜可被冲开。也可用双拇指操作,一拇指压迫内眦部使泪小管闭塞,另一拇指自上而下挤压泪囊,每日挤压 5～6 次。

4. 如上述方法无效时需行泪道冲洗,以冲破阻塞,再不能奏效时行泪道探通术。

第五节　嗓音疾病

Q: 发音不清的生理因素有哪些？

发音的习得是一个循序渐进的过程，也有着个体化差异。因此发音不清首先要考虑的是孩子生理年龄因素。我们所说的"音"包括了 23 个声母和 24 个韵母，需要在不同年龄阶段才能完成这些音的习得。像一些高频音如 zh、ch、sh、r，大部分孩子需要在 4 岁以后习得，甚至需要到 6 岁以后才能习得，这里是有个体差异的，不能勉强任何一个孩子都一样。一般来说，正常儿童声母音位习得顺序：2 岁 7 个月 ~ 2 岁 12 个月：b、m、d、h；3 岁 1 个月 ~ 3 岁 6 个月：p、t、g、k、n；3 岁 7 个月 ~ 3 岁 12 个月：f、j、q、x；4 岁 1 个月 ~ 5 岁 12 个月：l、z、s、r；6 岁以后：c、zh、ch、sh。

Q: 发音不清的病理因素有哪些？

实际上孩子发音不清的原因很多是生理性的，如果排除是生理因素导致的，那么就要尽快找到病理性因素。①实际上大家都有一个常识：只有能听到才能会说，因而必须了解孩子的听力情况，掌握孩子能不能听到、听清声音，并识别出不同的音。如果在社区通过一些简单的方法觉得孩子听力有异常，那就需要家长带孩子去正规的医疗机构进行相关听力检查，以排除听力障碍引起的发音问题。②而且需要让儿保医生评估孩子的生长发育状况和营养状态等；通过系统的体格检查及时排除中枢神经系统及肌肉系统方面的器质性病变。③异常的解剖结构也影响孩子的发音功能，因此，需要明确孩子是否存在构音器官（下颌、唇、舌、软腭等）解剖异常，如先天性唇腭裂、咬合异常、巨舌症等。在临床上有很多误解的一个诊断是"舌系带短缩"，好多人认为发音不清的原因是"舌系带短缩"，其实不尽然。实际上这个病在临床上并不多见，这可能和判断的标准有关系，伸舌时舌尖只要超过口唇即正常。④如果相关检查结果提示孩子生长发育正常，营养状态良好，且无构音器官的器质性病变，且语言发育已达同龄以上水平，那么孩子可能存在功能性构音障碍。目前功能性构音障碍的病因尚不清楚，但大多数病例通过系统的构音训练可以痊愈。

Q: 如何进行构音训练？

一般来说，构音训练主要针对汉语中 23 个声母的发音，尤其着重强化 21 个声母的发音。由易到难，以提高声韵组合的构音清晰度。构音训练主要包括音位诱导、音位习得、音位对比三步。以 n 音和 b 音为例，b 音主要是通过口腔共鸣完成，而 n 音则是由鼻腔共鸣完成。发音混淆，就说明孩子还没能够灵活掌握口腔共鸣和鼻腔共鸣的转换。建议加强鼻音功能的练习，如在发鼻音时，可以让孩子将一只手放在妈妈的鼻翼一侧，感受鼻翼的震动，另一只手放在自己的鼻翼一侧，模仿发音等。在这里家长要多一些耐心和理解。

Q: 关于构音训练，家长应该注意什么？

1. 不同的孩子的发音问题都不一样，而且造成发音问题的原因也各不相同，这里必须强调个体化，不能一概而论。

2. 发音的练习需要耐心，要有目标，切不可随意而为，并且要采用多种多样的方法结合实际情况来进行训练。换句话说寓教于乐，因为这项训练活动很枯燥，只有增加趣味性，才能取得互动良好的效果。

3. 遵循规律，孩子的语言习得和其他生长、发育规律一样也是循序渐进的，家长不能盲目追求不切实际的效果。

4. 在进行发音练习时家长需要调动一切可以调动的因素，充分发挥视觉、触觉和其他感官的作用。

Q: 嗓音为什么随年龄变化而变化？

嗓音是具有特征性的，是发音器官——喉在呼吸系统气流动力作用下产生振动，在鼻腔、咽腔、口腔、胸腔的共鸣下，神经、内分泌系统调控下产生的声音。在机体从幼年至老年的不同年龄时期，发声器官随内分泌激素的调节而不断成长、发育、成熟直至衰退，嗓音也在不断发生变化，不同生理时期的嗓音各有一定的声音特征。

Q: 婴幼儿期嗓音有什么特点？

婴幼儿期（出生至6岁）由于解剖因素的原因，喉位置较高，且喉体积较小，同时调节发声功能的神经系统发育也不完善、不健全。随着年龄的增长，喉体逐渐下降，体积缓慢增大，同时调节发声功能的神经系统也逐渐发育。从新生儿期到婴幼儿期，声带是逐步发育的，而且声带的上皮层、固有层、肌层是发育不均衡的，声韧带结构从不成熟到成熟，肌层从薄到厚，经过一系列的变化。婴幼儿的音调非常高，音量变化大，但发声域窄，婴幼儿如果长时间的大声哭叫超出了喉的生理能力，声带因用力发声而过度紧张并频繁接触，最终可损害声带，导致嗓音变粗或嘶哑，因此婴幼儿期就要注意嗓音保护，避免大声哭叫。

Q: 儿童期嗓音有什么特点？

儿童期（6～12岁）孩子的喉部结构尚未发育成熟，随着年龄的增长，喉位置继续下降，声带随喉体的增大而变长，声带组织学结构发生了明显变化。儿童期嗓音特点表现为音色明亮，音调比成人高，但音域宽度和音色丰富程度比成年人低。鉴于这一时期喉部仍处于发育期，声韧带还不够长、声带还比较脆弱，再加上这一时段处于学龄期，经常用嗓，过度或不当用声可造成声带振动最大处黏膜上皮长期碰撞摩擦，易形成"声带小结"病变，儿童的声带小结也称为"喊叫性小结"。儿童嗓音疾病的治疗一般采取保守疗法，不宜盲目进行声带手术，以免对未发育成熟的声带组织造成损伤而影响声带的振动。儿童嗓音疾病要把更多精力放在预防上，及时纠正不科学的发音，而且要在课堂上多普及一些科学发声的知识。让家长及老师提高认识，不能忽视对儿童行为举止及嗓音变化的观察，要及早进行相应的行为指导及纠正发音的嗓音治疗。

Q: 什么是嗓音治疗？目的是什么？治疗的步骤有哪些？

嗓音治疗是通过一些科学、有效的发声方法训练来指导用嗓以及治疗一些潜在、功能性疾病的方法。

目的：一方面，通过嗓音治疗可以去除引起声带潜在性疾病和某些嗓音疾病的主要原因，避免过度用嗓；另一方面，让孩子掌握科学有效的发声方法，指导其如何科学发声，使患者的嗓音恢复到一定功能，恢复日常说话和交流的能力。

具体治疗步骤：首先，要让孩子知其然，也就是必须明确孩子是如何使用嗓子的，以及让孩子意识到他自己错误的用嗓习惯，只有这样才能有的放矢，才能纠正错误的发声；其次，需要建立一套正确用嗓行为规范让孩子去遵守，指导其形成良好的用嗓习惯，具体包括：限制大声尖叫、长时间唱歌；鼓励孩子尽量不要远距离喊话，尽可能近距离讲话；通过用力吞咽和喝热水避免过度清嗓，增加水分的摄入，也可以熬一点西洋参水，对嗓子通常都是有益的；避免在强噪声环境中长时间说话；最后要掌握一些科学的发声方法，指导其如何正确使用腹压并用腹部气息发声而不是用嗓子费力地说话。

Q: 青春期嗓音有什么特点？

青春期（13～18岁）机体内分泌系统发生显著变化，性激素分泌增加，因而发声器官也随着神经、内分泌系统的迅速变化而变化。喉体迅速增大，喉结形成，声带变长增厚，嗓音也相应发生显著变化，声音变得低沉浑厚，由童声转变为成年人声音。此段时间称为变声期，持续3～6个月，最长1年半～2年甚至更长。变声期如不注意嗓音保健，在某些因素作用下可出现"变声障碍"，表现为变声期后嗓音未转为正常成年人声，包括：①青春期假声，见于男性，又称男声女调，这种情况多由于心理因素导致的，因而心理疏导是重要的。②变声期延长、表现为变声期症状持续时间长，发声音调不稳、粗糙、嘶哑、发声易疲劳。③颠倒性变声，为女声变声障碍的一种，表现为女性变声期后声调过于降低，近似男声，又称为女作男声。

Q: 导致嗓音疾病的病因有哪些？

1. 嗓音使用过度或发音方法不正确是导致嗓音疾病的主要原因，多见于职业用声者（教师、歌唱家、演员、主持人及播音员等）。

2. 感染因素：包括喉部感染以及邻近部位的各种感染均可导致嗓音疾病的发生，尤其是迁延不愈或治疗不及时更容易发生。

3. 不良习惯：吸烟、大量饮酒可对咽喉产生很大的刺激及损害作用，辛辣刺激食品等对咽喉黏膜也有损害。

4. 环境污染：近年来环境污染也受到重视，也在嗓音疾病中起到了很大作用。

5. 咽喉反流：近年，反流性咽喉炎发病率有明显增高趋势。

6. 变应性咽喉炎：易感者在吸入或食入各种过敏原时，可产生以黏膜水肿、肥厚为特征的咽喉部病变而导致声音改变。

7. 机体抵抗力下降：身体过度疲劳、熬夜、受凉等均可导致机体抵抗力下降，并影响到咽喉部出现喉咙干痛、声音嘶哑等症状。

8. 精神心理因素：长时间心理不稳定、精神过度紧张、神经质的个体容易出现精神性发音障碍。

Q: 嗓音疾病有哪些症状？

只要发音器官存在器质性病变或者是一些功能性病变，或者其他器官病变波及喉，都可影响发音的气流动力，从而影响声带的振动及嗓音的共鸣功能，从而出现声音异常的症状。

1. 音色异常：轻者发音容易疲劳、声音粗糙、低沉，重者出现嘶哑甚至失声，还有的呈气息声、痉挛声、开放性或闭塞性鼻音。

2. 音调异常（过高或过低）：如高频异常（男声女调）、低频异常（女作男声）、窄频异常（先天性甲状腺功能减退症）。

3. 音量不适（过响、过弱）：功能过强性或功能过弱性发音障碍，患者往往伴有咽喉不适、咽干、咽痒、频繁咳嗽、异物感等症状。

Q: 如何注意嗓音的保健？

1. 正确科学的发声：切记说话时不要大喊大叫，更不要长时间讲话，大众场合讲话时尽量用麦克风讲；唱歌时尽量不要飙高音，时间不宜太长。训练掌握科学的发声方法。多喝温水可以保持咽喉黏膜湿润，也可以雾化吸入。一旦声音嘶哑就要声休，最后不说话，尽量用手势。

2. 纠正不良生活习惯：戒烟戒酒，避免二手烟、三手烟的侵害，避免油烟刺激、少食辛辣刺激食物。

3. 避免接触污染环境：尽量避免接触粉尘环境，出门戴口罩。保持室内空气流通及湿度。

4. 提高机体抵抗力：注意不要受凉、感冒，注意营养均衡、保持心情舒畅、不要熬夜、睡眠充足、做好个人防护、加强体育锻炼。

第六节　听力筛查

Q: 刚出生的婴儿听力在多少分贝？

正确答案是 10 ~ 20 dB。因为宝宝在孕妈肚子里 24 周（即 6 个月左右）的时候，就会完成内耳迷路和听觉感受器的发育，听觉传导通路基本建立（所以胎教应该在 6 个月开始）。27 ~ 29 周胎儿的听阈可以达到 40 dB（相当于人正常交谈时的音量）；42 周胎儿的听阈是 13.5 dB（相当于人说悄悄话的音量）。

Q: 出现哪些情况说明孩子可能有听力问题？

喜欢盯着说话人的嘴巴看，说明孩子严重依赖唇读；说话断断续续、经常心情低落，说明听力问题已经影响孩子的语言表达能力和心理健康了。在孩子背后说话、鼓掌等发出明显声音的行为其没有反应或者是有反应但发现不了声源；适龄孩子仍无法理解并执行简单的指令，如穿鞋、吃饭等。

Q: 什么是新生儿听力筛查？

新生儿听力筛查一般分为早期筛查和复查筛查，其中早期筛查常用的方法是耳声发射，可以对新生儿的听力情况做出初步判断，耳声发射简称 OAE。大部分医院对出生后 48 ~ 72 小时的新生儿采用这种方法进行听力早期筛查，一般在宝宝睡眠或比较安静的状态下，将大小合适的探头，放在孩子的一侧耳朵进行测试。若早期筛查结果显示不通过，或结果有疑问，此时建议给孩子进行脑干诱发电位检查，也称 ABR,通过测试外耳、中耳、耳蜗，以及耳蜗神经通路的功能，可以对新生儿的听力情况做出准确诊断。

Q: 听力筛查有什么用？

对于婴幼儿，我们很难通过其日常行为来判断其听力状态，即使对外界刺激有转头反应，也不一定代表其双耳听力一定正常。大家都知道听力有问题将直接影响语言学习能力，俗话说的"十聋九哑"就是这个道理。以前很多先天性听力障碍的孩子因为没有听力筛查（听力筛查未普及）而不知道听力有问题，从而错过了语言学习的最佳时期。因为言语的获得是通过模仿学习来的，是一种实操训练行为，只有能够接收到正常的言语信号，才能得到反复刺激，而这一切都必须有正常的听力。而且必须早期发现孩子听力有没有问题是至关重要的，一旦发现晚了就错过了语言学习的关键时期。而发现这一问题的重要环节是新生儿听力筛查。

Q: 孩子在哪些情况下可能会出现听力障碍？

大量研究发现，最终确诊先天性的听力障碍的新生儿绝大多数属于下列几种情况。

1. 孩子是早产儿或低体重儿。

2. 母亲怀孕期间尤其是前 3 个月有各种感染史，使用过耳毒性药物。

3. 孩子出生时耳部畸形（包括耳郭及耳道），或其他部位有畸形的如先天性心脏病等。

4. 孩子有核黄疸病史、新生儿严重呼吸疾病及缺血缺氧性脑病。

5. 父母双方直系亲属有耳聋遗传史。

6. 母亲曾多次流产，不良生活方式（如孕期吸烟，尤其是二手烟、三手烟，酗酒）、孕期遭受重大精神打击和各种有害辐射。

如果新生儿与以上6种危险因素有关，一定要按照听力筛查流程进行检测。

Q: 新生儿听力筛查的流程是什么？

新生儿出生后 1 ~ 3 天进行初筛，初筛未通过的新生儿需要在 42 天后进行复筛，复筛仍没有通过的新生儿满 3 个月后需要到有听力确诊资质的单位进行确诊检查。确诊检查正常的新生儿仍需要进行观察随诊，不正常的新生儿需要佩戴助听器并等待进行人工耳蜗植入手术等。

Q: 初次筛查不通过意味着什么？

如果初筛未通过，家长无需过分着急，因为有大量数据表明新生儿经过早期筛查和复查后最终确诊为听力障碍的比例为 0.1% ~ 0.3%。也就是说 1000

个孩子中才会出现 1 ~ 3 个听力障碍者。初筛不通过的原因很多，可能孩子耳朵内存在胎脂或羊水，或者孩子哭闹，总而言之，大部分孩子通过后续的系列听力检查都能通过。

Q: 为什么在听力初次筛查时没有通过，复查时却通过了？

在听力初筛不通过的孩子中，通过后续系列的听力检查，大部分孩子被证实听力是正常的。那么为什么能出现这些情况呢？这是因为听力筛查会受到很多因素干扰，有机器本身的原因，还有操作者的熟练程度，以及孩子耳道里是否留有羊水、胎脂，或者中耳腔是否有积液，或者测试时孩子是否哭闹、翻滚等，这些因素都可导致孩子听力初筛不通过。

Q: 确认有听力障碍后如何干预？

目前对于婴幼儿听力障碍早期干预主要有以下四种手段。

1.耳科治疗：如果确诊为分泌性中耳炎的婴幼儿，可以采取药物治疗和手术治疗（鼓膜置管术）；若为腺样体肥大引起的听力障碍，必要时可以行腺样体切除术；尽量预防感冒，保持正确的喂奶姿势。若耳部有畸形（耳道闭锁等）时应在适龄时间行手术治疗。

2.佩戴助听器：助听器是应对婴幼儿听力障碍的重要工具，已诊断为轻、中度永久性听力障碍的孩子应尽早佩戴助听器，使其早点接受言语刺激。

3.人工耳蜗植入：对于极重度听力障碍的婴幼儿，早点完善相应检查，及早评估其使用助听器 3 个月以上的听觉言语康复效果，如果无效或不满意则需要尽快为患儿植入人工耳蜗。人工耳蜗植入手术一般在 1 岁左右进行为宜，特殊情况下手术时间可以提前。

4.使用骨锚式助听器等其他听力重建设备。

Q: 音量超过多少分贝需要引起注意？

音量超过 80 dB 需引起注意。人在 80 dB 的噪声中暴露不能超过 8 小时，超时的话就可能造成噪音性耳聋。80 dB 的声音有多大？轻声细语：20 dB。正常交谈的声音：50 dB。大声唱歌或走在闹市区的声音：70 dB。装修时电钻的声音：80 dB。公交车启动的声音：100 dB。飞机滑翔的声音：120 dB。城市中，晚上 10 点到早上 6 点，噪声污染标准是 45 ~ 55 dB，超过这个音量就属于噪音扰民。

Q: 戴耳机最好不要超过多久？

建议大家要严格控制戴耳机的时间，能不戴最好不要戴；需要戴的时候每天佩戴时间不要超过4小时，而且要控制耳机的音量，最好不要超过60 dB；千万不要睡觉戴耳机，这样更会损伤听力。并且要做好耳机的清洁工作，不用的时候放在干净的盒子里，防止耳机滋生真菌。

Q: 戴哪种耳机对听力会有损伤？

市面上常见两种耳机：气传导耳机和骨传导耳机。而气传导耳机又分为包耳式和入耳式。它们都是通过空气传导声音，相较之下，一般推荐包耳式耳机，尽量使用降噪耳机。骨传导耳机是通过骨传导原理听见声音的，这样使用时不用塞进耳朵，可以减少真菌感染的风险。但不管那种耳机如果佩戴时间过长、音量过大都会损伤听力。

Q: 除了不正确戴耳机，还有哪些行为会损伤听力？

用力擤鼻涕可能把鼻涕挤入咽鼓管引起中耳炎进而导致听力问题；压力大、心情不好、熬夜等情况容易引起突发性耳聋；除此之外，长时间打电话，乱掏耳朵也同样是损伤耳朵、损伤听力的行为；耵聍栓塞也会影响听力，但还是建议大家不要自己或是随便找个人帮掏耳朵，以防消毒不到位而出问题。如果感觉耳朵堵、听力下降，一定要去医院进行正规处理。

Q: 什么是人工耳蜗？

人工耳蜗是一种可以帮助重度、极重度感觉神经性耳聋患者恢复听力和语言交流能力的生物医学工程装置。其基本原理是绕过发生病变的内耳毛细胞，将声音能量转化为电信号直接刺激耳蜗中残存的神经元细胞而产生听觉，进而使患者恢复语言交流，重返有声世界。

Q: 人工耳蜗植入的条件是什么？

人工耳蜗植入的最佳年龄通常为12月龄。6岁以上的儿童或青少年需要有一定的听力言语基础，自幼有助听器佩戴史和听觉言语康复训练史；双耳重度或极重度感觉神经性耳聋，经综合听力学评估，重度耳聋患儿佩戴助听器3～6个月无效或效果不理想；无手术禁忌证；植入者本人和（或）监护人对人工耳蜗植入有正确的认识和适当的期望值；各年龄段的语后聋患者（包括老年性聋）。

Q: 人工耳蜗植入术是开颅手术吗？

人工耳蜗植入是一种微创手术，是通过很小的切口实现对耳内结构的改造，把植入体的线圈和处理器固定在颅骨和头皮之间，不是开颅手术。

Q: 人工耳蜗植入成功后就可以什么都不做吗？

人工耳蜗植入成功后，在后续的时间里还有一系列工作要做。比如，还要进行调机与康复训练，术后 2 ~ 4 周可以开机进行调试，开机后 1 周调 1 次，之后半个月或 1 个月调 1 次，等到听力稳定后调试时间间隔逐渐延长，最终 1 年调机 1 次。手术成功并不代表听力已经完全恢复，要对患者进行一系列的康复训练以建立听觉语言系统的过程。

第七节　乳牙萌出、保健

Q: 牙齿是什么样子?

从外观看，牙齿暴露在口腔里的部分叫作牙冠，下面有粗壮的牙根埋在骨头内，不同的牙齿其牙根数目也不同。如果把牙齿比喻成一棵大树，那么树干部分就相当于牙冠，而树根就是牙根。树根周围的土壤相当于牙齿周围的支持组织即牙周组织，包括牙龈、牙槽骨、牙周膜等，使牙齿牢固地固定在口腔中，发挥咀嚼食物的功能。

从剖面看，牙冠最外面呈半透明乳白色的部分是牙釉质，每天刷牙或者洗牙就是将牙釉质表面清洁干净。牙釉质是人体最坚硬的组织，就像坚硬的外壳一样保护着牙齿里面的结构。紧挨着牙釉质的是牙本质，颜色较牙釉质略黄，牙釉质呈半透明，牙齿的白里透黄就是牙本质的颜色透过了牙釉质。牙根外层的淡黄色坚硬组织是牙骨质。牙齿中央的空腔里面容纳着牙髓（包括神经和血管），也就是"牙神经"。

Q: 为什么备孕女性带着口腔疾病怀孕不好?

在怀孕早期和晚期接受复杂的口腔治疗，会因为紧张和疼痛等因素，增加胎儿流产或早产的风险。因此，女性在怀孕之前应主动进行口腔健康检查，及时发现并处理口腔疾病或隐患，以免在怀孕期间发生口腔急症而带来治疗的不便和风险。在怀孕 4 ~ 6 个月出现口腔急症可以进行简单的处理。

Q: 牙齿的发育规律是怎样的?

宝宝牙齿的发育包括矿化、萌出和脱落。牙齿的发育与骨骼有一定关系，但两者发育也不完全平行。人类是二生齿类，一生有两副牙齿，先发育的是乳牙，以后再替换为恒牙。

乳牙共 20 个。乳牙萌出的时间早晚、出牙顺序及出齐时间因个体不同而差异明显，与遗传也有一定的关系。多数婴儿在 4 ～ 10 月龄开始萌出乳牙。2 岁以内儿童乳牙总数为月龄减 4 ～ 6，大部分儿童在 2 岁半左右乳牙出齐。

6 岁以后乳牙逐渐开始脱落更换恒牙，20 颗乳牙会按顺序逐渐松动、脱落，一般从下颌乳中切牙开始，乳牙脱落后，下方恒牙逐渐长出。6 岁直接长出第一磨牙，也就是"六龄齿"，12 岁左右第二磨牙萌出，此时口腔内共 28 颗牙齿。17 ～ 18 岁以后第三磨牙（智齿）萌出。恒牙共有 32 个，一般于 20 ～ 30 岁时恒牙出齐，也有终生不出第三磨牙者。

Q: 什么时候开始为婴儿清洁口腔？

婴儿出生后家长应每天用软纱布为孩子擦洗清洁口腔，当萌出第一颗牙后就要开始清洁牙齿，家长可用纱布或软毛刷为婴儿清洁牙齿，当多颗牙萌出后，家长应为婴幼儿每天刷牙 2 次，开始刷牙时可以先用清水，之后慢慢诱导其使用牙膏。

Q: 每天刷牙还需要使用牙线吗？

乳磨牙邻面是面接触，特别是牙列不齐的儿童，乳牙间隙容易嵌塞食物，堆积细菌和软垢，引发邻面龋，家长需要使用牙线帮助孩子清洁牙齿邻面，每天至少使用 1 次，每次使用时按一定顺序仔细清理每个牙缝。

Q: 婴儿多大可以涂氟？

氟能在牙面形成保护层，并促进被酸蚀的牙齿再矿化，婴幼儿自第一颗牙萌出就可以涂氟了。应在医院由专业人员实施牙齿涂氟，以预防龋齿。龋齿低风险的婴幼儿涂氟每年 2 次，龋齿高风险的婴幼儿涂氟每年 4 次。

Q: 应该多长时间接受一次口腔检查？

婴儿第一颗乳牙萌出后半年内，家长应该带孩子到医院进行一次口腔检查。学龄前儿童建议每半年进行一次口腔检查，患龋齿风险高的儿童建议遵循医嘱缩短检查周期。定期进行口腔健康检查能及时发现口腔疾病，早期治疗。医生还会根据需要进行口腔保健指导、口腔疾病筛查及患龋齿风险评估，并指导选择相应的干预措施，预防口腔疾病的发生和控制口腔疾病的发展。

Q: 什么是龋病？

龋病是最常见的口腔疾病之一，龋病的牙齿称为龋齿，也就是人们常说的"蛀牙"，龋齿早期一般没有不适的感觉，当牙齿表面的硬组织逐渐剥脱，就会形成龋洞，在遇到冷热酸甜时会变得敏感，甚至疼痛。如果不及时处理，会导致牙齿里面的牙髓发炎，出现剧烈疼痛，甚至感染会继续扩散，影响全身健康。

Q: 儿童哪些牙齿容易发生龋病？

乳牙龋病好发于上颌乳切牙、下颌乳磨牙，其次是上颌乳磨牙、上颌乳尖牙，下颌乳尖牙和下颌乳切牙较少。各年龄段的乳牙龋病发生部位有明显的特点，1～2岁时主要发生于上颌乳前牙的唇面及邻面；3～4岁时多发于乳磨牙殆面窝沟；4～5岁时好发于乳磨牙的邻面。乳前牙邻面发生龋病初期一般没有明显的龋洞，只是在牙面上呈现月牙形的黑晕，往往不容易引起家长重视。后面的乳磨牙因为太靠里面，往往也是食物嵌塞引起疼痛才被发现。所以家长应及时关注儿童的口腔，定时进行口腔检查。

Q: 儿童牙齿发生龋病需要治疗吗？

很多家长认为乳牙迟早要换，不需要花时间、精力和金钱去治疗龋齿，这种观念是错误的。乳牙发生龋病后，病变可以进一步发展引起牙髓炎、根尖周炎等，引起剧烈的疼痛，导致牙齿咀嚼功能降低、影响进食，久而久之，儿童不喜欢用患侧咀嚼食物出现偏侧咀嚼，造成左右面部不对称，甚至影响儿童生长发育。牙齿根尖周围组织的炎症还会影响乳牙牙根的吸收，阻止牙齿的正常替换，甚至影响相应恒牙的正常发育和萌出，表现为乳牙滞留、乳牙早失、恒牙迟萌、恒牙早萌、恒牙错位萌出等异常情况。乳牙龋病可使乳牙过早脱落。此时它的相邻牙齿就会向缺牙的间隙倾斜移位，同时还可以使对颌牙移位后下垂或伸长，从而造成咬合紊乱。恒牙因为萌出位置不足而错位萌出，最终导致恒牙排列不齐。所以，乳牙蛀牙也需要治疗。

Q: 啃奶瓶、吮指会影响牙齿发育吗？

婴幼儿时期，由于吮吸动作的本能反射、喂养不足、某种惧怕或不愉快等心理因素，婴幼儿自发地产生啃奶瓶、吮拇指或食指、吮唇等不良习惯动作，可能会产生暂时性的开𬌗，持续到 3 岁以后，会引起口腔肌肉的功能异常及咬合变化，甚至错𬌗畸形。错𬌗畸形的发生及严重程度主要取决于不良习惯的持续时间、发生频率和作用强度。故对此类病例首先应判断不良习惯的原因，尽可能采取合适的护理和心理疏导，使儿童尽早地放弃不良习惯。若在 3 岁后仍不能克服不良习惯，应采取矫治器，帮助患儿克服不良习惯。

Q: 乳牙出现"地包天"需要治疗吗？

"地包天"是指前牙反𬌗，即在正中咬合时，前牙呈反覆𬌗反覆盖的关系，是我国儿童中较为常见的一种错𬌗畸形。前牙反𬌗往往是骨骼生长发育的问题，可由不良习惯或者颌骨创伤造成，有少数是遗传因素导致的。目前大量研究认为，乳牙反𬌗应早期进行治疗，虽然乳牙列时期前牙反𬌗有自愈的病例，但为了避免对患儿骨骼和肌功能发育、口腔功能、颜面美观和心理健康产生影响，在建𬌗后及儿童可以配合的情况下，应尽早开始治疗，早期治疗疗程短，方法简单且费用低。如果没有进行早期治疗，畸形可能发展严重，日后治疗难度增加。并有可能发展成严重的骨性错𬌗畸形。

乳前牙反𬌗最佳的治疗时间为 3 ~ 5 岁，疗程一般为 3 ~ 6 个月。对于少数骨骼畸形比较明显的疾病，应请专业口腔正畸医生会诊。

Q: 儿童牙列不齐有哪些危害？

1. 牙列不齐影响刷牙，刷牙不净容易形成龋齿和牙结石，危害牙齿和牙周组织。

2. 影响发音。

3. 牙列不齐使上下牙咬合关系不好，影响咀嚼，加重消化系统的负担。

4. 牙列不齐可能会导致儿童自卑，影响心理健康。

5. 长期牙列不齐影响颌骨发育，影响面容美观。

发现儿童牙列不齐应及时到医院口腔科检查，及时行牙齿矫治。

Q: 乳牙太早拔除之后需要怎样处理？

由于严重的龋齿、牙髓病及根尖周病导致的牙齿过早脱落或被拔除；恒牙异位萌出导致乳牙牙根过早吸收脱落或乳牙因外伤脱落等都叫牙齿早失。乳牙过早丧失，将可能影响继承恒牙的正常萌出而造成恒牙排列不齐。恒牙列受影响的程度因儿童丧失乳牙的年龄、牙列阶段、牙位与丧失牙齿的多少而不同。乳磨牙或乳尖牙早失后，发生恒牙列错𬌗畸形的机会比无乳牙早失者高 3 ～ 4 倍。所以一定要对乳牙进行积极的治疗，去除引起儿童牙齿早失的各种因素。儿童牙齿早失后，为了防止邻牙向缺隙部位倾斜和对颌牙伸长，应设计间隙保持器来保持早失牙齿的近中和垂直间隙，保证继承恒牙的正常萌出。

Q: 出现"双排牙"应该怎么办？

"双排牙"是乳恒牙替换过程中，乳牙没有来得及脱落恒牙就已经萌出所导致的，"双排牙"最常发生在下颌乳中切牙，但乳磨牙也会出现乳牙滞留形成"双排牙"，相比前牙更难发现。如不及时拔除会导致恒牙列不齐，上前牙有可能导致反颌，所以一旦发现"双排牙"应尽早拔除滞留乳牙。

参考文献

［1］《孕产期甲状腺疾病防治管理指南》编撰委员会，中华医学会内分泌学分会，中华预防医学会妇女保健分会．孕产期甲状腺疾病防治管理指南（2022）．中华内分泌代谢杂志，2022，38（7）：539-551.

［2］中国医药教育协会临床合理用药专业委员会，中国医疗保健国际交流促进会高血压分会，中国妇幼保健协会围产营养与代谢专业委员会，等．中国临床合理补充叶酸多学科专家知识（2020）．中国医学前言杂志（电子版），2020，12（11）：19-37.

［3］中华预防医学会妇女保健分会，单忠艳，王临鸿，等．孕产期甲状腺疾病防治管理指南．中华内分泌代谢杂志，2022，38（7）：539-551.

［4］中华医学会妇产科学分会产科学组，中华医学会围产医学分会．乙型肝炎病毒母婴传播预防临床指南（2020）．中华妇产科杂志，2020，36（7）：1474-1484.

［5］中华医学会妇产科分会感染性疾病协作组．妊娠合并梅毒的诊断和处理专家共识（2012）．中华妇产科杂志，2012，47（2）：158-160.

［6］孙丽君，王爱玲，张福杰，等．HIV 阳性孕产妇全程管理专家共识（2020）．中国艾滋病性病，2020，26（3）：335-339.

［7］中华人民共和国国家卫生健康委员会．妊娠期妇女体重增长推荐值标准：WS/T 801-2022.（2022-07-28）[2023.07-22].http://www.nhc.gov.cn/wjw/fyjk/202208/864ddc16511148819168305d3e576de9.shtml.

［8］谢幸，孔北华，段涛．妇产科学．9 版．北京：人民卫生出版社，2018.

［9］中国妇幼保健协会妊娠合并糖尿病专业委员会，中华医学会妇产科学分会产科学组．妊娠期运动专家共识．中华围产医学杂志，2021，24（9）：641-645.

［10］国家卫生计生委办公厅．国家卫生计生委办公厅关于规范教育看展孕妇外周血胎儿游离 DNA 产前筛查与诊断工作的通知．（2016-10-27）[2022-05-15]. http://www.nhc.gov.cn/fys/s3581/201611/0e6fe5bac1664ebda8bc28ad0ed68389.shtml.

［11］中华医学会围产医学分会，中国营养学会妇幼营养分会．中国孕产妇钙剂补充专家共识．实用妇产科杂志，2021，37（5）：3.

［12］中华医学会围产医学分会，中华医学会妇产科学分会产科学组．预防围产期 B 族链球

菌病（中国）专家共识.中华围产医学杂志，2021，24（8）：6.

[13] 中华医学会妇产科分会产科学组，中华医学会围产医学分会，中国妇幼保健协会妊娠合并糖尿病专业委员会.妊娠期高血糖诊治指南（2022）.中华妇产科杂志，2022，57（1）：3-13.

[14] 邵肖梅，叶鸿瑁，丘小汕.实用新生儿学.5版.北京：人民卫生出版社，2019.

[15] 中华医学会儿科学分会新生儿学组，《中华儿科杂志》编辑委员会.新生儿高胆红素血症诊断和治疗专家共识.中华儿科杂志，2014，52（10）：745-748.

[16] 王卫平，孙锟，常立文.儿科学.9版.北京：人民卫生出版社，2018.

[17] 陈荣华，赵正言，刘湘云.儿童保健学.5版.南京：江苏凤凰科学技术出版社，2017.

[18] 中国营养学会.中国居民膳食指南（2022）.北京：人民卫生出版社，2022.

[19] 中华预防医学会儿童保健分会.婴幼儿喂养与营养指南.中国妇幼健康研究，2019，30（4）：392-417.

[20] 朱宗涵，李晓南.0～6岁自然养育百科.北京：中国人口出版社，2022.

[21] 鲍秀兰.0～3岁：儿童最佳的人生开端.北京：中国发展出版社，2005.

[22] 刘玺诚，王惠珊.婴幼儿睡眠与成长.北京：中国中医药出版社，2011.

[23] 卫生部办公厅.关于印发新生儿访视等儿童保健技术规范的通知.（2012-04-20)[2023-03-15].http://www.nhc.gov.cn/fys/s3585/201205/da02602bd8b44828abeb3c08358b6794.shtml.

[24] 朱宗涵，曹彬.儿童早期运动发展与促进.北京：人民卫生出版社，2021.

[25] 中华口腔医学会儿童口腔医学专业委员会，中华口腔医学会口腔预防医学专业委员会.婴幼儿龋防治指南.中华口腔医学杂志，2021，56（9）：849-856.

[26] 李辉.中国0～18岁儿童青少年生长图表.上海：第二军医大学出版社，2009.

[27] 黎海芪.实用儿童保健学.2版.北京：人民卫生出版社，2022.

[28] 金星明，静进.发育与行为儿科学.北京：人民卫生出版社，2014.

[29] 张明红.0～3岁婴幼儿语言发展与教育.上海：华东师范大学出版社，2020.

[30] 金伯莉·布雷恩.你就是孩子最好的玩具.夏欣苗，译.海口：南方出版社，2020.

[31] 塔尼娅·奥尔特曼.美国儿科学会育儿百科.7版.唐亚，张彦希，周莉译.北京：北京科学技术出版社，2020.

[32] 刘湘云，陈荣华，赵正言.儿童保健学.4版.南京：江苏科学技术出版社，2014：293-326，332-335.

[33] 桂永浩，申昆玲，毛萌.小儿内科学高级教程.北京：人民军医出版社，2014：118-141.

[34] 韩德民.嗓音医学.2版.北京：人民卫生出版社，2017.

[35] 肖水芳、张罗、高志强.耳鼻咽喉头颈外科学.2版.北京：人民卫生出版社，2021.

[36] 葛立宏.儿童口腔医学.5版.北京：人民卫生出版社，2020.

[37] 台保军，冯希平.口腔健康从我做起：第四次全国口腔健康流行病学调查结果解读（大众版）.北京：人民卫生出版社，2020.